章　原◎译注

东坡养生集 二

全本全注全译丛书

中华经典名著

中华书局

目录

第二册

第四卷　游览

留题仙都观①

【题解】

《留题仙都观》系苏轼于嘉祐四年（1059）游历平都山仙都观时所作。仙都观相传为王远和阴长生成仙之所，山上留下了不少相关的遗迹，以及一些美妙的传说。苏轼在诗中描述了仙都观的清幽景观，并糅合了仙人的传说，表达了对于追随仙人访道的向往之情。

山前江水流浩浩，山上苍苍松柏老。
舟中行客去纷纷，古今换易如秋草②。
空山楼观何峥嵘③，真人王远阴长生④。
飞符御气朝百灵⑤，悟道不复诵《黄庭》⑥。
龙车虎驾来下迎，去如旋风抟紫清⑦。
真人厌世不回顾，世间生死如朝暮。
学仙度世岂无人，餐霞绝粒长苦辛。
安得独从逍遥君，泠然乘风驾浮云⑧，超世无有我独行。

【注释】

①仙都观：道观名。位于今重庆丰都东北平都山上。

②换易：变迁。

③峥嵘：山势高峻突出的样子。

④王远：字方平，汉桓帝时人。精通天文、河图、符命等术数之学，后
　辞官进山修道，相传飞升成仙。阴长生：汉代道士，相传于平都山
　白日飞升成仙。

⑤飞符：谓祭起符箓。

⑥《黄庭》：即《黄庭经》，包括《黄庭外景经》和《黄庭内景经》，统
　称《黄庭经》，是道教的重要经典。

⑦抟（tuán）：鸟类向高空盘旋飞翔。紫清：指天上神仙的居所。

⑧泠然：轻妙貌。

【译文】

山前的江水浩浩荡荡流开去，山上苍翠的松柏都有年头了。

船上的远行客人来去纷纷，古今变幻如同秋草一样。

高耸的山上楼观耸立，是王远、阴长生修道的地方。

祭起符箓御风而行朝拜众仙，悟道之后就不再诵读《黄庭经》。

飞龙、神虎拉着车驾前来迎接，离开时如同旋风一样向天空飞去。

真人厌恶人世头也不回，世间的生死如同朝暮一样短暂。

难道没有人学习仙术来度世？只是餐霞、辟谷太辛苦了。

如何能够跟随着逍遥君，轻飘飘地乘着风，驾着浮云，超越人世忘我
得独自飞行。

　　王方平、阴长生，皆在此山学道得仙。

　　先生年二十举进士，二十二赴试礼部登第后，丁太夫
人程氏忧①，又明年服除，与子由侍老泉南行，作《南行前集
序》云："家君之作②，与弟辙之文皆在焉，凡一百篇，将以识

一时之事，为他日之所寻绎③。"今三卷、四卷，悉考先生居游时日叙次之。

【注释】

①太夫人：指苏轼母亲。当时官吏之母，不论存殁，都称太夫人。

②家君：父亲。

③寻绎：反复玩索，回忆。

【译文】

王方平、阴长生，都在这座山上学道得仙。

先生二十岁举进士，二十二岁赴试礼部登第以后，丁太夫人程氏忧，第二年服除，与子由陪着苏老泉南行，在《南行前集序》中写道："父亲诗文，与弟苏辙的诗文都收录在其中，共一百篇，将记录一时之事，作为将来玩索回忆之用。"现《东坡养生集》三卷、四卷，都是考订先生居游时间排列的次序。

仙都山鹿①并老泉叙

【题解】

此诗与上篇《留题仙都观》作于同一时间，描述的是平都山上一只颇有灵气的鹿，此鹿只要将有贵客前来，便会在夜晚鸣叫。苏轼本就是好道之人，闻听此事，自然更是兴致盎然，便借着这一传说，写了这首充满奇幻色彩的《仙都山鹿》。值得一提的是，诗前小序乃是苏洵所作。苏洵亦作诗曰："客来未到何从见，昨夜数声高出云。应是先君老僮仆，当时掌客意犹勤。"

至丰都县，将游仙都观，见知县李长官，云："固知君之将至也②。此山有鹿甚老，而猛兽猎人，终莫能害。将有客

来游,鹿辄夜鸣,故常以此候之,而未尝失。"余闻而异之,
乃为作诗。

　　日月何促促③,尘世苦局束。

　　仙子去无踪④,故山遗白鹿。

　　仙人已去鹿无家,孤栖怅望层城霞⑤。

　　至今闻有游洞客⑥,夜来江市叫平沙⑦。

　　长松千树风萧瑟,仙宫去人无咫尺⑧。

　　夜鸣白鹿安在哉,满山秋草无行迹。

【注释】

①仙都山:在四川丰都县城东北隅,也叫平都山。传说汉朝时的王
　　方平、阴长生两人都在此学道得仙,故名仙都山。

②固知:本来就知道。

③促促:急促,匆匆。

④仙子:仙人。这里指王方平和阴长生。

⑤层城:神话中昆仑山上的高城。

⑥游洞客:游仙人居所的客人。洞,指仙人居所。

⑦平沙:本为广阔无垠的沙漠。这里指旷野。

⑧咫尺:比喻距离很近。古代八寸为咫。

【译文】

　　到了丰都县,将游览仙都观,见到了知县李长官,他说:"就知道您将
要来这里游玩。这里山上有头年纪很老的鹿,而猛兽猎人,都不能伤害
它。将有客人来游玩的时候,这头鹿就会在晚上发出鸣叫声,所以我常
因此恭候而没有失误过。"我听了觉得很奇特,于是写了这首诗。

　　日月为什么如此急促,俗人都苦于这样的约束。

　　仙子离开了无影无踪,山上却留下一只白鹿。

仙人一走白鹿无家无主,孤独栖息中惆怅地望着层城霞。

至今一听说有客人要来游仙居,晚上就会在江市的旷野中不断鸣叫。

上千株巨松在风里瑟瑟作响,仙宫离人只有咫尺之路。

夜里鸣叫的白鹿在什么地方? 满山秋草中看不见它的踪迹。

《诗》咏鹿鸣[1],竟取此则作疏注可也。

先生《诗论》曰:"夫兴之为言[2],犹曰其意云尔。意有所触于当时,时已去而不可知,故其类可以意推,而不可以言解也。若夫'关关雎鸠,在河之洲',是诚有取于其挚而有别,是以谓之比而非兴也。"余于《鹿鸣》亦云然。

【注释】

[1]《诗》咏鹿鸣:指《诗经·小雅·鹿鸣》。

[2]兴:比兴。

【译文】

《诗经》中吟咏鹿鸣的诗句,可以将这首诗直接作为疏注。

先生在《诗论》中说:"起兴的语言,就是要表达意会。内心在当时有所感触,时过境迁后已经无从知晓,所以这类诗作只能通过意会来揣摩,而无法用语言进行解释。比如《关雎》中'关关雎鸠,在河之洲'的诗句,确实借用雎鸠忠贞而保持距离的特性,所以称之为比而不是兴。"我认为《鹿鸣》也是这样。

过木枥观[1]

【题解】

《过木枥观》一诗系苏轼于嘉祐四年(1059)冬前往汴京途中所作。木枥观位于江边的石壁之上,苏轼只是在江中小舟上远眺而已,并未亲自登临参观，因此诗中主要是远景描写和对富有传奇色彩的许逊事迹的想象。

老泉诗序云："许旌阳得道之所②，舟人不以相告。既过，至武宁县，乃得其事。县人云：'许旌阳棺椁犹在山上。'旌阳，许迈也，尝为旌阳县令。"

石壁高千仞，微踪远欲无。飞檐如剑寺③，古柏似仙都④。
许子尝高遁，行舟悔不迂⑤。斩蛟闻猛烈⑥，提剑想崎岖。
寂寞棺犹在⑦，修崇世已愚。隐居人不识，化去俗争吁⑧。
洞府烟霞远⑨，人间爪发枯。飘飘乘倒景⑩，谁复顾遗躯。

【注释】

①木枥观：坐落在重庆万州长江北岸木枥山上。传说大禹治水过此，见众山漂没，惟此山木枥不动，故名。

②许旌阳：许迈，字玄叔。曾为旌阳县令，故称为许旌阳。

③剑寺：剑门山（在今四川剑阁县北）之寺。

④仙都：即仙都观。见前《仙都山鹿》。

⑤悔不迂：后悔未亲自绕道登览。迂，迂道游览。

⑥斩蛟闻猛烈：《太平广记》："旌阳县令许逊者，得道于豫章西山。江中有蛟蜃为患。旌阳没水，拔剑斩之。"

⑦棺：指许逊棺。

⑧化去：死而仙去之意。

⑨洞府：指神仙所居之地。

⑩乘倒景：升天之意。倒景，道家指天上最高之处。

【译文】

老泉诗序中说："许旌阳得道的地方，船工没有告诉。通过以后，到了武宁县，才知道这件事。县里的人说：'许旌阳的棺椁还在山上。'旌阳，就是许逊，曾担任过旌阳县令。"

石壁高高耸立有上千仞，远远眺望踪迹几乎看不到。飞檐如同剑门山的寺庙，柏树和仙都观中的一样古老。

许子曾经在这里遁世隐居，我在船上不禁后悔没有绕道登临。看着崎岖的山路，不禁想到许逊提剑斩蛟之事，猛烈的厮杀声似乎还能听到。

许逊的棺椁还寂寞地躺在这里，修整并推崇它也是世上愚人的做法。隐居在这里的时候不了解，一旦飞升成仙俗世之人争着惊叹。

神仙洞府的烟霞很高远，将枯干的爪发留在了人世间。飘飘然升天而去，谁还会照管留下的躯壳呢？

过宜宾见夷中乱山①

【题解】

此诗写于嘉祐四年（1059）冬，描写了诗人途经宜宾时见到的群山景象。当时尚年轻的苏轼、苏辙兄弟随父再次进京师，乘船沿江而下。路经此地，只见水流湍急，两岸高峰耸立，树木繁茂，却人烟稀少。诗中一方面赞叹了宜宾优美的自然风光，另一方面又深为此地的蛮荒而感叹。

江寒晴不知，远见山上日。朦胧含高峰，晃荡射峭壁②。
横云忽飘散，翠树纷历历③。行人挹孤光④，飞鸟投远碧。
蛮荒谁复爱，秩秀安可适⑤。岂无避世士，高隐炼精魄⑥。
谁能从之游，路有豺虎迹。

【注释】

①宜宾：地名。今属四川。宋代是梓州路戎州所属四县之一。夷

　中：当作"夷牢"，当地有夷牢山。

②晃荡：闪烁不定貌。

③历历：分明貌。

④挹：舀，把液体盛出来。此为仰取、迎照之意。孤光：日光。

⑤秾（nóng）秀：艳丽秀美。秾，花木繁盛。

⑥炼精魄：道家术语。谓修炼精神。

【译文】

江上寒冷感觉不到晴天，只是看到远处的山上露出了日头。高高的山朦朦胧胧看不清，阳光照射在峭壁上闪烁不定。

横浮于天空的阴云忽然飘散，山峰上青翠的树木历历在目。行人仰头迎着日光赶路前行，飞鸟飞向了远处的碧空。

蛮荒之地谁会喜欢，即便是风景秀美又如何适应？哪里会没有避世之人，隐居在这里修炼长生道术？

只是路上有豺、虎出没，又有谁能跟从他们一起游历？

"落叶满空山，何处寻行迹①?"此首反可以和之。谭友夏

【注释】

①落叶满空山，何处寻行迹：出自唐代诗人韦应物《寄全椒山中道
　士》。

【译文】

"落叶满空山，何处寻行迹?"这首诗反而可以相和。谭友夏

江上看山

【题解】

三父子前往汴京，于十二月乘船到达荆州后换陆路前行。此诗便系

乘船途中所作。

　　船上看山如走马^①，倏忽过去数百群^②。
　　前山槎牙忽变态^③，后岭杂沓如惊奔^④。
　　仰看微径斜缭绕^⑤，上有行人高缥缈。
　　舟中举手欲与言，孤帆南去如飞鸟。

【注释】

①走马：奔跑的马。

②倏（shū）忽：很快。

③槎（chá）牙：错杂不齐的样子。

④杂沓（tà）：杂乱。

⑤微径：小路。

【译文】

在船上看山犹如快马奔跑，眨眼间就跑过了数百群。

前山参差不齐忽然变了姿态，后岭杂乱如同惊慌狂奔。

仰看山上在烟云缭绕中穿行的小路，上面的行人几乎都看不到。

在船上举起手想要说话，孤舟却顺水而下快得如同飞鸟一般。

　　如"走马"，如"惊奔"，如"飞鸟"，极力形容，读之殊不觉。

【译文】

　　如"走马"，如"惊奔"，如"飞鸟"，都是极力的形容，但读起来一点也没觉察到。

白帝庙①

【题解】

本诗系嘉祐四年（1059），苏轼与苏洵、苏辙一起沿水路出川赴京途中所作。全诗可以分为两部分，前半部分以描写风景为主，下半部分则以议论为主。不但能看出苏轼描摹景物的才情，而且从他对于历史人物荆邯的赞赏也能看出苏轼独特的历史观。

朔风催入峡②，惨惨去何之③。共指苍山路，来朝白帝祠。
荒城秋草满，古树野藤垂。浩荡荆江远④，凄凉蜀客悲。
迟回问风俗，涕泗闵兴衰⑤。故国依然在，遗民岂复知。
一方称警跸⑥，万乘拥旌旗。远略初吞汉，雄心岂在夔⑦。
崎岖来野庙，闵默愧常时。破甑蒸山麦⑧，长歌唱《竹枝》⑨。
荆邯真壮士⑩，吴柱本经师⑪。失计虽无及，图王固已奇。
犹余帝王号，皎皎在门楣⑫。

【注释】

①白帝庙：在今重庆奉节东瞿塘峡口的白帝城内，为供奉汉代公孙述所建。公孙述曾称帝，崇尚白色，因此被称为白帝。

②朔风：北风。

③惨惨：昏暗的样子。

④荆江：古楚地的长江。一说是长江自湖北枝江至湖南岳阳城陵矶段的别称。

⑤涕泗：涕泪横流的样子。闵：忧愁哀伤。

⑥警跸（bì）：古时帝王出入称警跸，左右侍卫为警，止人清道为跸，以戒止行人。这里代指帝王。

⑦夔：夔州。古地名，在今重庆奉节一带。

⑧甑（zèng）：古代一种做饭的陶器。

⑨《竹枝》：词牌名。又名"巴渝辞""竹枝词""竹枝子"。本为巴渝民歌中的一种。唱时，以笛、鼓伴奏，同时起舞。声调宛转动人。此调首见于刘禹锡。刘禹锡任夔州刺史时，依调填词，写了数篇佳作。时人争相唱和，流行一时。

⑩荆邯：东汉初公孙述属下。曾建议由江陵和汉中两路出兵，与刘秀争夺天下，但该计划被吴柱所反对，终未被采纳。事见《后汉书·公孙述传》。

⑪经师：专门传授经书的人。

⑫门楣（méi）：门框上的横木。

【译文】

北风呼啸，推着小船进入了峡谷，天色已经昏暗，还要去往什么地方？一齐指着深绿色的山路，要去拜谒白帝的庙堂。

荒凉的城里长满了秋草，无数野藤挂在古树上。浩荡的荆江奔腾去远方，我们这些蜀客深感凄凉悲伤。

停留下来询问风俗，涕泗横流有感于天下兴亡。白帝故国的山水依然存在，那时的遗民哪还能知道周详。

公孙在一方称起了帝王，无数旌旗簇拥着大车万辆。初时的远略是把汉朝吞掉，雄心岂能只为了这个小地方？

沿着崎岖山路来到这荒凉庙堂，时常暗自忧愁不语。我们用破甑蒸起了山麦，并放声把《竹枝词》咏唱。

荆邯才堪称真正的壮士，吴柱只是一个经师而已。公孙述没听从荆邯虽追悔莫及，但图谋帝王之业本来已是奇迹一桩。

至今还留存在着帝王的名号，清清楚楚地写在这门楣之上。

入峡

【题解】

苏家三父子返京坐船途经三峡，沿路所见多吟咏成诗，《入峡》便是其中一首。此诗写入峡时所见情景。属于五言长篇排律，通篇对仗工整，险韵运用自如，实属不易。清代王文诰评论此诗"通幅整暇，自能入妙"。

自昔怀幽赏①，今兹得纵探②。长江连楚蜀，万派泻东南③。
合水来如电④，黔波绿似蓝⑤。余流细不数，远势竞相参。
入峡初无路，连山忽似龛。萦纡收浩渺⑥，蹙缩作渊潭⑦。
风过如呼吸，云生似吐含。坠崖鸣窣窣⑧，垂蔓绿毵毵⑨。
冷翠多崖竹，孤生有石楠⑩。飞泉飘乱雪，怪石走惊骖⑪。
绝涧知深浅，樵僮忽两三。人烟偶逢郭⑫，沙岸可乘篮⑬。
野戍荒州县⑭，邦君古子男⑮。放衙鸣晚鼓，留客荐霜柑。
闻道黄精草⑯，丛生绿玉篸⑰。尽应充食饮，不见有彭聃⑱。
气候冬犹暖，星河夜半涵。遗民悲昶衍⑲，旧俗接鱼蚕⑳。
版屋漫无瓦，岩居窄似庵。伐薪常冒险，得米不盈儋㉑。
叹息生何陋，劬劳不自惭㉒。叶舟轻远溯㉓，大浪固尝谙。
矍铄空相视㉔，呕哑莫与谈。蛮荒安可驻，幽邃信难妉㉕。
独爱孤栖鹘㉖，高超百尺岚。横飞应自得，远飏似无贪㉗。
振翮游霄汉㉘，无心顾雀鹌㉙。尘劳世方病，局束我何堪。
尽解林泉好，多为富贵酣。试看飞鸟乐，高遁此心甘。

【注释】

①自昔：从前。

②纵探：指尽情探玩。

③万派：众多的支流,言长江汇支流之多。

④合水：长江支流汇合在一起的江水。

⑤黔波：黔江的水。

⑥萦迂：指江流回旋曲折。浩渺：水势辽远。

⑦蹙（cù）缩：紧缩。

⑧窣窣：轻激的摩擦声音。

⑨毵毵（sān）：毛发枝条等细长的样子。

⑩石楠：常绿灌木或小乔木。叶可入药,有利尿、解热等作用。

⑪骖（cān）：马。这里指怪石形如惊马。

⑫郭：外城。这里泛指城市。

⑬乘篮：乘坐竹轿。

⑭野戍：荒野的边城。

⑮邦君：地方长官。

⑯黄精草：多年生草本植物,叶似竹而短,根如嫩姜,可以入药。

⑰篸（zān）：同用“簪”。

⑱彭聃：彭祖与老聃,都是古代传说中的长寿者。

⑲昶衍：指五代后蜀主孟昶和前蜀主王衍,两人皆为亡国之君。

⑳鱼蚕：指鱼凫和蚕丛两人,为最早的蜀主。

㉑甔（dān）：陶制罂类容器。

㉒劬（qú）劳：劳苦,劳累。

㉓溯：逆流而行。

㉔矍铄：形容老年人很有精神的样子。这里指老人。

㉕妉（dān）：欢乐。

㉖鹘（hú）：一种凶猛的鸟,是鹰的一种。

㉗颺（yáng）：飞扬,飘扬。

㉘翮（hé）：指鸟的翅膀。

㉙鹌（ān）：同"鹌"。

【译文】

很早就想到此尽情赏玩，现在才如愿得以纵情寻探。长江的水连着楚地与蜀土，无数支流波浪滚滚直奔东南。

汇起来的江水快如闪电，黔江的颜色绿似蓝。还有众多水流细小的支流，再远些就竟相混为一处。

初入峡时看不见道路，连绵群山忽似佛龛。江流迂回曲折收尽辽远的水势，紧缩时又化作无底深潭。

风从峡中吹过似呼如吸，云在峡里生动犹吐若含。峡壁坠崖上有窣窣的鸣响，细软的绿蔓长长地挂在上边。

翠绿色的多是崖竹，孤独地生长着石楠树。飞溅的泉水如乱雪，奇异的怪石犹如惊马一般。

绝壁峡谷知有多么深远，忽见打柴的儿童有两三。偶然在城外遇到了人家，可乘着竹轿走过沙岸。

这是一个边远的荒凉州县，地方官是古代子男国人。敲响了晚鼓让僚属回家，留下客人捧出了经霜的柑子。

听说这里有益寿的黄精草，丛丛好似碧玉簪一样。人们理应把它作为粥饭，却不见有人长寿似彭祖、老聃。

气候已是冬天还很温暖，星河在这里只能看到一半。人们怀念孟昶和王衍，风俗旧得如同鱼凫、蚕丛时一般。

木板房上面见不到一片瓦，建在山里窄似茅草庵。人们砍柴常常冒着危险，换得的米却连瓶子也装不满。

叹想民生呵为什么如此艰难，极度的劳累自己又不以为然。乘着小船随便地逆水远行，大浪的习性原本也熟悉一点。

跟老人只能互相看着，小孩子也不能与之交谈。如此偏僻落后怎么可以居住，幽静深远也实在无法欢愉。

我只偏爱那独居的鹔鸟，高高飞越在极厚的山雾上边。它横空飞翔一定自由自在,远远地飞扬似乎也没把什么贪恋。

振动翅膀遨游于九霄云汉,无心去看那雀鹌之所贪。迷心尘世俸禄是今日时病,我怎能忍受这样的羁绊。

都明白山林和泉水之好处,多数又沉湎于富贵无法自拔。看那飞鸟快乐的样子,高隐在这里我也心甘。

三游洞

【题解】

三游洞位于西陵峡外,距宜昌十公里左右。唐代诗人白居易、白行简、元稹三个人曾一同游过此洞,故得名。由于苏洵、苏轼、苏辙父子三人也一同来游过此洞,所以又被称为"后三游"。后来南宋大诗人陆游在《入蜀记》中也记载了游览此洞的经历,他对于洞中的描述较为清楚,可以作为参考:"系船与诸子及证师登三游洞,蹑石蹬二里,其险处不可着脚。洞大如三间屋,有穴通人过。然阴黑峻险尤可畏。缭山腹,伛偻自岩下至洞前差可行。然下临溪潭石壁十余丈,水声恐人。又一穴,后有壁可居。钟乳岁久垂地若柱,正当穴门。"

游三游洞,游洞之日,有亭吏乞诗,既为留三绝句于洞之石壁[①]。明日至峡州,吏又至,意若未足,乃复以此授之。

一径绕山翠,萦纡去似蛇。忽惊溪水急,争看洞门呀[②]。

滑磴攀秋蔓[③],飞桥踏古槎[④]。三扉迎北吹,一穴向西斜。

叹息烟云老,追思岁月遐。唐人昔未到,古俗此为家。

洞暖无风雪,山深富鹿豝[⑤]。相逢衣尽草,环坐髻应髽[⑥]。

灶突依岩黑,樽罍就石洼[⑦]。洪荒无传记,想像在牺娲[⑧]。

此事今安有,遗踪我独嗟。山翁劝留句,强为写槎牙[⑨]。

【注释】

①三绝句：苏洵、苏轼、苏辙各写一首绝句。

②呀：张口的样子。

③磴：石级。

④古槎：古旧的木筏。这里指古木桥。

⑤猳（jiā）：猪。

⑥髽（zhuā）：本指妇人服丧期以麻束发，髻露于外。此处借以形容远古山民挽发之随便，不用帛包，髻露于外。

⑦樽罍（léi）：均为酒器。石注：唐开元中湖州别驾李适之登岘山，以山上有石宝如酒樽，可注斗酒，遂建亭名曰洼罇。

⑧牺娲：伏羲和女娲。

⑨槎牙：错杂不齐。这里形容语句不整饬，系谦辞。

【译文】

游三游洞的时候，有亭吏求诗，我们父子三人就留了三首绝句在洞内石壁上。第二天到了峡州，亭吏又来了，好像还不满足，于是便又写了这首诗给他。

一条绕山的小路在满山青翠中穿行，蜿蜒曲折如同一条蛇一样。忽然惊讶地发现溪水湍急，看到三游洞的洞门大张。

踩着湿滑的台阶抓着秋天的藤蔓，踩着木板铺就的高空危桥。洞里面有三个朝北的窗口，向西斜的方向有一个深洞穴。

叹息烟云老，追想岁月的长久。过去唐人还没到这里之前，古代的风俗将这里作为住宅。

洞里暖和又没有风雪，山林幽深有很多鹿和猪。遇到的人都穿着草编的衣服，环坐在一起的人挽发也很随便将髻露于外。

靠着岩石的灶台都已经发黑，喝酒就拿着石注当作酒器。洪荒时代没有留下记录，这种生活或许在伏羲女娲的时候才会有。

这种事情现在哪里还有呢，对着这些遗踪我不禁叹息。居住在这里的老人劝我留下诗句，我勉强写下这些不整饬的句子。

曾与锺伯敬游至此洞，望西陵峡雨露崩剥①，各作一诗。欲题石上，遍寻乃得一佳石，欣然谓可镌勒②，而苔花蚀处，已为先生辈早据其胜矣。叹息，罢去。谭友夏

【注释】

①崩剥：倒塌，剥落。

②镌勒：在金石上雕刻文字。

【译文】

我曾和锺伯敬一起游览三游洞，看到西陵峡被雨水侵蚀崩塌，各写了一首诗。想要题在石上，四处寻找才发现了好的石头，高兴地以为可以刻在上面，而苔花侵蚀的地方，已被先生辈的诗句占据了。不禁叹息，作罢离去。谭友夏

大雪独留尉氏①，有客入驿，呼与饮，至醉，诘旦客南去，竟不知其谁

【题解】

这是一首极富画面感的诗歌，大雪漫天，古老的驿站，诗人一个人在驿中无聊枯坐，远处忽然一骑独来，两人相谈甚欢，酒酣之后又飘然离去。两人从始至终，连姓名也没有询问，但把酒言欢而已，真可谓相逢何必曾相识！

古驿无人雪满庭，有客冒雪来自北。
纷纷笠上已盈寸②，下马登堂面苍黑。

苦寒有酒不能饮,见之何必问相识。

我酌徐徐不满觥③,看客倒尽不留湿。

千门昼闭行路绝,相与笑语不知夕④。

醉中不复问姓名,上马忽去横短策⑤。

【注释】

①尉氏:地名。今属河南。

②纷纷:指雪花纷飞。

③觥（gōng）:酒器,腹椭圆,上有提梁,底有圈足,兽头形盖。

④不知夕:不知道夜晚。形容相谈甚欢,时间过得飞快。

⑤短策:短的马鞭。

【译文】

大雪纷纷落满庭院,古驿中空无一人,忽然有人从北面冒雪而来。

斗笠上已经落了一寸厚的雪,一个面色黝黑的汉子下马登堂而入。

苦寒之地有酒无人一起同饮,见到来客何必询问是不是旧相识。

我斟酒没有满杯喝得也慢,客人一饮而尽,杯中不留半滴。

千家万户都闭着门路上无人迹,谈笑间不知不觉就天色已晚。

醉酒之中也没有询问他的姓名,他忽然上马横放着马鞭飘然离去。

仓卒逢客,情景入画。袁中郎

【译文】

仓卒之间遇到来客,情景如画。袁中郎

凤翔八观并叙，存三首

【题解】

此诗写于苏轼任职凤翔府期间。苏轼游览了当地的许多古迹名胜，并为其中的八个景点写了八首诗，即《石鼓歌》《诅楚文》《王维吴道子画》《维摩像，唐杨惠之塑，在天柱寺》《东湖》《真兴寺阁》《李氏园》《秦穆公墓》，总称为《凤翔八观》。当时的苏轼才二十多岁，科举高中，少年得意，正是人生最为意气风发之时，因此《凤翔八观》组诗中才情奔放，笔力纵横，舒卷自如，读来琅琅上口，可称是苏轼早期诗歌中的力作。

《凤翔八观》诗，记可观者八也。昔司马子长，登会稽，探禹穴，不远千里①；而李太白亦以七泽之观至荆州②。二子盖悲世悼俗，自伤不见古人，而欲一观其遗迹，故其勤如此。凤翔当秦、蜀之交，士大夫之所朝夕往来此八观者，又皆跬步可至，而好事者有不能遍观焉，故作诗以告欲往观而不知者。

【注释】

①"昔司马子长"几句：司马迁在《太史公自序》中称自己"二十而南游江、淮，上会稽，探禹穴，窥九疑，浮于沅、湘；北涉汶、泗，讲业齐、鲁之都，观孔子之遗风，乡射邹、峄；厄困鄱、薛、彭城，过梁、楚以归"。

②而李太白亦以七泽之观至荆州：李白在《秋于敬亭送从侄端游庐山序》中自云："余小时，大人令诵《子虚赋》，私心慕之。及长，南游云梦，览七泽之壮观。"

【译文】

《凤翔八观》诗记录的是凤翔值得看的八个地方。从前司马子长不远千里登会稽山,探大禹洞;而李太白也为了七泽之观前往荆州。他们两个人都是悲世悼俗,感伤不能见到古人,而想要观览古人的遗迹,所以如此不辞劳苦。凤翔正处于秦、蜀之交的位置,士大夫频频往来的这八处景观,皆步行可到,而好事的人中有没能全部看过的,所以作诗介绍给想要看但不知道具体情况的人。

王维吴道子画①

何处访吴画,普门与开元②。

开元有东塔,摩诘留手痕③。

吾观画品中,莫如二子尊。

道子实雄放,浩如海波翻。

当其下手风雨快,笔所未到气已吞。

亭亭双林间④,彩晕扶桑暾⑤。

中有至人谈寂灭⑥,悟者悲涕,迷者手自扪⑦。

蛮君鬼伯千万万⑧,相排竞进头如鼋。

摩诘本诗老,佩芷袭芳荪⑨。

今观此壁画,亦若其诗清且敦。

祇园弟子尽鹤骨⑩,心如死灰不复温。

门前两丛竹,雪节贯霜根。

交柯乱叶动无数⑪,一一皆可寻其源。

吴生虽妙绝,犹以画工论。

摩诘得之于象外,有如仙翮谢笼樊。

吾观二子皆神骏,又于维也敛衽无间言⑫。

【注释】

①王维:字摩诘。唐代著名诗人、画家。吴道子:初名道子,玄宗召入禁中,改名道玄。其画工下笔有神,尤其长于画佛像,有"画圣"之称。

②普门与开元:都是凤翔县内寺庙,以壁画知名。

③手痕:指画作。

④亭亭:耸立貌。双林:指拘尸那城娑罗双树,传说释迦牟尼佛在此地去世。

⑤彩晕:指佛头上的彩色光圈。扶桑:传说中太阳升起的地方。

⑥寂灭:指佛家超脱生死的思想。

⑦扪:按,摸。

⑧蛮君:对蛮人的戏称。鬼伯:鬼王。

⑨芷:香草名。即白芷,又称"辟芷"。芳荪:香草名。

⑩祇(qí)园:佛教中"祇树给孤独园"的简称。鹤骨:伶仃瘦骨。

⑪柯:树枝。

⑫敛衽(rèn):整理衣襟,表示恭敬。间言:非议,异议。

【译文】

去哪里寻访吴道子的画?就去普门寺与开元寺。

开元寺里有东塔,那里有王维的手迹。

我看众多画品中,要数这两位画家的地位尊贵。

吴道子的画如此雄放刚劲,浩瀚如海中波涛翻滚。

他作画落笔像风雨那么快速,笔锋未到已气势逼人。

高耸的双树之间,彩色的佛圈像有太阳之光。

画中有高人谈及佛家生死超脱思想,醒悟者悲涕交流,迷蒙者扪心自问。

蛮横的暴君与鬼伯何止千千万万,排列着互相争进个个头如鼋。

王维的诗本就老到,犹如香草芬芳馥郁。

现在观看这幅壁画,也如他的诗歌那么清新敦厚。

祇园的弟子都很消瘦,内心如同死灰那样不再暖。

画中门前两丛竹,节根傲霜又迎雪。

交叉的枝叶杂乱难以数清,每一处都可寻找到源头。

吴生的画虽然堪称妙绝,还是视为画工来看待。

王维的画神在画外味无穷,有如仙鸟飞离了鸟笼。

我看两人画作都意境神奇新颖,而对王维尤其佩服没有异议不由整理衣襟以示恭敬。

　　　　　维摩像,唐杨惠之塑[①],在天柱寺

昔者子舆病且死,其友子祀往问之。

蹒跚鉴井自叹息,造物将安以我为[②]。

今观古塑维摩像,病骨磊嵬如枯龟[③]。

乃知至人外生死,此身变化浮云随。

世人岂不硕且好,虽身未病心已疲。

此叟神完中有恃,谈笑可却千熊罴[④]。

当其在时或问法,俯首无言心自知[⑤]。

至今遗像兀不语,与昔未死无增亏。

田翁俚妇那肯顾,时有野鼠衔其髭[⑥]。

见之使人每自失,谁能与诘无言师。

【注释】

①杨惠之:唐代画家,长于雕塑,曾和吴道子同师张僧繇笔法。

②"昔者子舆病且死"几句:典出《庄子·大宗师》:"子舆有病,子祀往问之。曰:'伟哉!夫造物者将以予为此拘拘也。'曲偻发背,上有五管,颐隐于齐,肩高于顶,句赘指天。阴阳之气有沴,其

心闲而无事,蹁蹮而鉴于井,曰:'嗟乎! 夫造物者又将以予为此拘拘也。'"蹁蹮(pián xiān),蹒跚。足有病行步倾倒不稳的样子。鉴井,对着井水照看自己。

③磊嵬:高险貌。

④熊罴:熊和罴。皆为猛兽。

⑤俯首无言:《维摩诘经》记载:"文殊师利问维摩诘:'我等各自说已,仁者当说何等是菩萨入不二法门?'时维摩诘默然无言。文殊师利叹曰:'善哉! 善哉! 乃至无有文字语言,是真入不二法门。'"

⑥衔其髭:衔着维摩诘画像上的胡须。意在形容寺院萧条,画像被损毁严重。

【译文】

从前子舆患重病将要死的时候,老友子祀前往探问他。

蹒跚着到井边照着井水长叹息,造物主让我成为这个样子是为什么呢?

现在观看古代所塑的维摩像,病骨突耸如同干枯的乌龟。

于是知道至人将生死置之度外,身体变化如同浮云一样。

世人的身体难道不是丰硕而健壮,虽然身体未病内心已经疲惫。

维摩诘神气完好内心有依靠,谈笑之间能吓退上千的熊罴。

在世的时候有人向他询问法门,维摩诘低头无言却心里明白。

到现在遗像还是不说话,与过去在世时一样没有改变。

农夫村妇哪里肯来这里,不时有野鼠衔着画像上的胡须窜过。

看到这景象总是让人感到茫然失措,谁能去诘问这位无言的维摩诘呢?

李氏园①<small>李茂贞园也②,今为王氏所有</small>

朝游北城东,回首见修竹。下有朱门家,破墙围古屋。

举鞭叩其户,幽响答空谷。入门所见夥③,十步九移目④。

异花兼四方,野鸟喧百族⑤。其西引溪水,活活转墙曲⑥。

东注入深林,林深窗户绿。水光兼竹净,时有独立鹄。
林中百尺松,岁久苍鳞蹙⑦。岂惟此地少,意恐关中独⑧。
小桥过南浦⑨,夹道多乔木。隐如城百雉⑩,挺若舟千斛。
阴阴日光澹,黯黯秋气蓄。尽东为方池,野雁杂家鹜⑪。
红梨惊合抱⑫,映岛孤云馥。春光水溶漾⑬,雪阵风翻扑。
其北临长溪,波声卷平陆。北山卧可见,苍翠间硗秃⑭。
我时来周览,问此谁所筑?云昔李将军⑮,负险乘衰叔⑯。
抽钱算间口⑰,但未榷羹粥。当时夺民田,失业安敢哭。
谁家美园圃,籍没不容赎。此亭破千家,郁郁城之麓。
将军竟何事,虮虱生刀镯⑱。何尝载美酒,来此驻车毂⑲。
空使后世人,闻名颈犹缩。我今官正闲,屡至因休沐。
人生营居止,竟为何人卜。何当办一身,永与清景逐。

【注释】

①李氏园:唐末军阀、凤翔节度使李茂贞在凤翔城东北为其夫人所
修的园子。因其妻曾封为皇后,所以又叫"皇后园"。苏东坡任
职凤翔时,此园仍存。

②李茂贞:原名宋文通。唐僖宗时,因平朱玫之乱有功,拜武定军节
度使,赐姓李,名茂贞,僖宗亲为制字曰正臣。光启三年(887)以
讨李昌符之叛,封凤翔陇右节度使。光化中加封尚书令、岐王。

③夥(huǒ):众多。

④十步九移目:意为美景使人应接不暇。

⑤百族:言鸟类品种之多。

⑥活活:水流声。

⑦苍鳞:指老松树皮。

⑧关中：地名。多指"四关"之内，即东潼关、西散关、南武关、北萧关，大体包括今陕西中部。

⑨南浦：指面南之水滨。

⑩百雉（zhì）：三百丈之城墙。《左传·隐公元年》："都城过百雉，国之害也。"杜预注："方丈曰堵，三堵曰雉。一雉之墙，长三丈，高一丈。"

⑪家鹜（wù）：家养的鸭子。

⑫红梨：梨有赤梨、紫梨之称。

⑬溶漾：波光浮动貌。

⑭硗（qiāo）：多石瘠薄之地。

⑮李将军：指李茂贞。

⑯衰叔：衰微末世。

⑰间口：即口赋，人口税。

⑱韣（dú）：弓衣。

⑲车毂：泛指车轮。

【译文】

早上去北城东面游玩，回首看到了修美的竹丛。竹丛下有红色的大门，残破的墙围绕着古屋。

我举起马鞭敲大门，敲门的声音在空谷中回响。进门以后看到的景色繁多，可以说是十步九转睛。

这里有来自四方的奇异花卉，有上百种的野鸟在鸣叫。园子的西边引进了溪水，溪水哗哗地流转过墙角。

向东面流进了深林，幽隐的树林中掩映着窗户。水面波光荡漾竹林清净，不时有独自站立的鹘鸟。

林中有百尺高的松树，时间太久树皮都已经皱缩。哪里只是此地少有，在我看来恐怕整个关中都是独一无二。

过了小桥到了南边的河浦，小路的两边有很多乔木。隐约如同百雉高的城墙，挺直如同千斛之舟。

树木掩映日光暗淡，光线昏暗如同肃杀之气在这里蓄积。东面的尽头是方形的水池，里面有野雁还有家养的鸭子。

红梨树需要两人才能合抱，梨花馥郁连岛上的云亦带香气。春光之中水面波光浮动，阵风吹来如雪的梨花漫天飞舞。

园子的北面临着长溪，溪水在平地上奔涌而去。卧靠在这里能够看到北山，苍翠中夹杂着光秃的山顶。

我不时来这里游览，询问这座园子是谁筑造？有人说是唐代的李将军，乘着乱世依靠地利割据一方。

处处抽钱都算人头收税，只剩下羹粥没有实行专卖。还动用武力抢夺民田，没了家园也没有人敢哭泣。

这个幽美的园圃，当初不知是谁的却被李茂贞所霸占，还不容许赎回。这个园子的花费能让上千个家庭残破，郁郁葱葱地位于离城池不远的山脚下。

李将军究竟是为了什么事，就连刀鞘都已经生了虮虱。更哪里曾经载着美酒，来到这里停留休息呢？

白白让后世的人听到他的名字害怕得脖子都要缩回去。我现在担任的官职正好清闲，多次因为休息来到这里。

人们营办居止之所，究竟是为什么人而建造呢？怎么样才能安顿好自己，能够永远地追逐着这清丽的景色。

　　旷览玄言，出之如翔如舞，此先生少年之笔也。

【译文】

旷览的玄妙之言，写出来如同飞翔，如同舞蹈，这是先生年少时的文笔啊。

游南溪次韵①

【题解】

此诗是苏轼在凤翔任职期间，游玩终南山南溪时所作。虽然在诗中苏轼玩得兴起，将两只脚放在溪水里体验濯足之乐，并生发了要退隐的雅望，但这多半是一时的心血来潮而已，此时的苏轼，兼济天下之心尚浓，还没有真正萌发归耕田园之心。

二月十六日，与张、李二君游南溪②。醉后相与解衣濯足，因咏韩公《山石》之篇③，慨然知其所以乐，而忘其在数百年之外也。次其韵。

【注释】

①南溪：又名田溪，即今终南镇西的田峪河，终南山太平宫附近。水源出自终南山，两岸竹林茂密，风景幽奇。

②二君：指张果之和李彭年。

②韩公：指韩愈，其《山石》诗中有"当流赤足踏涧石，水声激激风吹衣。人生如此自可乐，岂必局束为人靰。嗟哉吾党二三子，安得至老不更归"句。

【译文】

二月十六日，我和张、李二君一起在南溪游玩。酒醉之后一起解衣濯足，吟咏韩公的《山石》诗句深深感受到了韩公所说的乐趣，而忘了他已经去世几百年了。次《山石》韵而写诗。

终南太白横翠微①，自我不见心南飞。

行穿古县并山麓，野水清滑溪鱼肥。

须臾渡溪踏乱石②，山光渐近行人稀。

穷探愈好去愈锐，意未满足枵如饥③。

忽闻奔泉响巨碓④，隐隐百步摇窗扉。

跳波溅沫不可向，散为白雾纷霏霏。

醉中相与弃拘束，顾劝二子解带围。

褰裳试入插两足⑤，飞浪激起冲人衣。

君看麋鹿隐丰草，岂羡玉勒黄金羁⑥。

人生何以易此乐，天下谁肯从吾归。

【注释】

①翠微：山色青翠。

②须臾：片刻。

③枵（xiāo）：腹中空虚。指饥饿。

④碓（duì）：舂米谷的工具。

⑤褰（qiān）裳：掀起衣裳。褰，通"褰"，揭起。

⑥玉勒：玉制之马衔。黄金羁（jī）：以黄金为饰的马嚼子。

【译文】

终南、太白两座山山色青翠，自从离开我的心就南飞到那里。

穿行过古县，沿着山麓前行，山野中的溪水清澈，里面游动着肥硕的鱼儿。

再行片刻过了山溪踏上乱石路，离山越来越近行人渐渐稀少。

继续前行风景越来越好探索的心情更为强烈，不满足的心意如同饿着肚子一样迫切。

忽然听到巨大的水声如同巨大的石碓在舂米，百步之外都能震动窗户。

水花四溅，散成白色的水雾在空中飞舞。

醉中一起都抛开了平时的拘谨，回头劝二子解开袍带。

掀起衣裳把两只脚放进水里，水花都溅到了衣服上。

您看那麋鹿隐藏在水草丰美之处，哪里会羡慕玉制的马衔和黄金装饰的马嚼子呢？

人生用什么能够交换这种乐趣，天下谁肯和我一起归田隐居呢？

　　韩诗云："当流赤足蹋涧石，水声激激风吹衣。"时先生为凤翔府幕，解衣濯足，乃发此高致。

【译文】

　　韩愈《山石》诗云："当流赤足蹋涧石，水声激激风吹衣。"先生担任凤翔府幕，解衣濯足，于是生发了这一高尚的志趣。

攓云篇①

【题解】

　　此诗作于苏轼任凤翔签判时。所谓"攓云"并非现实中可能之事，只是文学的夸张和想象罢了。但是"攓云"却由此成为后世仰慕的风雅之举，如清康熙间王渔洋试图以亲身经历证明苏轼攓云的真实性，在其《分甘余话》中自述："坡公作《攓云篇》。余昔行秦栈中，见道左石罅间烟气如缕，顷刻弥漫山谷，已而雨大至，行人衣袖中皆云也，始信囊云非妄。"

　　余自城中还，道中云气自山中来，如群马奔突，以手掇开②，笼收其中。归家，云盈笼，开而放之。作《攓云篇》。

【注释】

①攓（qiān）：拔取。

②掇开：拨开。

【译文】

我从城中返回，路上有云气从山中漂浮过来，如同群马奔跑一样，我用手将云拨开，将其收入笼子中。回到家里，笼子里云气充盈，打开笼子将云气放出。写了《攫云篇》。

物役会有时①，星言从高驾②。道逢南山云，欻吸如电过③。
竟谁使令之，袞袞从空下④。龙移相排挼⑤，凤舞或颓亚⑥。
散为东郊雾，冻作枯树稼。或飞入吾车，偪仄人肘胯⑦。
搏取置笥中⑧，提携反茅舍。开缄仍放之⑨，掣去仍变化。
云兮汝归山，无使达官怕⑩。

【注释】

①物役：为外物所役使。此指奔走勤劳于官事。

②星言从高驾：言晨起命驾而行。星言，指披着星星。高驾，高车。

③欻（xū）吸：迅疾。

④袞袞：形容众多的样子。

⑤排挼（zā）：挤压。

⑥颓亚：坠落相压。

⑦偪（bī）仄：迫近貌。

⑧搏取：攫取，拾取。

⑨开缄：打开笥笼。

⑩达官怕：旧时有"木生稼，达官怕"的谚语。树结冰乃大官之凶兆。

【译文】

为外物所役使也会有暂歇之时，早晨起来我便命驾而行。路上遇到了从南山飘来的浮云，移动迅捷如同闪电一样。

究竟是谁下令，让这么多白云从空中飘下。如同群龙移动互相逼迫，又像是凤鸟起舞彼此叠压。

布散化为东郊的雾气，枯干的树枝都已经结冰。有的飞进了我的车里，将身体都笼罩在云气之中。

将云气收聚于笼筒之中，提携着笼筒返回我的茅舍。开启了笼筒将云气放出，掣去时云气仍然在不断变化。

云啊你返归南山吧，不要让达官们感到害怕。

周公庙

【题解】

周公庙位于岐山县城北，建于唐代，其地三面环山，北有凤凰山，东为凤凰堆，相传即《诗经》"凤凰鸣矣，在彼高冈"之地。苏轼此诗写于治平元年（1064），通过对庙堂秋景的描绘，抒发了对周公的敬慕之情。

周公庙，庙在岐山西北七八里。庙后百许步，有泉依山，涌洌异常，国史所谓"润德泉，世乱则竭"者也[1]。

吾今那复梦周公[2]，尚喜秋来过故宫[3]。

翠凤旧依山硉兀[4]，清泉长与世穷通。

至今游客伤《离黍》[5]，故国诸生咏雨濛[6]。

牛酒不来乌鸟散，白杨无数暮号风。

【注释】

①润德泉：唐代大中元年（847），凤翔节度使崔珙因为此地泉出为瑞兆，于是上书，唐宣宗遂赐名"润德"。

②梦周公：化用孔子梦周公之典。《论语·述而》云："子曰：'甚矣吾

衰也！久矣吾不复梦见周公。'"

③故宫：指周公庙。

④翠凤：生有翠羽的凤凰。《竹书纪年》记载，周文王元年，有凤集于
　　岐山。硉（lù）兀：突出、不平的样子。

⑤《离黍》：《诗经·王风》中有《黍离》篇，诗序云："黍离，闵宗周
　　也。周大夫行役至于宗周，过故宗庙宫室，尽为禾黍。闵周室之
　　颠覆，彷徨不忍去而作是诗也。"

⑥雨濛：代指《诗经·豳风·东山》，诗中云："我徂东山，慆慆不归。
　　我来自东，零雨其濛。"

【译文】

　　周公庙在岐山西北七八里。庙后面一百多步的山边有一眼泉，涌出的泉水非常清冽，国史上记载说"润德泉，世道大乱，则泉水会枯竭"。

　　我现在哪会像孔子那样梦到周公，高兴的是秋天的时候来到了周公庙。

　　生有翠羽的凤凰曾经在高高的山岗上鸣叫，清冽泉水的干涸与流通与世道变化相通。

　　到现在游客仍然在为《离黍》而悲伤，故国的士人们还在吟咏着《东山》中的诗句。

　　没有祭祀的牛酒，乌鸦都四散而去，只有无数白杨在暮色中被风吹得鸣响。

留题仙游潭中兴寺

【题解】

　　仙游潭是凤翔有名的景点，有黑龙潭、五龙潭、玄池、乐池、瑶池等诸多美名。此处山水环绕，风景秀美，且有诸多的名人古迹。苏轼在凤翔任职期间，曾经多次到仙游潭游玩，并且写下了多首相关的诗篇。

寺东有玉女洞,洞南有马融读书石室^①。过潭而南,山石益奇。潭上有桥,畏其险不敢渡。

清潭百尺皎无泥,山木阴阴谷鸟啼。

蜀客曾游明月峡^②,秦人今在武陵溪^③。

独攀书室窥岩窦,还访仙姝款石闺^④。

犹有爱山心未至,不将双脚踏飞梯。

【注释】

①马融:字季长。东汉著名经师。曾从挚恂在南山游学,故此处有马融读书之石室。

②明月峡:在今重庆东长江上。峡前南岸壁高四十丈,壁有圆孔,形如满月,因以为名。苏轼嘉祐四年冬舟行赴京师时经此。

③秦人今在武陵溪:陶渊明《桃花源记》记载,桃花源中的隐居者自称"先世避秦时乱,率妻子邑人来此绝境"。此句以武陵桃花源喻仙游潭之景色民风。

④仙姝:仙女。

【译文】

中兴寺的东面有一个玉女洞,洞南边是马融读书的石室。经过仙游潭以后往南,山石更加奇特。潭上有危桥,我担心危险不敢过桥。

百尺深的潭水清澈没有泥沙,山木郁郁森森谷中鸟儿在啼叫。

我这个蜀客过去曾游览过明月峡,这里的风景之美如同秦人所隐居的武陵溪。

一个人攀爬石室看岩洞,还去敲石闺门探问仙女。

我还有爱山之心没有完成,不让我的双脚踏上危险的桥梯。

嘉祐九年正月十三日,轼与前商洛令章惇子厚同游仙游潭。始轼再至潭上，畏其险，不渡，而心甚恨之。最后从潭水而西至其稍浅可涉处，乱流而济，得唐人之遗塔，上有石刻，天王鬼神飞仙，十有六方，为二级。虽摹刻之迹，而其顾瞻俯仰、睢盱哆冶之状①，非吴道子不能至也！轼既叹其神妙，而悲其不为世人之所观揽，于是以墨本归而记其上②。大理评事签书凤翔府节度判官厅公事苏轼书。

【注释】

①睢盱（huī xū）：喜悦的样子。哆（chǐ）冶：放肆的样子。

②墨本：碑帖的拓本。

【译文】

嘉祐九年正月十三日，我和前商洛令章惇同游仙游潭。此前我两次到了潭上，担心其危险，没有过桥，而心里很遗憾。最后从潭水向西到了稍浅可以步行渡水的地方，从乱流中渡过，发现了唐代的遗塔，上面有石刻，包括天王、鬼神、飞仙等，一共有十六方，分为两级。虽然是摹刻之作，而石刻上人物的顾瞻仰俯、睢盱哆冶的形状，除了吴道子没人能达到这个境地。我既感叹石刻的神妙，又悲哀它无法让世人观览，于是带着拓本返回，记录下这件事。大理评事签书凤翔府节度判官厅公事苏轼写。

腊日游孤山访惠勤惠思二僧①

【题解】

惠勤和惠思都是杭州的僧人，长于诗文。熙宁四年（1071），苏轼前往杭州任职途中前去拜会欧阳修，欧阳修称道了惠勤。苏轼到杭州后很快登门拜访，之后写了这首诗。这首诗分入山和出山两个片断来写，而以访惠勤、惠思贯穿连缀。描绘了孤山幽旷的景色,写出了僧人淡泊的生活,意境优美,情景交融。此诗的用韵也显示了苏轼诗娴熟的技巧,全诗除了少数几句隔句用韵外,几乎通篇一韵到底,韵律和谐,节奏明快。正如纪昀《纪评苏诗》所云:"忽叠韵,忽隔句韵,音节之妙,动合天然,不容凑泊。"

天欲雪,云满湖,楼台明灭山有无②。

水清出石鱼可数,林深无人鸟相呼。

腊日不归对妻孥③,名寻道人实自娱。

道人之居在何许④? 宝云山前路盘纡⑤。

孤山孤绝谁肯庐? 道人有道山不孤。

纸窗竹屋深自暖,拥褐坐睡依团蒲⑥。

天寒路远愁仆夫,整驾催归及未晡⑦。

出山回望云木合,但见野鹘盘浮图⑧。

兹游澹泊欢有余,到家恍如梦蘧蘧⑨。

作诗火急追亡逋⑩,清景一失后难摹。

【注释】

①腊日:旧时以农历十二月为腊月;腊月初八为腊日,即"腊八节"。
　　孤山:是西湖中最大的岛屿,一山耸立,为湖山胜绝处。

②楼台明灭山有无:写天气阴沉,楼台、山峦依稀模糊,若明若暗,似有似无。

③妻孥:妻子和子女。

④道人:指惠勤、惠思。和尚亦称道人。

⑤宝云山:山名。位于西湖北面。盘纡:曲折回绕。

⑥团蒲：即蒲团，和尚坐禅之具。

⑦晡（bū）：申时，黄昏之前。

⑧鹘（hú）：隼，一种猛禽。

⑨梦蘧蘧（qú）：指犹如在梦中般恍惚。

⑩亡逋：逃亡的人。

【译文】

天马上要降雪，湖上布满乌云，楼台和青山若有若无。

水清澈得能看见鱼儿和石头，幽深的树林空无一人只有鸟儿在鸣叫。

腊日没有回家陪着妻子儿女，说是寻访僧人实是为了自娱。

僧人居所坐落何处？宝云山前小路弯弯曲曲。

孤山孤单耸立谁肯在这里结庐？只要僧人有道山也不会孤单。

纸窗竹屋幽深而暖和，穿着粗衣正在蒲团上打坐。

天寒路远仆夫很担心，还没到黄昏就整理车驾催着要回去。

出山后回望山中乌云和树木一片迷濛，只看到野鹘在佛寺上空盘旋。

这次出游虽然澹泊但欢乐很多，回到家中恍惚如同在梦中。

急忙写诗如同追赶逃亡者，清丽的景色一旦消失就再也难以描摹。

　　惠勤从欧阳文忠公游三十余年，先生通守钱塘，到官三日，即访之。明年，先生哭欧公于勤舍，有次惠思韵，将赴高密，作《勤上人诗集序》。

【译文】

　　惠勤和欧阳文忠公交游三十多年，先生任职钱塘时，到官三天便去寻访他。第二年，先生在惠勤僧舍中痛悼欧公，依惠思的韵脚作诗，将赴高密，写了《勤上人诗集序》。

孤山二咏 并引

【题解】

《孤山二咏》写于熙宁六年（1073），苏轼时任杭州通判。诗前小序交代了诗歌的写作缘由。其中《柏堂》为杭州西湖边孤山柏堂所题，写好之后，志诠和尚将诗中"双干一先神物化，九朝三见太平年"一句制成对联悬挂在堂前。后来宋孝宗时，曾御书苏东坡这首诗，并刻石于柏堂前。《竹阁》一诗通过写竹阁和竹丛，抒发了对白居易的向往之情和自己的孤独之感。苏轼非常仰慕白居易的为人，曾自称"出处依稀似乐天"。诗中写景虚实结合，用典贴切。方东树《昭昧詹言》中评论此诗："用本色叙题，三句一例，而用事尤入妙……结句超妙入仙。"

　　孤山有陈时柏二株①，其一为人所薪②。山下老人自为儿已见其枯矣，然坚悍如金石，愈于未枯者。僧志诠作堂于其侧，名之曰柏堂。堂与白公居易竹阁相连③，属余作二诗以记之。

【注释】

①陈：陈朝（557—589），史称南陈或南朝陈，是中国南北朝时期的南朝最后一个朝代。

②薪：打柴。

③竹阁：在杭州广化寺柏堂之后，是唐代诗人白居易为鸟窠禅师所建。鸟窠禅师俗姓潘，名道林，九岁出家，居秦望山。元和年间，白居易守杭，入山谒师，并建竹阁于西湖之滨，迎鸟窠禅师阁上，自己也常来此处游览休息。

【译文】

孤山有两株陈朝时栽的柏树，其中一株被人砍伐当柴禾。山下有老人在少年时就看到它已经枯死，但坚硬如同金石，比没有枯的时候还要硬。僧人志诠遂在枯柏旁边筑室，取名柏堂。与白居易所筑的竹阁相连，请我写两首诗作为纪念。

柏堂

道人手种几生前[①]，鹤骨龙姿尚宛然[②]。
双干一先神物化，九朝三见太平年[③]。
忽惊华构依岩出[④]，乞与佳名到处传。
此柏未枯君记取，灰心聊伴小乘禅[⑤]。

【注释】

①道人手种几生前：按，柏树种植地系广化寺内，故有此说。
②鹤骨龙姿：形容柏树树姿遒劲、枝干劲挺的样子。
③九朝：指陈、隋、唐、后梁、后唐、后晋、后汉、后周、宋。三见太平年：指隋、唐、宋。
④华构：宏大华美的建筑。
⑤灰心：指悟道之心，不为外界所动，枯寂如死心。小乘禅：佛教用语。指通过参禅灰身灭智，以证得阿罗汉果为终极理想的佛教宗派。

【译文】

究竟是几生前的僧人所种？至今柏树依然瘦挺虬曲而不倒。
两个树干一开始就如同神物所化，已经历经九朝见过三次太平盛世。
惊讶这华美的柏堂依着岩石而建，希望为它留诗让美名流传。
您可要记得这株柏树并未枯朽，悟道之心不妨以它为伴静修小乘禅。

竹阁

海山兜率两茫然[①]，古寺无人竹满轩[②]。

白鹤不留归后语③，苍龙犹是种时孙④。

两丛却似萧郎笔⑤，千亩空怀渭上村⑥。

欲把新诗问遗像⑦，病维摩诘更无言⑧。

【注释】

①海山：指古代神话中的仙山——蓬莱、方丈、瀛洲。兜率：梵语音译。佛教称天分许多层，其中第四天为兜率天。

②轩：殿堂前檐下的平台。

③白鹤不留归后语：白居易被罢杭州刺史时，带着一块天竺石和两只华亭鹤一起归乡。唐代李远《失鹤》诗中有"华表柱头留语后，不知消息到如今"之句。

④苍龙：这里喻翠竹。

⑤萧郎笔：萧郎指唐代协律郎萧悦，擅长画竹，曾为白居易画竹十五竿。白居易作《萧悦画竹歌》，赞扬萧悦之画竹犹如真竹。这里作者是赞竹阁之竹有如萧画。

⑥千亩空怀渭上村：白居易《退居渭上村》有"圣代元和岁，闲居渭水阳"之句，又《池上篇》有"十亩之宅，五亩之园，有水一池，有竹千竿"之语。

⑦遗像：指挂在竹阁中的白居易遗像。

⑧维摩诘：毗耶离城中的大乘教主，与释迦牟尼同时代，他曾以称病为由向释迦牟尼派去问讯的舍利弗和文殊师利讲说大乘教义。这里作者以维摩诘喻白居易。

【译文】

海上仙山、兜率天都茫然不可见，古老的寺院里只看见翠竹满轩。

白居易携带白鹤一去至今都没有消息，翠竹却还是当年所种竹子的子孙。

两丛修竹犹如萧郎所画，只能面对画像空怀对白居易的仰慕之情。

我想用此诗来叩问遗像，只是这维摩诘却更默然无言。

湖上夜归

【题解】

这首诗写于熙宁六年（1073）的春夜，描绘的是苏轼任杭州通判时，在西湖饮酒后返家途中的所见所感。全诗将景物描写和想象糅合在一起，虚虚实实，情景交融，映衬了诗人此时的"半酣"状态，其中"清吟"二句，更被纪晓岚评价是"神来"之笔。

我饮不尽器①，半酣味尤长。篮舆湖上归②，春风吹面凉。
行到孤山西，夜色已苍苍③。清吟杂梦寐，得句旋已忘。
尚记梨花村，依依闻暗香④。入城定何时⑤，宾客半在亡。
睡眼忽惊矍⑥，繁灯闹河塘。市人拍手笑，状如失林麚⑦。
始悟山野姿，异趣难自强。人生安为乐，吾策殊未良。

【注释】

①尽器：全部喝完。

②篮舆：竹轿，用竹子做的轿子。

③苍苍：深青色。天色苍苍，已经入夜了。

④依依：依稀，隐约。

⑤定：究竟。

⑥惊矍（jué）：惊视。

⑦麚：即獐子。

【译文】

我喝酒的时候不会一饮而尽，酒至半酣的时候最富情趣。乘上篮舆从西湖归来，春风拂面带来了一丝凉意。

走到孤山西边的时候，夜色已经很深了。半梦半醒中吟咏着诗句，想好的句子马上就忘记了。

还记得经过梨花村的时候，依稀闻到了暗香。进入城中究竟是什么时候呢，宾客半数都已经走了。

睁开睡眼猛然发现，喧嚣的河塘已经是繁灯点点。市民们拍着手欢笑着，就像是森林里迷失了方向的獐子。

突然明白我这样的山野之人，要改变本性实在太勉强。人生在世快乐在哪里，我的策略看来还不太理想。

子瞻守杭日，春时每遇休暇①，必约客湖上，早食于山水佳处。饭毕，每客一舟，令队长一人，各领数妓，任其所适。晡后鸣锣集之②，复会望湖楼或竹阁，极欢而罢。至一二鼓③，夜市犹未散，列烛以归。城中士女夹道云集而观之。故其诗云："游舫已妆吴榜稳，舞衫初试越罗新④。"又云："映山黄帽螭头舫，夹道青烟雀尾炉⑤。"诚熙世乐事也。

【注释】

①休暇：休息，闲暇。

②晡后：傍晚。晡相当于申时，即午后三点至五点。

③一二鼓：即一二更天。一鼓相当于十九至二十一点，二鼓相当于二十一至二十三点。

④游舫已妆吴榜稳，舞衫初试越罗新：见苏轼《有以官法酒见饷者，因用前韵，求述古为移厨饮湖上》诗。

⑤映山黄帽螭头舫，夹道青烟雀尾炉：见苏轼《瑞鹧鸪·城头月落尚啼乌》。

【译文】

子瞻在杭州任职时,春天每逢闲暇时,必定和客人相约西湖,在风景优美的地方吃早饭。吃完饭,每个客人乘一只舟,令一名队长,每人各领数妓,随便去哪里。傍晚时鸣锣召集大家,再次在望湖楼或竹阁相会,尽欢而罢。到一二鼓时,夜市还没有散,提着灯回城。城中士女夹道云集而观看。所以诗中说:"游舫已妆吴榜稳,舞衫初试越罗新。"又说:"映山黄帽螭头舫,夹道青烟雀尾炉。"确实是盛世乐事。

法惠寺横翠阁①

【题解】

此诗作于宋神宗熙宁六年(1073)苏轼任杭州通判时。全诗描写登临横翠阁中所见到的美景,抒发思乡之幽情和百年兴废之叹,体现了作者深邃的人生思考。全诗结构颇为奇特,前八句系以五言写景,而后则变为七言抒情。笔法变化多端,令人读来很有波澜起伏之感。诗中抒写的思乡之情虽然是登临诗常有的情感,但在苏轼笔下更为曲折动人,纪昀评说此诗"短峭杂以曼声,使人怆然易感",确实不虚。

朝见吴山横②,暮见吴山丛。
吴山故多态③,转侧为君容④。
幽人起朱阁⑤,空洞更无物。
惟有千步冈⑥,东西作帘额⑦。
春来故国归无期⑧,人言秋悲春更悲。
已泛平湖思濯锦⑨,更看横翠忆峨眉。
雕栏能得几时好⑩,不独凭栏人易老。
百年兴废更堪哀,悬知草莽花池台⑪。

游人寻我旧游处，但觅吴山横处来。

【注释】

①法惠寺：故址在杭州清波门外，旧名兴庆寺，是五代时吴越王钱氏所建，横翠阁在寺中，今已不存。

②吴山：位于杭州西南方。横：与下句"从（纵）"相对，指从不同的角度看吴山。

③态：姿态。

④转侧：变换。

⑤朱阁：指横翠阁。

⑥千步冈：指吴山，从山脚到山顶有很多石级，故以名之。

⑦帘额：帘幕上半部。这里泛指帘子，意为吴山如同法惠寺的帘子一样。

⑧故国：故乡。

⑨濯（zhuó）锦：指成都濯锦江。

⑩雕栏：有彩画装饰的栏杆。

⑪悬知：预知。

【译文】

晨光里的吴山绵延不断，暮霭中的吴山看上去高高耸立。

吴山的山形本来就变幻多姿，如同打扮好的美女，转换着不同的角度让人欣赏。

幽隐之人从阁中起身四顾，空空荡荡，别无他物。

只有这起伏绵延的吴山，从东到西横亘，如同法惠寺的帘子一样展开。

春天已经来到，但回归故乡仍然遥遥无期，人们都说秋天让人悲伤，我却觉得春天更令人难过。

泛舟西湖令我回想起蜀地的濯锦江，再看着横翠阁不禁忆起了家乡的峨眉山。

雕栏能够保持多久的精美？不仅凭栏的人才青春易退！

百年兴衰实在是可悲啊，预先知道这些池台迟早要成为草莽丛生之地。

将来的游人如果寻找我现在所游览的地方，或许只能看到连绵不断的吴山了吧。

纵笔一扫，俯仰有情。陆君启

【译文】

纵笔描述，俯仰有情。陆君启

游灵隐高峰塔①

【题解】

本诗于熙宁七年（1074）七月作于杭州，记录了苏轼攀登灵隐寺后北高峰，游历古塔之事。

言游高峰塔，蓑食治野装②。火云秋未衰③，及此初旦凉④。
雾霏岩谷暗，日出草木香。嘉我同来人，久便云水乡⑤。
相劝小举足，前路高且长。古松攀龙蛇，怪石坐牛羊。
渐闻钟磬音，飞鸟皆下翔。入门空无有，云海浩茫茫。
惟见聋道人，老病时绝粮。问年笑不答，但指穴藜床⑥。
心知不复来，欲归更彷徨。赠别留匹布，今岁天早霜。

【注释】

①灵隐高峰塔：位于灵隐寺后山北高峰上的古塔。

②蓐（rù）食：早晨在寝卧之地进食。指早餐时间很早。《左传·文公七年》："秣马蓐食。"

③火云：夏秋炽热的赤云。

④初旦：拂晓。

⑤云水乡：云缭水绕之山野。

⑥穴藜床：有洞的藜制床榻。

【译文】

说好要前往高峰塔游赏，便早早起床吃了早餐，并整治野外的行装。火云到了秋天还没有消退，拂晓时天气才有些凉意。

雾气蒙蒙岩谷中黯淡无光，日出以后草木散发出清香。赞扬和我一起的游伴，住在这云水缭绕的乡间已经很久。

劝说我要走慢点，前面的路途既高又长。古松虬曲如同龙蛇攀爬，奇形怪状的石头像牛羊一样。

渐渐听到了钟磬的声音，飞鸟都已在下面飞翔。进门之后里面空空荡荡，四顾只有云海浩然茫茫。

只看到一个耳聋的僧人，年老体病又饥饿绝粮。问他年寿笑着不回答，只是指了指上面有洞的破藜床。

内心知道不会再来，要回去的时候更为彷徨。今年天凉霜来得早，临别的时候赠给僧人一些布让他去做些衣裳。

宝山新开径

【题解】

熙宁六年（1073）十月作于杭州，是作者登高游宝山后所写。此诗描绘了登高临远的过程和宝山的秀丽风景，抒发了面对优美风光及佛国气息所产生的轻松、愉悦的心情。

藤梢橘刺元无路^①，竹杖棕鞋不用扶。

风自远来闻笑语，水分流处见江湖。

回观佛国青螺髻^②，踏遍仙人碧玉壶^③。

野客归时山月上，棠梨叶战暝禽呼。

【注释】

①藤梢橘刺：藤蔓梢和橘树刺，指荆棘丛生。

②青螺髻：形容山峦苍翠，盘旋耸峙如螺髻。螺髻，螺壳状之发髻。

③碧玉壶：指仙境。典出汉代仙人壶公之事。葛洪《神仙传》载，费
　　长房随壶公入壶中，"入后不复是壶，惟见仙宫世界，楼观重门阁
　　道"。这里以碧玉壶比喻宝山的美景。

【译文】

这里本没有路，藤梢和橘刺缠绕，我手拄竹杖，脚蹬棕鞋，不需别人
来搀扶。

风儿吹过，带来了远处的欢声笑语，江水和湖水在这里分流。

回看佛国宝山，苍翠烂漫如同青螺发髻高耸盘旋，莫非我踏入了壶
中的仙境？

野客踏上归程山路，月亮刚刚爬上来，棠梨树叶子摆动，引得安睡的
鸟儿一阵低鸣。

宿临安净土寺^①

【题解】

此诗系熙宁五年（1072）七月作，描写了苏轼游玩净土寺并住宿的
经历，诗的大部分内容都是介绍游玩过程中的景色和感受，充满了田园
情趣。只有最后数句才借着吴越王钱镠照镜的典故感叹古今兴衰并不

值得凭吊，只不过是俯仰之间的变化而已，苏轼卓绝的才情和宏大气魄都毕现无遗。

鸡鸣发余杭，到寺已亭午②。参禅固未暇，饱食良先务。
平生睡不足，急扫清风宇。闭门群动息③，香篆起烟缕④。
觉来烹石泉，紫笋发轻乳⑤。晚凉初浴罢，衰发稀可数。
浩歌出门去⑥，暮色入村坞。微月半隐山，圆荷争泻露。
相携石桥上，夜与故人语。明朝入山房⑦，石镜炯当路⑧。
昔照熊虎姿⑨，今为猿鸟顾。废兴何足吊，万古一仰俯。

【注释】

①净土寺：系周显德中吴越王所建，号光孝明因寺。宋代大中祥符元年（1008）改称净土寺。

②亭午：正午。

③群动息：各种活动停息，身心入静。

④香篆：一种特制的香。宋代洪刍《香谱》："香篆，镂木以为之，以范香尘为篆文。"

⑤紫笋发轻乳：煎紫笋茶时，水面浮起了细微的泡沫。紫笋，茶叶名，系茶中佳品，产于湖州。轻乳，煎茶时水面所浮起的泡沫。

⑥浩歌：放声歌唱。

⑦山房：禅院名称。据《咸淳临安志》记载："真寂院，在（临安）县南二里，旧名山房，天成二年吴越王建。治平二年改今额。"

⑧石镜：即临安的衣锦山，旧名石镜山，山上有光滑的石壁如同镜子，故得名。

⑨熊虎姿：指吴越王钱镠。传说钱镠年幼时曾经来石镜山游玩，在石镜中自照，"镜起而耸战"。

【译文】

天还没有亮从余杭出发，到净土寺时已经接近正午。已经无暇来参禅，先饱食一顿才是要务。

我平生总是睡不足，急忙将殿堂打扫洁净。闭起门户宁心睡觉，香篆散发出缕缕青烟。

醒来后烧开泉水煎紫笋茶，水面上涌出微细的泡沫。晚上天凉，沐浴之后，衰发稀疏可数。

高歌着出门而去，在暮色中进入村坞。新月已经出来半隐于山后，圆圆的荷叶上露水不断泄落。

和故人一起在石桥上漫步，夜色下亲密交谈。明天将要前往山房，途经的石镜山上有一块石镜。

钱镠曾经在石镜前照过自己的熊虎英姿，现在只有猿、鸟还会光顾。江山兴废哪里值得凭吊，万古都不过是仰俯之间。

入山节次，历历可数。

【译文】

入山的次序，历历可数。

游径山①

【题解】

本诗一般认为是熙宁五年（1072）所写。苏轼于这一年七月巡行各个属县，由杭州至余杭宿法喜寺，又由余杭至临安宿净土寺，游功臣寺，都有诗作留下。径山位于临安，苏轼便顺路往游。事实上，苏轼在两任杭州期间，曾多次来到径山，对其可谓一往情深，共作诗十首左右。这首长诗《游径山》是苏轼第一次来到径山时所写。气势磅礴的开卷，把景象写得十分雄伟,充分显示了苏轼的才情和豪气。赵翼称赞此诗"笔力奔放回旋,亦与山势相似"。

> 众峰来自天目山^②,势若骏马奔平川。
> 中途勒破千里足^③,金鞭玉镫相回旋。
> 人言山住水亦住,下有万古蛟龙渊^④。
> 道人天眼识王气^⑤,结茅晏坐荒山巅^⑥。
> 精诚贯山石为裂,天女下世颜如莲。
> 寒窗暖足来朴握^⑦,夜钵咒水降蜿蜒^⑧。
> 雪眉老人朝扣门,愿为弟子长参禅。
> 尔来废兴三百载^⑨,奔走吴会输金钱。
> 飞楼涌殿压山破,朝钟暮鼓惊龙眠。
> 晴空偶见浮海蜃^⑩,落日下数投村鸢。
> 有生共处覆载内,扰扰膏火同烹煎^⑪。
> 近来愈觉世议隘,每到宽处差安便。
> 嗟余老矣百事废,却寻旧学心茫然。
> 问龙乞水归洗眼^⑫,欲看细字销残年。

【注释】

①径山:位于杭州城西北,多名胜古迹,其中与佛教相关者尤多。

②天目山:一名浮玉山,有东西两峰,顶上各有一池,长年不枯,如同天目,所以得名。

③勒破:指马足被勒住。

④蛟龙渊:《元和志》:"东西二瀑布,湍流数里,下注成池,曰蛟龙池。"

⑤道人天眼识王气:道人指径山法钦禅师,俗姓朱,牛头宗代表人

物。唐代宗赐号国一,唐德宗时追谥为大觉禅师。王气,指象征帝王运数的祥瑞之气。五代时吴越王钱镠生于临安,故有此说。

⑥结茅晏坐荒山巅:指国一禅师结茅于临安天目山之事。《咸淳临安志》引《径山事状》"钦至山下,问途于樵者,对曰:'此乃径坞。'师记素语,遂自东北而登。适见苦草,以覆置畀,乃即其下默坐。值大雪,经旬不食。猎师见而慕之,折弓归敬,为结草庵。钦曰:'吾将深隐是山。'"

⑦朴握:兔子跳跃貌。借指兔子。《宋高僧传·唐杭州山法钦传》:"初,钦在山猛兽鸷鸟驯狎。有白兔二,跪于杖屦之间。"

⑧蜿蜒:本形容龙蛇行貌。此代指龙。

⑨三百载:唐代宗时诏建径山寺,自唐代宗至苏轼时约三百年。

⑩海蜃:即海市蜃楼。沿海地区,由于光线折射,在海上出现的城郭楼宇等幻象。

⑪膏火同烹煎:比喻有才学的人因才得祸。典出《庄子·人间世》:"山木自寇也,膏火自煎也。"

⑫问龙乞水归洗眼:据说径山有洗眼池,昭明太子尝于此读书,以龙井水洗病眼有效。

【译文】

径山众峰自天目山逶迤而来,若骏马奔于平川。

中途骏马马足被勒,金鞭玉镫于此处回旋不前。

听人说这里山住水也住,下面有万古蛟龙深渊。

法钦禅师用天眼识别出王气,于是在这里荒山顶上结茅为屋。

精诚所至山石为之开裂,天女下凡容颜如同莲花一样。

有白兔从寒窗跳入为之暖足,晚上念起咒语钵盂中降下了神龙。

眉毛雪白的老人早晨来叩门,愿意跟随做弟子一起参禅。

到现在兴废已经三百年了,吴会之人纷纷奔走前来参拜供奉。

飞楼和涌殿众多似乎要将山压破,而朝钟暮鼓之声惊扰了蛟龙的安眠。

晴空偶然会看到海市蜃楼的奇观，夕阳西下常有鸢鸟投村而去。

有生之物共处在天地之内，纷纷扰扰膏火同烹煎。

近来更觉得世人的评议狭隘，每见到山中宽闲之处便觉得安适。

感叹我年事已高百事皆废，找寻旧学内心一片茫然。

向龙乞求一些神水带回去好洗眼，想要看着书上的小字打发残年。

　　龙井水注病眼，有效。

【译文】

龙井水滴入病眼，有疗效。

往富阳新城①，李节推先行三日，留风水洞见待

【题解】

　　熙宁六年（1073年）正月，苏轼出巡州内所属县，富阳新城的节度推官李似先行三日在风水洞等候。此诗即苏轼为答谢李似而作。这是一首七古，两句一换韵，四句一换意，节奏明快，急促跳荡，读来颇有奇趣。

　　春山磔磔鸣春禽②，此间不可无我吟。
　　路长漫漫傍江浦③，此间不可无君语。
　　金鲫池边不见君④，追君直过定山村⑤。
　　路人皆言君未远，骑马少年清且婉⑥。
　　风岩水穴旧闻名⑦，只隔山溪夜不行。
　　溪桥晓溜浮梅萼⑧，知君系马岩花落。
　　出城三日尚逶迟⑨，妻孥怪骂归何时⑩。
　　世上小儿夸疾走，如君相待今安有。

【注释】

①富阳新城：富阳今属浙江，新城系富阳一镇，北宋时为杭州府所属县。

②磔磔（zhé）：象声词。此指鸟鸣声。

③傍江浦：由杭州往富阳，沿富春江而行，故云。

④金鲫池：在钱塘江畔开化寺后，山涧水底有金鲫鱼，故云。

⑤定山村：地名。位于宋时钱塘县西南。

⑥清且婉：清秀温婉。这里用以形容李似的少年风采。

⑦风岩水穴：指风水洞。其中有水，又有清风吹拂，因得名。

⑧溜：小股水流。此指溪水。

⑨逶（wēi）迟：纤回逗留貌。

⑩妻孥（nú）：妻子儿女。

【译文】

春山里充满小鸟欢鸣的声音，这中间不能没有我的歌曲。

沿着江滨的道路悠远漫长，这中间不能没有你和我共语。

金鲫池边找不见你的踪影，急忙追赶直奔过定山村边。

路人都说你走得还不远：曾见骑马的少年眉清目秀风度翩翩。

老早就听说风水洞景致十分著名，可惜隔一道山溪夜里不能再向前。

早晨溪桥下水流中漂浮着梅花，我想你曾在这儿系马摇落了岩花片片。

你出城已经三天还在逗留等待，妻儿责骂你几时才得归来。

世上小人争相为名利奔走，如今哪还有人像你这样将我厚爱。

初入口如鲍明远《行路难》，不觉惊动。谭友夏

【译文】

初读起来如同鲍明远的《行路难》，不觉感到吃惊。谭友夏

妙庭观①

【题解】

好道的苏轼游览富阳妙庭观时，联想到此地乃是仙人董双成的故宅，触景生情，引发了无限感慨，从而写下了《妙庭观》诗。

富阳妙庭观，董双成故宅②。发地得丹鼎，覆以铜盘，承以琉璃盆。盆既破碎，丹亦为人争夺持去，今独盘鼎在耳，二首。

人去山空鹤不归，丹亡鼎在世徒悲。
可怜九转功成后③，却把飞升乞肉芝④。

琉璃击碎走金丹，无复神光发旧坛。
时有世人来舐鼎，欲随鸡犬事刘安⑤。

【注释】

①妙庭观：始建于唐，初名明真观。北宋治平二年（1065）改名"妙庭观"。

②董双成：神话传说中的西王母侍女。善吹笙，通音律，深得西王母的喜爱。

③九转：指九转炼丹。道教谓丹的炼制有一至九转之别，而以九转为贵。

④却把飞升乞肉芝：指唐代道士侯道华偷窃邓太玄所炼丹药，从而飞升成仙之事，事见《宣室志》记载。

⑤欲随鸡犬事刘安：据传淮南王刘安信奉道术，后丹药炼成后，刘安服下飞升而去，庭院里的鸡犬抢着吃剩下的丹药也纷纷飞升

而去。

【译文】

富阳妙庭观是董双成的故宅。挖地时发现了一个丹鼎,上面覆有铜盘,用琉璃盆盛着。盆已经破碎,丹药亦被人争夺拿走,现在只剩下铜盘和丹鼎,写诗二首。

仙人已经离去山中空荡荡鹤也不再归来,丹药已经亡失只剩下丹鼎徒惹伤悲。

可叹九转炼丹功成之后,丹药却被别人窃食而得以飞升。

琉璃盆被打碎金丹被人抢走,旧坛之中不再有神光发出。

不时还会有世人来舐鼎,想要如同刘安的鸡犬一样飞升上天。

灵化洞①

【题解】

本文作于1073年,时苏轼不满四十岁。文章不长,却富有波折:首先写与害怕危险的人一起出游没有看完风景便回返;其次写与勇敢的人同游,看到了前人没有见过的奇景,但苏轼并未详细介绍,而是引而不发,更加引发了读者的好奇心;接着,苏轼又强调:"后有勇往如吾二人至吾之所至,当自知之。"如此行文,可谓悬念重重,引发了人们对于洞中奇景的无穷想象。

予始与曾元恕入灵化洞②,迫于日暮,而元恕又畏其险,故不果尽而还③。及此,与吕穆仲游④。穆仲勇发过我,遂相与至昔人之所未至,而惊世诡异之观,有不可胜谈者。余欲疏其一二⑤,以告来者,又恐为造物者所愠⑥。后有勇往如吾二人至吾之所至,当自知之。

【注释】

①灵化洞:在杭州凤凰山,是西湖名胜之一。

②曾元恕:曾孝章,字元恕。当时任官于杭州。

③不果尽:不能尽,不能走到尽头。

④吕穆仲:吕仲甫,字穆仲。当时也任官于杭州。

⑤疏:描述,说明。

⑥造物者:指天帝。

【译文】

我开始和曾元恕一起进入灵化洞,因为天色已晚,而元恕又担心有危险,所以没有到洞的尽头便返回。这次和吕穆仲游玩。穆仲比我还勇敢,于是一起到了过去没有人到达的地方,而惊世诡异的风景,简直都谈不尽。我想写文介绍一些,以告知后来的人,又怕造物者生气。以后如果有像我们二人这样勇敢的人到了我们到的地方,便会自己看到奇景。

虎丘寺①

【题解】

苏轼任杭州通判时,曾多次前往距离不远的苏州,所谓"一年三度过苏台"(《阮郎归》)。对于位于苏州的虎丘寺,苏轼可谓情有独钟,曾留下"过姑苏,不游虎丘,不谒闾邱,乃二欠事"的名言。《虎丘寺》一诗是苏轼熙宁七年游览虎丘寺时所写,对于虎丘景物的描写极为生动形象,而最后两句则道出了希望退出官场,去过美好恬淡生活的愿望。

入门无平田,石路细穿岭。阴风生涧壑,古木翳潭井②。
湛卢谁复见③,秋水光耿耿④。铁花秀岩壁⑤,杀气噤蛙黾⑥。

幽幽生公堂⑦，左右立顽矿。当年或未信，异类服精猛。
胡为百岁后，仙鬼互驰骋⑧。窈然留清诗，读者为悲哽。
东轩有佳致，云水丽千顷。熙熙览生物，春意破凄冷。
我来属无事，暖日相与永。喜鹊翻初旦，愁鸢蹲落景⑨。
坐见渔樵还，新月溪上影。悟彼良自咍⑩，归田行可请。

【注释】

①虎丘寺：建于东晋，唐改为武丘报恩寺，宋代为云岩禅寺。曾经为
　东南一大丛林，庙貌宏伟，宝塔佛殿，盛极一时。

②翳：遮蔽，障蔽。

③湛卢：剑名。这里泛指宝剑。阖闾墓在剑池下。相传曾以宝剑三
　千殉葬。

④秋水：指剑池之水。

⑤铁花：虎丘寺中有铁花岩，在剑池之侧。得名来自石壁上纹理秀
　如铁花。

⑥蛙黾：泛指蛙类。

⑦生公：晋末高僧竺道生的尊称。相传生公曾于苏州虎丘寺立石为
　徒，聚石说法，讲《涅槃经》到了微妙处，石头皆点头赞叹。

⑧仙鬼：仙指唐代传说的清远道士，曾作《同沈恭子游虎丘》诗。鬼
　指幽独君，据传曾于虎丘石壁题诗一首。

⑨落景：落日之光辉。

⑩咍（hāi）：讥笑。

【译文】

进入大门后没有平田，石头小路穿过山岭。洞壑中吹来阵阵阴风，
古木参天遮蔽了深潭井。

随阖闾埋葬的宝剑谁也未曾见到，眼前只有剑池的秋水闪着清光。

岩壁上生有秀美的铁花,散发的杀气让群蛙也噤声不敢鸣叫了。

幽静的生公堂,两边分布着许多坚硬的顽石。当年的人们或许还未曾信从,反倒是顽石这些异类听了生公说法勇猛精进。

为什么百年之后,这里成了清远道士和幽独君这样的仙鬼的驰骋之所。留下的清诗凄清幽深,读者看了会为之悲伤哽咽。

虎丘寺东有佳致轩,可眺望千顷云水,佳致清丽。开心地欣赏一切景物,春意赶走了凄凉寒冷。

我来这里,本来是没有什么事的,太阳很温暖地相伴着我。喜鹊在拂晓翩翩,忧虑的鸢鸟蹲在落日的光辉里。

眼看着渔人和樵夫回来了,新出来的月亮在溪上留下了影子。此行见虎丘景物清佳,自笑不能早退宦海,而将作归田之计。

游鹤林、招隐二首

【题解】

《游鹤林、招隐》是苏轼在润州(今江苏镇江)游历时所作诗,鹤林、招隐都是位于润州的寺庙。

郊原初雨霁①,春物有余妍②。古寺满修竹,深林闻杜鹃。
睡余柳花堕,目眩山樱然③。西窗有病客,危坐看香烟。

【注释】

①霁(jì):雨雪停止,天放晴。

②余妍:指残花。

③然:同"燃",燃烧。

【译文】

原野上刚刚雨过天晴,春天的景物中还有残花余下。古寺中种满了修竹,深林中听到了杜鹃的叫声。

睡醒后看着柳花堕下,山樱似燃烧一般使人双目发眩。有患病的客人正从西窗内,危坐着看缭绕的香烟。

行歌白云岭,坐咏修竹林。风轻花自落,日薄山半阴①。

涧草谁复识,闻香杳难寻。时见城市人②,幽居惜未深③。

【注释】

①薄:接近。

②城市人:这里指俗世之人。

③深:僻静,幽深。

【译文】

在白云岭上边行边纵歌,在竹林中坐着吟咏诗句。风儿吹过花儿轻轻飘落,太阳快要落山已是暮色沉沉。

涧草谁还会识得呢,想要闻香却难以寻找到。不时能看到俗世中的人,看来幽居之所还不够幽深。

苏诗当选此类为主,方以沉、快二种别,穷其才之所至与性之所近耳。谭友夏

【译文】

苏诗应该以选此类诗为主,方以沉、快二种区分,体现了他最高的才华和最真的性情。谭友夏

自金山放船至焦山①

【题解】

　　熙宁四年（1071），苏轼前往杭州任通判时，途经镇江而作此诗。诗中以金山与焦山进行比较，写出了金山的喧闹与焦山的清静，并由此展开，对不愿前往焦山的同游者，进行了隐约的嘲讽，实际上是对名利场俗子的鄙视。苏轼于纪游中多抒发感慨，借诗中的焦山老僧简朴宁静的生活，表达了对山林的向往，表露出想要辞官归隐的意愿。

　　金山楼观何耽耽②，撞钟击鼓闻淮南③。

　　焦山何有有修竹，采薪汲水僧两三。

　　云霾浪打人迹绝④，时有沙户祈春蚕⑤。

　　我来金山更留宿，而此不到心怀惭。

　　同游尽返决独往，赋命穷薄轻江潭⑥。

　　清晨无风浪自涌，中流歌啸倚半酣。

　　老僧下山惊客至，迎笑喜作巴人谈⑦。

　　自言久客忘乡井，只有弥勒为同龛⑧。

　　困眠得就纸帐暖⑨，饱食未厌山蔬甘。

　　山林饥饿古亦有，无田不退宁非贪。

　　展禽虽未见三黜⑩，叔夜自知七不堪⑪。

　　行当投劾谢簪组⑫，为我佳处留茅庵。

【注释】

　　①焦山：在长江中，因汉末焦先隐居于此，故名。与金山对峙，并称"金焦"。

②眈眈（dān）：深邃貌。

③淮南：指扬州。唐时淮南采访使治扬州。

④云霾（mái）：阴云。形容翻卷的浪涛。

⑤沙户：沙洲上的人家。

⑥赋命：命运。江潭：江水深处。

⑦巴人：巴蜀之人。

⑧同龛（kān）：意为同室相伴。龛，盛着佛像或神主的小阁。

⑨纸帐：纸做的帐子。用藤皮茧纸缠于木上，以索缠紧，勒作皱纹，不用糊，以线折缝缝之，以稀布为顶，取其透气。

⑩展禽：春秋时鲁大夫，因食邑柳下，谥惠，故称柳下惠。任士师时，三次被免官。此诗人借以自况仕途不得志。黜（chù）：废免。

⑪叔夜自知七不堪：典出嵇康《与山巨源绝交书》。山涛推荐嵇康做选曹郎，他在给山涛的绝交书里列陈不能出仕的原因有"必不堪者七，甚不可者二"。

⑫投劾：指自劾。劾，检举过失，古代官员检举某官过失，向上司或朝廷打报告，称"劾状"。谢：辞谢。簪组：冠簪和冠带。借指官职。

【译文】

金山的寺院楼阁多么壮伟深邃，撞钟击鼓的洪亮声音一直传到淮南。

焦山到底有什么？只有茂密长竹，打柴汲水的僧侣不过二三。

翻卷的波涛汹涌人迹罕到，时有沙田农户前去祈求春蚕。

我来金山还在此地留宿，不去焦山让我心中自惭。

同游的人都已返回，我决定独自前往，天生命穷运薄不惧怕险恶的江潭。

清晨无风波浪兀自腾涌，舟行中流我高歌长啸饮酒至半酣。

老僧下山惊异我这远客来到，笑着迎接知是同乡，欣喜地亲切交谈。

老僧说久客异地已忘怀故里，终年只是跟弥勒佛相随相伴。

因眠时纸帐中十分温暖，饱食从来没嫌弃山中菜蔬味道不甘。

居住在山林从古以来就会有饥饿，无田就不退归难道不是太贪了吗？我虽然没像展禽那样三次被罢，却如嵇康般自知出仕有七种不堪。我就要自劾辞去官职，请为我在山水佳处留一处茅屋。

吴人谓水中可田者为沙。焦山长老，中江人也。先生自注。

【译文】

吴人称水中可种田者为沙田。焦山长老是中江人。先生自注。

垂虹亭

【题解】

此文又名《记游松江》或《书游垂虹亭》，作于元丰四年（1081），苏轼时在黄州，是回忆多年前与友朋在松江游历欢聚之事。文章叙事简而明，时间、地点、人物及其活动写得明明白白。写景清丽而奇。写当年夜饮垂虹亭，苏轼仅以"夜半月出，置酒垂虹亭上"一笔带过；写如今松江桥亭荡尽无遗，苏轼仅以"海风驾潮，平地丈余"，将海潮的雄奇生动再现出来。小景清丽，流溢出欢乐的情感；大景雄奇，宣泄出无限感伤的情感，大小相形，抒发了人世沧桑的无限感慨。其中感情的因素是复杂的，有对昔日欢聚情景的向往，有对友亡物丧的感伤，有被谪黄州孤闷情怀的曲折传达，有对人生如梦的体验，从而具有较为复杂的意蕴。

吾昔自杭移高密[①]，与杨元素同舟[②]，而陈令举、张子野皆从吾过李公择于湖[③]，遂与刘孝叔俱至松江[④]。夜半月出，置酒垂虹亭上。子野年八十五，以歌词闻于天下，作《定风波》令[⑤]，其略云："见说贤人聚吴分[⑥]，试问，也应傍有老人星⑦。"坐客欢甚,有醉倒者,此乐未尝忘也。今七年尔,子野、孝叔、令举皆为异物⑧,而松江桥亭,今岁七月九日,海风驾潮,平地丈余,荡尽无复孑遗矣⑨。追思曩时⑩,真一梦也。元丰四年十月二十日,黄州临皋书。

【注释】

①高密:今属山东。

②杨元素:杨绘,字元素。进士。王安石当政时期,因不支持新法被贬官。《宋史》有传。

③陈令举:即陈舜俞,字令举。进士。张子野:即张先,字子野。进士。

④刘孝叔:刘述,字孝叔。熙宁初任侍御史弹奏王安石,出知江州,不久提举崇禧观。松江:今属上海。

⑤《定风波》:词牌名。又名"卷春空""定风波令""醉琼枝""定风流"等。以五代欧阳炯所作为正格。

⑥吴分:松江在吴之分野。

⑦老人星:全称南极老人星,又叫寿星。这里指张子野。

⑧异物:指物是人非。

⑨孑遗:大变故后的遗留。

⑩曩(nǎng)时:当年。指七年前。

【译文】

我过去从杭州到高密去任职,和杨元素同船,而陈令举、张子野都跟我一起去湖州拜访李公择,于是和刘孝叔一起到了松江。夜色过半,月亮出来了,我们在垂虹亭里摆酒共饮。子野这年已经八十五岁,因为词写得好而闻名天下,他写了一首《定风波》,大略是:"见说贤人聚吴分,试问,也应傍有老人星。"当时席上的客人都十分高兴,还有喝多了醉倒的,那时的欢乐我至今难以忘怀。现在已经过去七年了,张子野、刘孝叔、陈令举都已经去世了，而松江桥上的那座亭子，今年七月九日海风吹起了大江潮，潮水有一丈多高，亭子被水冲毁，没有留下一点痕迹。我回想起这些往事，真的好像是一场梦。元丰四年十月二十日，我在黄州临皋亭中写下这些。

先生与张子野五人会于吴兴时，子野作《六客词》。后十五年，先生再过吴兴，作《后六客词》。时张仲谋与曹子方、刘景文、苏伯固、张秉道为坐。《客词》末云："宾主谈锋谁得似，看取，曹刘今对两苏张。"

【译文】

先生和张子野五人在吴兴相会，子野写了《六客词》。十五年后，先生再过吴兴，写了《后六客词》。当时张仲谋与曹子方、刘景文、苏伯固、张秉道都在座。《客词》结尾云："宾主谈锋谁得似，看取，曹刘今对两苏张"。

和蔡景繁海州石室①

【题解】

蔡景繁，名承禧，字景繁。嘉祐年与苏轼同登进士第。苏轼在黄州时，蔡景繁为淮南转运副使，置司楚州，二人书信往来频繁，亦时常相互唱和。蔡曾前往海州石室出游赋诗，苏轼便写了这首唱和之作。

芙蓉仙人旧游处②，苍藤翠壁初无路。
戏将桃核裹黄泥③，石间散掷如风雨。
坐令空山出锦绣，倚天照海花无数。

花间石室可容车,流苏宝盖窥灵宇④。

何年霹雳起神物,玉棺飞出王乔墓⑤。

当时醉卧动千日⑥,至今石缝余糟醑⑦。

仙人一去五十年,花老室空谁作主。

手植数松今偃盖⑧,苍髯白甲低琼户。

我来取酒酹先生,后车仍载胡琴女。

一声冰铁散岩谷⑨,海为澜翻松为舞。

尔来心赏复何人,持节中郎醉无伍⑩。

独临断岸抚日出,红波碧巇相吞吐⑪。

径寻我语觅余声,拄杖彭铿叩铜鼓⑫。

长篇小字远相寄,一唱三叹神悽楚。

江风海雨入牙颊,似听石室胡琴语。

我今老病不出门,海山岩洞知何许。

门外桃花自开落,床头酒瓮生尘土。

前年开阁放柳枝⑬,今年洗心参佛祖⑭。

梦中旧事时一笑,坐觉俯仰成今古。

愿君不用刻此诗,东海桑田真旦暮⑮。

【注释】

①海州:地名。县治在今江苏东海南。

②芙蓉仙人:即石延年,字曼卿,一字安仁。累举进士不中,后曾任海州通判,官至秘阁校理、太子中允。石曼卿工诗,善书法,有《石曼卿诗集》传世。据《欧公诗话》记载,石曼卿自云死后为鬼仙,掌管芙蓉城。故此苏轼称其为"芙蓉仙人"。

③戏将桃核裹黄泥:指石曼卿扔桃核事。《孙公谈圃》记载:"石曼卿

谪海州日,使人拾桃核数斛,人不到处,以弹弓种之。不数年,桃花遍山谷。"

④灵宇:对死者生前居处的美称。

⑤玉棺飞出王乔墓:形容石室犹如仙人王乔的玉棺。玉棺系传说中玉制的棺,代指升仙。《后汉书·方术传》:"后天下玉棺于堂前,吏人推排,终不摇动。乔曰:'天帝独召我耶?'乃沐浴服饰寝其中,盖便立覆。"

⑥当时醉卧动千日:用刘玄石千日醉典故来喻石曼卿善饮。张华《博物志》记载:"昔刘玄石于中山酒家沽酒,酒家与千日酒,忘言其节度。归至家当醉,而家人不知,以为死也,权葬之。酒家计千日满,乃忆玄石前来沽酒,醉向醒耳。往视之,云:'玄石亡来三年,已葬。'于是开棺,醉始醒。"

⑦糟醑(xǔ):美酒。

⑧偃盖:形容松树枝叶横垂,形如伞盖。

⑨冰铁:谓乐声。白居易《五弦弹歌》:"铁击珊瑚一两曲,冰泻玉盘千万声。铁声杀,冰声寒,杀声入耳肤血惨,寒气中人肌骨酸。"

⑩持节中郎:指蔡景繁。持节,古之出使者,持符节以为信。中郎系官名,时蔡景繁以淮南转运副使来海州,故以"持节中郎"称之。

⑪巘(yǎn):山。

⑫彭铿:象声词。

⑬柳枝:指琴女。白居易《不能忘情吟》序:"乐天既老,又病风,乃录家事,会经费,去长物。妓有樊素者,年二十余,绰绰有歌舞态。善唱《杨枝》,人多以曲名名之。由是名闻洛下,籍在经费中,将放之。"

⑭洗心:洗掉尘心。

⑮东海桑田:谓大海变桑田桑田成大海。喻世事变化巨大。

【译文】

芙蓉仙人曾经来过这里，本来藤蔓挂壁根本没有路。

他将桃核裹上黄泥，如同风雨一样随意地扔在乱石之中。

使得本来空荡荡的荒山如同锦绣一样，背倚青天面朝大海，山上开满了无数的花。

花丛中有一间可容纳车辆的石室，芙蓉仙人的居处装饰着流苏宝盖。

究竟是哪一年霹雳声中出现的神物，玉棺从仙人王乔的墓中飞出。

石曼卿如醉卧千日的刘玄石一样好酒，至今石缝中还有残余的美酒。

芙蓉仙人去世已经五十年了，桃花凋谢石室空空谁在居住？

手植的松树已经郁郁葱葱如圆盖，苍髯白甲的老人鄙弃华美的居室。

我来取酒祭奠这位老先生，车的后面载着胡琴歌女。

乐声一响便如冰铁一般，山谷回应，余音不绝，大海起了波澜松树也为之起舞。

你心里叹赏的还有谁呢？持节中郎醉酒之后却没有人陪伴。

一个人在悬崖边抚日出，看着朝阳之下的青山和波涛起伏。

径直寻找我的话语，寻觅我的余音，挂着拐杖铿铿地叩响了铜鼓。

写了长篇小字寄给我，一唱三叹神情凄楚。

吟诵着诗文，仿佛有江风海雨扑我脸颊，入我口中，又似乎听到了石室中胡琴的奏鸣。

我现在衰老多病不出门了，海山岩洞也不知到底怎样了。

门外的桃花自开自落，床头的酒瓮都生了尘土。

前年开阁打发走了琴女，今年洗掉尘心皈依佛祖。

梦中见到旧事不时发笑，静坐中感觉俯仰之间便是今与古。

希望您不用镌刻这首诗，沧海桑田真的不过是旦暮之间。

石曼卿卒，为仙人，主芙蓉城。尝通判海州，以山岭高峻，人路不通，了无花卉点缀映照，使人以泥裹桃核为弹，抛掷于山岭之上,一二岁间,花发满山,烂如锦绣。此一时事也。

【译文】

石曼卿死了以后变成仙人,主掌芙蓉城。他曾经担任海州通判,因为山岭高峻,道路不通,一点也没有花卉点缀映照,于是派人用泥裹着桃核做成弹丸,抛掷在山岭上。一两年之后,满山开满了桃花,灿烂如同锦绣。这是一时的事。

登常山绝顶广丽亭①

【题解】

此诗系苏轼于熙宁九年(1076)作于密州。苏轼在密州登常山广丽亭之时,看着眼前壮丽无匹的景色,不由生发出了人生苦短的感慨。

西望穆陵关②,东望琅邪台③。南望九仙山④,北望空飞埃。
相将叫虞舜⑤,遂欲归蓬莱。嗟我二三子,狂饮亦荒哉。
红裙欲先去,长笛有余哀。清歌入云霄,妙舞纤腰回。
自从有此山,白石封苍苔。何尝有此乐,将去复徘徊。
人生如朝露,白发日夜催。弃置当何言,万劫终飞灰⑥。

【注释】

①常山:山名。位于山东诸城南。

②穆陵关:位于山东沂水县境内。为古齐国所建长城重要关隘。

③琅邪台:在山东诸城东南。相传秦始皇东巡,在此筑层台刻石纪功。

④九仙山:山名。在诸城县南,传说山上有仙人往来。

⑤虞舜:传说中的上古帝王。

⑥万劫：极言时间之长久。劫，佛家语。一劫包括事物由生到灭的
　过程。

【译文】

在广丽亭上向西眺望穆陵关，向东眺望琅邪台。向南眺望九仙山，
向北眺望空中飘浮着尘埃。

相伴的是虞舜，想要回到蓬莱山仙境。感叹我们几个人，畅饮也太
不合情理。

美女想要先离席而去，长笛发出不尽的哀怨之声。清亮的歌声传到
高空，细腰美女舞出曼妙的舞姿。

自从有了这座山，洁白的石头上覆盖着青色的苔藓。哪里有过这种
快乐，就要离开而又犹疑不决。

人生就像早晨的露珠，而白发却一天天催生。快把这些抛弃吧，万
劫的时光也终究会化成飞灰。

置之太白集中，谓是子瞻诗，人必不信。

【译文】

将这首诗放入李太白的诗集中，说是子瞻的诗，别人一定不相信。

游桓山记

【题解】

桓山在今江苏铜山县东北。元丰二年（1079）正月，苏东坡与儿子
苏迈等人，游泗水畔桓山上的桓魋墓。桓魋是春秋时宋国的大夫，曾起
意加害孔子，孔子在逃避途中倚树作歌："天生德于予，桓魋其如予何？"
在桓魋墓前，苏轼不但请道士鼓琴，而且围绕着此举是否"非礼"引申开
去，借着"答客难"，发表了自己关于生死的见解，表现出了他开放、达观

的人生态度。

元丰二年,正月己亥晦,春服既成^①,从二三子游于泗之上^②。登桓山,入石室,使道士戴日祥鼓雷氏之琴^③,操《履霜》之遗音^④,曰:"噫嘻!悲夫,此宋司马桓魋之墓也^⑤。"

【注释】

①春服既成:《论语·先进》:"莫春者,春服既成,冠者五六人,童子六七人,浴乎沂,风乎舞雩,咏而归。"此借用其语意。

②泗:水名。因其四源合为一水,故名。宋熙宁中黄河改道,在徐州合泗水流入淮河。

③雷氏之琴:唐蜀中雷威工于制琴,世称其所制琴为雷琴。其琴为宋人所贵重。

④《履霜》:指《履霜操》。相传为西周大夫尹吉甫长子伯奇所作。伯奇因后母谗言,无罪被逐出家门,伯奇自伤,清晨踩着寒霜,悲叹自己无罪而被逐,作此曲。

⑤桓魋(tuí):春秋宋国大夫。一称向魋。官至司马。

【译文】

元丰二年正月己亥晦日,我换上了春天的服装,与几个朋友到泗水边游玩。登上桓山,进入石室,让道士戴日祥弹琴,演奏古曲《覆霜》,我说:"可悲啊!这是春秋宋国司马桓魋的墓地。"

或曰:"鼓琴于墓,礼与?"曰:"礼也。季武子之丧,曾点倚其门而歌^①。仲尼,日月也,而魋以为可得而害也。且死为石椁,三年不成^②,古之愚人也。余将吊其藏^③,而其骨毛爪齿,既已化为飞尘、荡为冷风矣,而况于椁乎?况于从死之臣妾、饭含之贝玉乎[④]？使魋而无知也，余虽鼓琴而歌可也；使魋而有知也，闻余鼓琴而歌，知哀乐之不可常，物化之无日也，其愚岂不少瘳乎[⑤]？"二三子喟然而叹，乃歌曰："桓山之上，维石嵯峨兮[⑥]。司马之恶，与石不磨兮。桓山之下，维水弥弥兮[⑦]。司马之藏，与水皆逝兮。"歌阕而去。

【注释】

①季武子之丧，曾点倚其门而歌：《礼记·檀弓下》："季武子寝疾……及其丧也，曾点倚其门而歌。"季武子，即季孙宿，春秋鲁国大夫，谥武。曾点，字晢。曾参之父，孔子弟子。

②死为石椁，三年不成：《礼记·檀弓上》："昔者夫子居于宋，见桓司马自为石椁，三年而不成。夫子曰：'若是其靡也！死不如速朽之愈也。'死之欲速朽，为桓司马言之也。"石椁，石制的外棺，古人将遗体放进木质棺材里，再将棺材放到石质棺椁中，主要是避免木材日久腐烂，也是一种身份的象征。

③藏：储藏东西之处。此指坟墓。

④从死之臣妾：殉葬的臣妾。饭含之贝玉：古丧礼以珠玉贝米纳于死者口中，称饭含。《周礼·春官宗伯·典瑞》："大丧，共饭玉，含玉，赠玉。"

⑤瘳（chōu）：病愈。

⑥嵯峨：形容山势高峻，也指坎坷不平。

⑦弥弥（mí）：水满之状。

【译文】

有人说："在墓地弹琴，合于礼吗？"我说："合于礼。在季武子的丧礼上，曾点倚着他家的门唱歌。孔子的仁德，如同天上的日月，而桓魋认为可以加害于他。桓魋制作石棺，三年也没有做成，这是古人的愚蠢。

我想凭吊他的墓地，然而他的骨骸毛发指甲牙齿，都已经化作了飞尘，变成了阴冷的风，何况是棺椁呢？何况是陪葬的仆妾和他嘴里含着的珠玉呢？假如桓魋在阴间没有感知，那我们弹琴歌唱也没什么不可以的；假如桓魋在阴间有所感知，听到我们弹琴唱歌就知道悲哀和欢乐都不能长久，万物都有生长消亡，他的愚蠢或许还可以减少些吧？"宾客们长长地叹息，于是唱道："桓山之上，只有岩石嵯峨。司马之恶，和石头一样不可磨灭。桓山之下只有河水流淌。司马的坟墓，随着水消逝远去。"唱完就离去了。

　　从游者八人：毕仲孙、舒焕、寇昌朝、王适、王遹、王肆、轼之子迈、焕之子彦举①。

【注释】

①毕仲孙：字景儒。时为徐州推官。舒焕：字尧文。时为徐州教授。寇昌朝：字元弼。曾任许州司户参军，嗜酒与诗，乡居时郡守苏轼与之游。王适：字子立。苏辙之婿。王遹：字子敏。子立之弟，其时皆在徐州从学于苏轼。王肆：生平不详。

【译文】

　　一同游玩的有八个人：毕仲孙、舒焕、寇昌朝、王适、王遹、王肆、我的儿子苏迈、舒焕的儿子舒彦举。

　　其藏与水逝，独恶不磨，人尚不悟耶。陆君启

【译文】

　　他的坟墓已随着水消逝，只有恶名还没有磨灭，人们还不明白吗。

陆君启

猎会诗序

【题解】

本文作于元丰二年（1079）正月，苏轼当时在徐州任上。本篇所描写的主要是马上驰骋猎会之乐，充满了昂扬的斗志，特别是借着曹子桓之口，抒发了猎场驰骋的无边乐趣，充满了尚武的精神。

雷胜，陇西人。以勇敢应募得官，为京东第二将[1]。武力绝人，骑射敏妙[2]。按阅于徐[3]，徐人欲观其能，为小猎城西。又有殿直郑亮、借职缪进者[4]，皆骑而从，弓矢刀槊，无不精习；而驻泊黄宗闵[5]，举止如诸生，戎装轻骑，出驰绝众。客皆惊笑乐甚。是日小雨甫晴，土润风和，观者数千人。曹子桓云[6]："建安十年[7]，始定冀州，濊貊贡良弓[8]，燕代献名马。时岁之春，勾芒司节[9]，和风扇物，弓燥手柔，草茂兽肥，与兄子丹猎于邺西[10]，手获獐鹿九，狐兔三十。"驰骋之乐，边人武吏，日以为常。如曹氏父子，横槊赋诗以传于世，乃可喜耳。众客既各自写其诗，因书其末，以为异日一笑。

【注释】

①京东：北宋初置京东路，治今河南商丘。徐州1078年划入京东西路。

②敏妙：敏捷、神奇。

③按阅：巡视。

④殿直：侍值殿廷之禁军官。借职：非实任之假授官职。

⑤驻泊：屯驻州县地方之军。《宋史·兵志十》："至于诸州禁、厢军

亦皆戍更，隶州者曰驻泊。"

⑥曹子桓：魏文帝曹丕，字子桓。以下引文皆见其著《典论·自叙》。

⑦建安十年：即公元205年。

⑧濊貊（wèi mò）：东汉时据辽东之少数民族。

⑨勾芒：古代传说中主管树木的神。

⑩子丹：曹真，字子丹。曹丕兄长。

【译文】

　　雷胜是陇西人。他凭仗着自己的勇气和胆量应召入伍，获得官职，是京东第二将。他武艺气力超过众人，骑马射箭机敏神妙。他到徐州视察工作，徐州人想欣赏一下他的技能，替他在城西安排了一场小规模的围猎活动。还有殿直郑亮和借职缪进，都骑马跟随，弓箭刀槊，无不精熟；而驻泊黄宗闵，姿态风度像个读书人，可穿起戎装骑着快马，出猎奔驰超绝众人。客人们都震惊而笑，非常快乐。这天，小雨刚刚转晴，土地湿润，微风和畅，观看的有好几千人。曹子桓说："建安十年，方才平定冀州，濊貊进贡了良弓，燕代献来了名马。那时正是春天，勾芒管理这个季节，暖风微微吹拂，长弓干燥，手前灵活，野草茂盛，野兽肥硕，和兄长子丹在邺西狩猎，亲手猎得九只獐鹿、三十只狐兔。"可见享受田猎这种快乐，对守边的武官们说来是常事。如能像曹氏父子，横握长槊作诗而流传后世，那才是件欢喜的事。众位客人都各自书写了自己的诗作，我在诗集后边写了以上文字，以博他日一笑。

　　借曹子桓语，代己叙意，不复自措一语，遂觉趣足。此法惟东坡得之。王圣俞

【译文】

　　借着曹子桓的话，代自己抒发志意，不需要再说一句话，就觉得趣味很足了。这种方法只有东坡得到。王圣俞

百步洪二首 并叙

【题解】

百步洪,又名徐州洪,位于徐州东南,为泗水流经徐州城外之一段,有激流险滩,凡百余步,所以叫百步洪,最为壮观。宋神宗元丰元年(1078)秋,苏轼在徐州知州任上,与诗僧参寥一同放舟游于此,写下了这两首杰作。诗作的一大特色是大量贴切比喻的运用。苏轼为了突出水势的湍急,四句中便连用了七个比喻,可谓笔墨酣畅,蔚为壮观。另一特色则是情理交融。苏轼善于融理入诗,在诗中由眼前的景色延伸开去,感叹人生之有限和宇宙之无穷,境界宏大而飘逸超脱,融佛老思想于其中,极具艺术性和感染力。

王定国访余于彭城①,一日,棹小舟与颜长道携盼、英、卿三子②,游泗水,北上圣女山③,南下百步洪,吹笛饮酒,乘月而归。余时以事不得往,夜着羽衣④,伫立于黄楼上,相视而笑。以为李太白死,世间无此乐三百余年矣。定国既去逾月,余复与钱塘参寥师⑤,放舟洪下,追怀曩游,已为陈迹,喟然而叹。故作二诗,一以遗参寥,一以寄定国,且示颜长道、舒尧文邀同赋云⑥。

【注释】

①王定国:即王巩。于元丰元年九月初来徐州,留十余日而去。彭城:今江苏徐州。

②颜长道:即颜复,字长道。仁宗嘉祐中赐进士。历校书郎、国子直讲。哲宗元祐初为太常博士。三子:三人皆当地歌妓。

③圣女山:山名。在徐州城东北。

④羽衣：这里指轻盈的衣衫。

⑤参寥：即僧人道潜。

⑥舒尧文：即舒焕，字尧文。时任徐州教授。

【译文】

王定国来徐州看我，一天，划着小船，与颜长道携带着盼、英、卿三个歌妓，游玩泗水，北上圣女山，南下百步洪，吹着笛子饮着酒，直到月出才回来。我当时因有事不能前往，晚上穿着轻薄的衣衫，伫立在黄楼上，相视而笑。觉得李太白死后，世间没有这种乐趣已经三百多年了。定国离开一个多月，我又和钱塘参寥师在百步洪下乘船而行，追怀过去的游览，都已经是陈迹了，不禁喟然叹息。所以写了两首诗，一首送给参寥，一首寄给王定国，并且给颜长道、舒尧文看，邀请他们一起赋诗。

其一

长洪斗落生跳波①，轻舟南下如投梭②。

水师绝叫凫雁起③，乱石一线争磋磨。

有如兔走鹰隼落④，骏马下注千丈坡。

断弦离柱箭脱手，飞电过隙珠翻荷。

四山眩转风掠耳⑤，但见流沫生千涡。

险中得乐虽一快，何异水伯夸秋河⑥。

我生乘化日夜逝⑦，坐觉一念逾新罗⑧。

纷纷争夺醉梦里，岂信荆棘埋铜驼⑨。

觉来俯仰失千劫⑩，回视此水殊委蛇⑪。

君看岸边苍石上，古来篙眼如蜂窠⑫。

但令此心无所住，造物虽驶如余何⑬。

回船上马各归去，多言哓哓师所呵⑭。

【注释】

①斗落：即陡落。

②投梭：形容舟行之快，如织布之梭，一闪而过。

③凫雁：野鸭子。

④隼：一种猛禽。

⑤四山：四周的山。

⑥水伯：水神。这里指河伯。秋河：秋天的洪水。典出《庄子·秋水》："秋水时至，百川灌河。泾流之大，两涘渚崖之间，不辨牛马。于是焉河伯欣然自喜，以天下之美为尽在己。顺流而东行，至于北海，东面而视，不见水端……吾长见笑于大方之家。"

⑦乘化：顺应自然。

⑧一念逾新罗：典出《景德传灯录》："湖南浏阳道吾山从盛禅师。师初住高安龙回，有僧问：'如何是觌面事？'师曰：'新罗国去也。'"新罗，朝鲜古国名。

⑨荆棘埋铜驼：典出《晋书·索靖传》："（靖）知天下将乱，指洛阳宫门铜驼，叹曰：'会见汝在荆棘中耳。'"

⑩千劫：形容时间非常长。

⑪委蛇（yí）：形容道路、山、河等弯弯曲曲、绵延不绝的样子。

⑫篙眼：指船篙在山壁上留下的痕迹。

⑬駃（kuài）：同"快"。

⑭哓哓（xiāo）：说个不停。呵：责怪。

【译文】

长洪陡然直落，水波跳跃，轻舟南下，急速飞奔如同穿梭。

两岸乱石峭立，水道狭如一线，吓得船夫失声大叫，凫雁惊起。

湍流中的轻舟，像兔子逃跑，像高飞的鹰隼急落，又像骏马从千丈高坡向下俯冲。

像断了的琴弦弹离琴柱，像手中的箭一射而去，像闪电从隙缝一闪而逝,像露珠从荷叶上滑下。

　　船上的乘客感到周围的山在旋转不息,凉风从耳边一掠而过,流沫激起了无数旋涡。

　　在惊险中得到的乐趣虽然畅快,但无异于河神夸说秋河。

　　时光在流逝,人生只能顺应自然变化,一念之间,已去了千里之外的新罗国。

　　人们都在醉梦中争权夺利,哪知道现实中的世事沧桑。

　　醒来才觉霎时间便过去了千劫的岁月,回看这流水依然迂回奔逝。

　　你且看看岸边苍石上,古来划船留下的篙眼像蜂窠一样。

　　只要此心不为外物所迷惑,大自然的快速变化于我又如何?

　　回船上马各自归去吧,再要啰唆多嘴,可要惹得参寥师责备了。

其二

佳人未肯回秋波①,幼舆欲语防飞梭②。
轻舟弄水买一笑,醉中荡桨肩相磨。
不学长安闾里侠③,貂裘夜走燕脂坡④。
独将诗句拟鲍谢⑤,涉江共采秋江荷。
不知诗中道何语,但觉两颊生微涡⑥。
我时羽服黄楼上,坐见织女初斜河⑦。
归来笛声满山谷,明月正照金叵罗⑧。
奈何舍我入尘土,扰扰毛群欺卧驼。
不念空斋老病叟⑨,退食谁与同委蛇。
时来洪上看遗迹,忍见屐齿青苔窠。
诗成不觉双泪下,悲吟相对惟羊何⑩。
欲遣佳人寄锦字⑪,夜寒手冷无人呵。

【注释】

①秋波：秋天的水波。用以形容女性眼神清澈明亮。

②幼舆欲语防飞梭：晋谢鲲字幼舆，他调戏邻家高氏女，高氏女投梭折其两齿。这里系和王巩、颜复开玩笑，因为他们挟妓同游。

③闾里：里巷，平民聚居处。

④燕脂坡：李濂《汴京遗迹志》：臙脂坡，在开封府城西北，朝暮斜晖照之，如臙脂，俗呼为红沙冈。

⑤鲍谢：南朝诗人鲍照和谢朓的并称。

⑥微涡：为浅小的酒窝。

⑦织女：星名。即织女星。河：银河。

⑧金叵（pǒ）罗：金制酒器。

⑨老病叟：苏轼自称。

⑩羊何：指一起游乐的文友。南朝谢灵运与族弟惠连及友人荀雍、羊璿之、何长瑜等共游山水，作文酒之会，当时人称"四友"。

⑪锦字：本指锦字书，这里指诗作。崔鸿《前秦录》曰："秦州刺史窦滔妻，彭城令苏道之女，有才学。织锦制回文诗，以赎夫罪。"

【译文】

佳人不肯回送秋波，你们要像谢幼舆那样搭讪可要提防飞梭。

小舟中戏水寻求乐趣，喝醉了划船肩挨着肩。

不像长安闾里的侠客，披着貂裘晚上就去了燕脂坡。

独独仿照鲍照和谢朓赋诗吟唱，在江上一起采摘秋天的荷花。

不知道诗中写的是什么，只看到佳人笑容满面，露出了浅浅的酒窝。

我穿着羽服在黄楼之上，坐看织女星刚刚斜向银河。

归来的笛声满山谷回响，天空的明月照在金制酒器之上。

为什么把我舍弃在这凡尘中，而受这俗世之人的侵扰。

不挂念空斋里的衰老病叟，退休后谁和我相伴呢？

经常来到百步洪上看遗迹，青苔上留下了许多屐齿的痕迹。

写完诗不觉流下眼泪，悲吟只有羊璿之、何长瑜一样的文友相陪。想要派佳人寄去这些诗句，只是孤独一人，夜寒手冷无人呵暖。

诗中长于譬喻，此法遂为徐袁滥觞，然皆一喻累数句，此又于四句中连用七喻。

【译文】

诗中擅长譬喻，此法遂为徐袁继承，但都是一个比喻连续对应数句，这里在四句中连用了七个比喻。

灵壁张氏园亭记①

【题解】

《灵壁张氏园亭记》是苏轼于元丰二年（1079）所作的一篇散文。文章既写了张氏园亭美丽的景致，又赞扬了张氏先君筑园的深远用心和人生哲学，文末描写作者自己的归隐心志，反映了其对于仕途奔波的厌倦之情。

道京师而东②，水浮浊流③，陆走黄尘④，陂田苍莽⑤，行者倦厌。凡八百里，始得灵壁张氏之园于汴之阳⑥。其外修竹森然以高，乔木翁然以深⑦。其中因汴之余浸⑧，以为陂池；取山之怪石，以为岩阜⑨。蒲苇莲芡⑩，有江湖之思；椅桐桧柏⑪，有山林之气；奇花美草，有京洛之态⑫；华堂厦屋，有吴蜀之巧。其深可以隐，其富可以养。果蔬可以饱邻里，鱼鳖笋茹可以馈四方之宾客。余自彭城移守吴兴，由宋登舟⑬，三宿而至其下。肩舆叩门⑭，见张氏之子硕，硕求余文以记之。

【注释】

①灵壁：今属安徽。

②道：取道。

③水浮：指行船。

④黄尘：黄色尘土。

⑤陂田：山田。

⑥汴：指汴水。

⑦蓊（wěng）然：茂盛的样子。

⑧余浸：支流。

⑨岩阜（fù）：这里指假山。

⑩蒲苇莲芡：皆为水生植物。蒲，指香蒲。苇，芦苇。莲，水莲。芡，又叫鸡头，常浮于水面。

⑪椅：木名。即山桐子。

⑫京洛：泛指国都。

⑬宋：在今河南商丘。为宋朝南京。

⑭肩舆（yú）：轿子。

【译文】

取道京师向东行，船行在浑浊的河道里，陆路上则满是黄尘，山田苍莽，使行路的人感到疲倦不堪。走了八百里，才来到位于汴水北面的灵壁张氏园。园外是茂密的长竹，粗大茂盛的乔木。园中借汴水的支流，建成池塘，又凿取山上的怪石，堆成假山。园中的蒲苇莲芡，有江湖之思；椅桐桧柏，有山林之气；奇花异草，有都城之态；高堂大厦，有吴蜀之巧。园中深广可以隐居，出产丰饶可以养家。瓜果蔬菜可以让邻里饱食，鱼鳖笋茹可以馈赠四方宾客。我从徐州改知湖州，由商丘乘船，三天后来到张氏园亭。我坐着小轿前来拜访，见到了张氏的儿子张硕，张硕请我写一篇文章作为纪念。

维张氏世有显人①，自其伯父殿中君，与其先人通判府君②，始家灵壁，而为此园，作兰皋之亭以养其亲。其后出仕于朝，名闻一时。推其余力，日增治之，于今五十余年矣。其木皆十围③，岸谷隐然。凡园之百物，无一不可人意者，信其用力之多且久也。

【注释】

①显人：显贵有地位的人。

②府君：汉代对郡相、太守的尊称。后仍沿用。

③围：量词，两臂合拢的长度。

【译文】

张家世世代代都有显贵之人，从他伯父殿中君和他亡父通判府君那一代，开始在灵壁定居，建造了这个园子，修建了兰皋亭侍养双亲。后来他们到朝中做官，名闻一时。又用闲暇时间，不断地增修扩建，到现在五十多年了。园子里的树木都已有十围了，高深幽静。园中的各种景物，没有一样不让人满意，我相信他们一定是花了许多力气和时间。

古之君子，不必仕，不必不仕。必仕则忘其身，必不仕则忘其君。譬之饮食，适于饥饱而已。然仕罕能蹈其义、赴其节①。处者安于故而难出，出者狃于利而忘返②。于是有违亲绝俗之讥③，怀禄苟安之弊④。今张氏之先君，所以为其子孙之计虑者远且周，是故筑室艺园于汴、泗之间，舟车冠盖之冲⑤。凡朝夕之奉⑥，燕游之乐⑦，不求而足。使其子孙开门而出仕，则跬步市朝之上⑧；闭门而归隐，则俯仰山林之下。于以养生治性，行义求志，无适而不可。故其子孙仕者皆有循吏良能之称,处者皆有节士廉退之行⑨。盖其先君子之泽也。

【注释】

①蹈:遵循。

②狃(niǔ):贪图。

③违亲:不侍奉父母。绝俗:弃绝尘俗。

④怀禄:留恋爵位。

⑤舟车冠盖之冲:水陆交通及官吏往来的要道。冠盖,官吏的服饰和车乘。借指官吏。

⑥朝夕之奉:早晨和晚上的奉养。指日常生活所需。

⑦燕游:宴饮游乐。

⑧跬(kuǐ)步:半步,跨一步,极言路近,方便。《荀子·劝学》:"不积跬步,无以致千里。"

⑨节士:有节操之人。廉退:廉洁谦退。

【译文】

古代的君子,不是一定要做官,也不是一定不做官。一定要做官就容易忘掉自我,一定不做官就容易忘掉国君。就像饮食一样,自己感到适意就可以了。然而士子罕有能做到遵义守节的。隐者安于现状不愿外出做官,外出做官的人贪图利益不愿退出。于是前者会被人讥讽不奉养双亲、弃绝尘俗,后者有了贪图利禄苟且偷安的弊病。如今张氏的先人,为子孙后代考虑得长远而周到,所以在汴水、泗水之间筑室艺园,此地是舟船车马官员来往的要冲。凡生活之需,饮宴游览之乐,不必刻意追求就能满足。让他们的子孙走出家门去做官,朝堂不过几步之遥;闭门归隐,就可以坐卧于山林之内。对于养生治性,推行仁义保持志节,没有不适合的。因此他们的子孙凡出仕的人都获得了循吏能干的名声,凡在家不仕的人都保持了高洁谦退的德行。这都是他们先人的恩泽。

余为彭城二年,乐其土风。将去不忍,而彭城之父老亦莫余厌也①,将买田于泗水之上而老焉。南望灵壁,鸡犬之声相闻;幅巾杖屦②,岁时往来于张氏之园,以与其子孙游,将必有日矣。元丰二年三月二十七日记。

【注释】

①莫余厌:即莫厌余,没有人厌烦我。莫,无,没有。

②幅巾:古代男子用绢一幅束头发,是一种表示儒雅的装束。杖屦(jù):拄杖漫步。

【译文】

我在徐州做了两年知州,很喜欢那里的风俗人情。就要离开了很是不舍,而徐州的父老也并不厌弃我,我打算在泗水之滨买地养老。往南可以望见灵壁,鸡犬之声相闻;头裹幅巾拄杖而行,四季往来于张氏之园,与他们的子孙交往,我相信一定有这一天。元丰二年三月二十七日记。

记园亭而备出处之大节,坡公真立言不朽者也。杨用修

【译文】

记园亭而引申到出处的大节,坡公真是立言不朽之人。杨用修

游惠山①并叙

【题解】

《游惠山》诗作于元丰二年(1079)四月,当时苏轼正在从徐州奔赴湖州途中。苏轼邀请秦观和参寥子一起游览惠山。三人皆有诗名,又登临佳山胜水,自然唱和不断,每个人都仿照前人诗篇,步其韵写了三篇,

一共留下了九首诗流传后世,成为一段佳话。值得一提的是,就在此次酣畅淋漓的惠山之游两个月后,"乌台诗案"便发生了,苏轼的人生轨迹就此发生了巨变,而包括秦观在内的诸多好友也都被牵连其中。

　　余昔为钱塘倅②,往来无锡未尝不至惠山。既去五年,复为湖州,与高邮秦太虚、杭僧参寥同至,览唐处士王武陵、窦群、朱宿所赋诗③,爱其语清简,萧然有出尘之姿,追用其韵,各赋三首。

【注释】

①惠山:山名。位于今江苏无锡西。

②倅(cuì):州郡的副职,即通判。

③唐处士:三人题诗惠山时皆未仕,故称为处士。王武陵,字晦伯。朱宿,字退景。二人均唐德宗时人。后曾为谏官。窦群,字丹列。曾隐居毗陵,以节操闻。后征拜左拾遗等职。

【译文】

　　我过去担任钱塘通判的时候,往来无锡时没有不到惠山的。离开五年后,我又任职湖州,与高邮的秦太虚、杭州的僧人参寥一起来惠山,游览唐代处士王武陵、窦群、朱宿所写的诗,喜爱他们的语句清简,萧然有出尘之姿,所以追用他们的诗韵,各赋三首。

　　梦里五年过①,觉来双鬓苍。还将尘土足,一步濯兰堂②。俯窥松桂影,仰见鸿鹤翔。炯然肝肺间③,已作冰玉光。虚明中有色④,清净自生香。还从世俗去,永与世俗忘。

【注释】

①五年过:距离苏轼上次来惠山已经五年。

②漪兰堂:惠山寺中堂名,在惠山第二泉上。

③炯然:光亮的样子。

④虚明:空明。色:佛家语。指有形、色、相的一切物,即所谓物质。

【译文】

恍然如梦的五年过去了,现在梦醒不觉双鬓已经苍苍。沾着尘土的双足,来到了漪兰堂中。

俯窥松树、桂树的影子,仰头看见天空鸿鹤翱翔。心中一片光明,如冰似玉散发光芒。

空明之中有物存在,清净自然散发馨香。还是从世俗之中离开吧,永远地与世俗相忘。

王武陵韵。

【译文】

王武陵韵。

薄云不遮山,疏雨不湿人。萧萧松径滑,荣荣芒鞋新①。
嘉我二三子,皎然无淄磷②。胜游岂殊昔,清句仍绝尘③。
吊古泣旧史,疾谗歌《小旻》④。哀哉扶风子⑤,难与巢许邻⑥。

【注释】

①荣荣:苏轼诗集通行本作"策策"。策策,状声词。这里形容鞋踩在地上的声音。

②皎然:洁白光明的样子。淄磷:《论语·阳货》:"不曰坚乎,磨而不磷;不曰白乎,涅而不淄。"何晏集解:"孔曰:磷,薄也;涅,可以染

皂。言至坚者,磨之而不薄;至白者,染之于涅而不黑。喻君子虽在浊乱,浊乱不能污。"后亦以"淄磷"喻操守不坚贞。

③绝尘:超脱尘世。

④《小旻》:《诗经》中的诗篇名。《小雅·小旻》序:"小旻,大夫刺幽王也。"后用以表达对谗言的愤慨。

⑤扶风子:指窦群,其为扶风人,故有此称。

⑥巢许:即巢父、许由,均为传说中尧时的隐士。

【译文】

薄薄的云彩遮不住青山,稀疏的落雨不会淋湿行人。落满了松针的小路非常湿滑,新的芒鞋踩在上面发出策策的声音。

赞赏同游的诸君子,内心洁白光明没有磨损。这次胜游哪里和过去不同,清丽的诗句仍然超尘绝世。

凭吊古迹不禁潸然泪下,痛恨谗言吟咏《小旻》。悲哀啊,扶风子,没法与巢父、许由这样的隐士做邻居了。

窦群韵。

【译文】

窦群韵。

敲火发山泉①,烹茶避林樾②。明窗倾紫盏,色味两奇绝。
吾生眠食耳,一饱万想灭。颇笑玉川子③,饥弄三百月④。
岂如山中人,睡起山花发。一瓯谁与共⑤,门外无来辙⑥。

【注释】

①敲火:敲击火石以取火。

②林樾:林木。

③玉川子:卢仝之号。

④三百月:卢仝《走笔谢孟谏议寄新茶》诗云:"开缄宛见谏议面,手阅月团三百片。"月,月团,茶饼名。

⑤瓯:杯。

⑥来辙:指显贵的来客。《汉书·陈平传》:"负随平至其家,家乃负郭穷巷,以席为门。然门外多长者车辙。"此反用此典,谓居于山中,无显贵来访。

【译文】

敲击火石以取火并打来山泉水,烹茶的地方要避开林木之地。在明亮的窗前倒在紫盏中,茶的色、味都堪称奇绝。

我平生所求无非眠与食,只要吃饱其他念头便都熄灭。不禁嘲笑玉川子卢仝,忍着饥饿烹了三百片茶饼。

哪里比得上山中之人,睡觉起来满眼的山花灿烂。有谁一起喝一杯茶呢? 可惜门外没有来客留下的车辙。

朱宿韵。

【译文】

朱宿韵。

秦太虚

辍櫂纵幽讨①,篮舆入青苍。圆顶相邀迓②,旃檀燎深堂③。
层峦淡如洗,杰阁森欲翔④。林芳含雨滋⑤,岫日隔林光⑥。
涓涓续清溜⑦,靡靡传幽香⑧。俯仰佳览眺,悠哉身世忘⑨。

【注释】

①幽讨:寻幽探胜。幽,指草木茂密幽静之处。讨,寻求。

②圆顶:指僧人,当是惠山寺中的僧人。邀迓:邀请,迎请。

③旃檀:檀香。

④杰阁:高阁。森:高耸。

⑤林芳:林中花。

⑥岫(xiù):峰峦。

⑦清溜:清澈的水流。

⑧靡靡:绵延不绝。

⑨悠哉:悠闲自在的样子。

【译文】

将船停下起身前去寻幽探胜,坐着篮舆进入山林。僧人向我邀请,深堂中檀香缭绕。

重叠的山峦淡得如同洗过一样,高高的阁楼高耸像要飞起来。树林中的花被雨水滋润,峰峦阻断了透过树林的阳光。

清澈的水流缓缓流淌,绵延不绝地传来幽香。俯仰之间眺望美丽的景色,悠然地忘记了自己的身世。

使君厌机械①,所与惟散人。顾惭蒹葭陋②,缪倚琼枝新。
上干青碕碕③,下属白磷磷④。洞天不知老,金界无栖尘⑤。
缅彼人间世,乌蟾阅青旻⑥。讵得蹑三隐⑦,山阿相与邻⑧。

【注释】

①使君:对州郡长官的尊称。这里指苏轼。机械:指巧诈、机心。

②蒹葭:荻草与芦苇。比喻卑微鄙陋,常用作谦词。

③碕碕(áo):山多小石貌。

④磷磷:水中石头突立的样子。

⑤金界：佛地，佛寺。

⑥乌蟾：神话传说日中的三足乌和月中的蟾蜍，指代日月。青旻（mín）：青天。

⑦三隐：或指南朝宋周续之、刘遗民、陶渊明，三人号称"浔阳三隐"。一说南朝梁刘缅、阮孝绪、刘歊，三人都不仕，时人也称为"三隐"。

⑧山阿：山岳。

【译文】

使君厌恶巧诈机心，所结交的都是闲散自在之人。只是惭愧蒹葭鄙陋，错误地倚靠着新琼枝。

往上是青翠的小山，下面是白色的石头在水中兀立。在神仙洞天中不知衰老，佛寺之中没有灰尘。

在那远远的人间世，日月在青天上不断运行。怎么才能跟着三个隐士，和山岳一起做邻居呢？

楼观相复重①，邈然闷深樾②。九龙吐清泠③，瀔瀔曾未绝④。
罂缶驰千里⑤，真珠犹不灭。况复从茶仙，兹焉试葵月⑥。
岸巾尘想消⑦，散策佳兴发⑧。何以慰遨嬉⑨，操觚继前辙⑩。

【注释】

①复重：重复。

②闷（bì）：掩蔽，隐藏。深樾（yuè）：浓荫。

③九龙：九龙山，惠山的别称。清泠：指惠山泉。

④瀔瀔（huò）：流水声。

⑤罂缶：大腹小口的瓶。

⑥葵月：葵花茶和月团茶。

⑦岸巾：掀起头巾，露出额头。

⑧散策：拄杖散步。

⑨遨嬉：游玩，戏耍。

⑩操觚（gū）：执简。谓写作。

【译文】

远处的楼观重重叠叠，被浓密的树荫遮蔽。惠山上清凉的泉水流淌，潺潺的水流声不绝于耳。

带着罂缶不远千里前来取泉水，惠山泉的水仍然涌出不断。更何况学习茶仙陆羽，在这里试煎葵花茶和月团茶。

掀起头巾凡尘的杂念顿时消散，扶着手杖散步突然有了兴致。用什么来抚慰游戏之心？拿起笔来步前人之韵续写诗篇。

参寥

山烟弄灭没①，山木含葱苍。刺舟傍遥岸②，理策升虚堂③。
周遭瞩层巘，矫矫如翱翔④。下瞰平田流，澹然浮日光。
青篁解初箨⑤，洗雨闻新香。虽云迫前途，真赏岂易忘。

【注释】

①灭没：湮没，隐没。

②刺舟：乘船。

③理策：扶杖，拄杖。

④矫矫：高耸的样子。

⑤篁（huáng）：竹子。箨（tuò）：竹笋。

【译文】

山中的云烟逐渐湮没，山上的草木郁郁葱葱。撑着船到了远远的岸边，拄着手杖登上高堂。

四周远望都是层峦起伏的群山，高高耸立如同将要飞翔。向下俯瞰平地上的河流，清澈的水面影射着日光。

翠绿的竹子刚刚长出竹笋，雨后散发出新香。虽然说前面的路程还很匆忙，值得欣赏的景物哪里会轻易忘记。

> 松门暗朝雨，寂历无行人^①。好鸟忽穿林，卉木郁以新。
> 阶泉漱石齿，照眼光磷磷。使君美无度，卓荦遗嚣尘^②。
> 风标傲竹柏，谈笑凌穹旻^③。何愧沉冥子^④，卧霞吞结邻。

【注释】

①寂历：寂静，冷清。

②卓荦(luò)：超绝出众。

③穹旻：穹苍，天空。

④沉冥子：指幽居匿迹之人。扬雄《法言·问明》："蜀庄沉冥，蜀庄之才之珍也。不作苟见，不治苟得，久幽而不改其操。"

【译文】

清晨落雨松林昏昏暗暗，路上没有行人一片寂静。美丽的鸟儿忽然穿林飞过，茂盛的花木已经萌发出了新枝。

泉水冲击着齿状的石头，看上去满眼的波光粼粼。使君无比的俊美，超绝出众远离喧嚣的人世。

品格足可以傲视竹柏，谈笑间豪气冲天。与沉冥子相比哪会感到羞愧，和他结为邻居躺着一起吞服霞光。

> 扬帆渡江来，洗眼惊翠樾^①。云姿既容裔^②，鸟哢更清绝。
> 凌梯访前踪，琬琰亦未灭^③。嗟我鱼目光，畴能缀明月。
> 狂墨扫琅玕^④，风烟座中发。殊胜区中人^⑤，茫茫走飞辙。

【注释】

①洗眼:仔细看。翠樾:绿荫。

②容裔:从容娴丽的样子。

③琬琰:指石刻碑文。

④琅玕:比喻优美的文辞。

⑤区中:人间。

【译文】

扬起船帆渡江而来,仔细远眺被绿荫震惊。云彩姿态从容娴丽,鸟鸣声更是无比清脆。

沿着台阶寻访前人的踪迹,石刻的诗文还没有消失。可叹我目光短浅,才情缺缺,无法达到更高的境界。

用狂放的笔迹写出优美的诗句,风烟在座席之中生发出来。远远胜过了尘世中的众生,迷迷茫茫奔波劳碌。

"发山泉","发"字难下。"三百月"奇。刘须溪

【译文】

"发山泉","发"字很难想得出。"三百月"用语奇特。刘须溪

端午遍游诸寺得禅字

【题解】

此诗写于元丰二年(1079)的端午节。作者当时任职湖州,同游者还有秦观,秦观写有《同子瞻端午日游诸寺》。苏轼一生看过大好河山无数,但在他的文章中很难找到雷同的描述,这一方面得益于他的才气,另一方面则是他善于观察,有一双善于发现事物之"可观"的眼睛。飞英寺和飞英塔并非是多么鬼斧神工所在,但苏轼却在平中见奇,借着在

高塔登顶观望大千世界,将太湖、卞山与寺庙连在了一起,"深沉既可喜,旷荡亦所便",既是对自然美景的描绘,又似蕴含着人生哲理,颇有禅意。

肩舆任所适①,遇胜辄留连。焚香引幽步,酌茗开净筵②。
微雨止还作,小窗幽更妍。盆山不见日③,草木自苍然。
忽登最高塔④,眼界穷大千。卞峰照城郭⑤,震泽浮云天⑥。
深沉既可喜,旷荡亦所便。幽寻未云毕,墟落生晚烟。
归来记所适,耿耿清不眠。道人亦未寝⑦,孤灯同夜禅。

【注释】

①肩舆:一种用人力抬扛的代步工具。

②净筵:指素斋。

③盆山:指寺庙四面环山,如坐盆中。

④最高塔:指湖州飞英寺中的飞英塔。

⑤卞峰:指卞山,在湖州西北,接长兴界,为湖州之主山。

⑥震泽:太湖。

⑦道人:指僧人参寥,当时也在湖州。

【译文】

乘坐小轿任意而往,遇到胜景便游览一番。在寺院里焚香探幽,品尝香茗与素斋。

蒙蒙细雨时下时停,清幽小窗更显妍丽。这里四面环山,如坐盆中,难见太阳,草木自生自长,苍然一片。

登上寺内最高的塔,放眼观看大千世界。卞山的影子映照在城郭上,太湖烟波浩渺,浮天无岸。

像卞山这样深厚沉静当然喜欢,也喜欢太湖吞吐云天,无所不容的旷荡气度。寻幽之旅还没有结束,但墟落中已经出现袅袅炊烟。

　　归来后记下今天看到的景色,心中挂怀无法入眠。道人也没有睡意,孤灯古佛,同参夜禅。

　　先生《自记吴兴诗》,指"微雨"两联①,云"自非至吴越,不见此境也"。

【注释】

①"微雨"两联:指"微雨止还作,小窗幽更妍。盆山不见日,草木自苍然"两联。

【译文】

　　先生《自记吴兴诗》,指"微雨"两联,说:"不是亲自到吴越,看不到这样的景致。"

游净居寺 并叙

【题解】

　　元丰三年(1080)初,苏轼赴黄州途中,游览净居寺并写了这首诗。净居寺位于大苏山、小苏山之间,苏轼在诗前小序中详细交代了寺的历史。诗中情景交融,融景物与情感于一体。元代刘须溪评论此诗"凄然感苏氏而作,如对父兄",可谓允当。

　　寺在光山县南四十里①,大苏山之南、小苏山之北。寺僧居仁为余言:齐天保中,僧思惠过此,见父老,问其姓,曰苏氏,又得二山名,叹曰:吾师告我,遇三苏则住。遂留结庵。而父老竟无有,盖山神也。其后僧智颛见思于此山而得法焉②,则世所谓思大和尚、智者大师是也。唐神龙中,道岸禅师始建寺于其地。广明庚子之乱③，寺废于兵火，至乾兴中乃复，而赐名曰梵天云。

【注释】

①光山：地名。今属河南。

②智颛：佛教天台宗四祖，也是实际的创始者。俗姓陈，字德安，世称智者大师、天台大师。陈天嘉元年（560），入光州大苏山，参谒慧思，慧思为示普贤道场。一日，诵法华经药王品，豁然开悟。

③广明庚子之乱：指唐末的黄巢之乱。广明元年（880）是庚子年，黄巢率众攻入长安，建国号齐。黄巢之乱祸延大唐半壁江山，导致唐末国力大衰。

【译文】

净居寺位于光山县南四十里的大苏山的南面、小苏山的北面。寺僧居仁告诉我：齐天保年中，僧人思惠路过这里，遇到父老，询问其姓，说是姓苏，又知道大苏山、小苏山之名，于是叹息说：我的老师告诉我，遇三苏则停留。于是留下来结庵居住。而遇到的父老竟然消失了，大概是山神吧。后来僧人智颛在光山拜见思惠，得到法传，就是世人所说的思大和尚、智者大师。唐代神龙年间，道岸禅师开始在这里建立寺院。广明庚子之乱的时候，寺庙废于兵火之中，至乾兴年间才修复，于是赐名梵天。

十载游名山，自制山中衣。愿言毕婚嫁①，携手老翠微。
不悟俗缘在，失身陷危机。刑名非宿学②，陷阱损积威。
遂恐死生隔，永与云山违。今日复何日，芒鞋自轻飞。
稽首两足尊③，举头双涕挥。灵山会未散④，八部犹光辉⑤。
愿从二圣往⑥，一洗万劫非。徘徊竹溪月，空翠摇烟霏。
钟声自送客，出谷犹依依。回首吾家山，岁晚将焉归。

【注释】

①毕婚嫁：处理完儿女婚事，已无拖累。

②刑名：指刑名之学。

③两足尊：如来佛的尊号。

④灵山：佛教称灵鹫为灵山。

⑤八部：佛教分诸天鬼神及龙为八部，包括：一天、二龙、三夜叉、四乾闼婆、五阿修罗、六迦楼罗、七紧那罗、八摩睺罗伽。因为八部中以天、龙二部居首，故又称天龙八部。

⑥二圣：指惠思、智颛。

【译文】

游历名山已然十载，自己制作山中所需衣物。希望儿女婚嫁之事了结后，能够在翠微山中养老。

没有领悟俗世的因缘，不慎失身于危机之中。刑名之学并非夙日旧学，陷于牢狱损伤了积威。

于是害怕就此死生相隔，永远与白云青山告辞。今日之后又是何日呢？穿着芒鞋脚步轻盈。

向佛祖稽首行礼，抬起头来不禁双涕纵横。灵山的法会还没有散会，八部仍然沐浴在光辉之中。

希望跟随二圣一起前往，洗干净万劫的是非。徘徊于月下的竹溪中，绿色的草木在云烟中摇曳。

钟声响起在送客，离开山谷的时候仍然依依不舍。回头远眺家乡的山水，老了我将要回去。

　　此诗凄然，感苏氏而作，如对父兄。刘须溪

【译文】

这首诗凄然，有感于苏氏而作，如同对着父兄倾诉。刘须溪

定惠院寓居月夜偶出①

【题解】

此诗作于元丰三年（1080）。苏轼谪居黄州未久，心情颓然，白天不愿意出门，只偶尔才趁着夜色一个人在月光下散步，甚至吟诗也是自吟自和，真可谓寂寞到了极点。末尾直言要闭门谢客，尤其是"醉里狂言醒可怕"句，直接点明了苏轼在遭遇人生重大挫折之后愤激难言的心情。

幽人无事不出门②，偶逐东风转良夜③。
参差玉宇飞木末④，缭绕香烟来月下。
江云有态清自媚，竹露无声浩如泻⑤。
已惊弱柳万丝垂，尚有残梅一枝亚⑥。
清诗独吟还自和，白酒已尽谁能借。
不辞青春忽忽过，但恐欢意年年谢。
自知醉耳爱松风⑦，会拣霜林结茅舍。
浮浮大瓢长炊玉⑧，溜溜小槽如压蔗⑨。
饮中真味老更浓，醉里狂言醒可怕。
但当谢客对妻子，倒冠落佩从嘲骂⑩。

【注释】

①定惠院：在黄州城的东南，环境清幽，是苏轼到达黄州后的第一个住所。

②幽人：幽隐之人。此乃作者自况。

③良夜：深夜。

④玉宇：指定惠院中的殿堂。木末：树梢。

⑤竹露：竹子上的露水。

⑥亚：低斜的样子。

⑦爱松风：化用陶弘景典。《南史·陶弘景传》载，陶弘景"特爱松
风，庭院皆植松，每闻其响，欣然为乐"。

⑧浮浮：形容蒸气飘荡升腾的样子。

⑨溜溜：形容酒流泻的样子。

⑩倒冠落佩：倒戴冠、遗落佩。借此表示谢绝迎客。

【译文】

我这幽隐之人没事白天不出门，晚上偶尔趁着夜色在东风的吹拂下
漫步。

高低不齐的树梢中露出殿堂的身影，寺院里的香烟在月下缭绕。

江上的浮云清幽中带着妩媚，浓露洒在大片翠竹上如泻。

柳树上柔弱的柳枝万丝垂摆，残留的梅花枝叶低垂。

独自吟诗又自己和，白酒已经喝光了向谁去借？

青春没有告辞倏忽就离开，只怕欢乐的意趣一年比一年少。

我知道自己喝醉了酷爱听松风，要在霜林中结茅而居。

大甑中的蒸汽缭绕正在煮米，酿酒的槽床流出的新酒味甜犹如甘蔗。

饮酒的真味要陈酒才更浓，醉里的狂言醒来后才感到后怕。

我要闭门谢客只和妻子相处，倒冠落佩随便人们嘲骂吧。

安国寺寻春①

【题解】

这首诗创作于宋神宗元丰三年（1080）二月。苏轼被贬黄州后，常
来往于安国寺，撰写了多首与安国寺有关的诗文。这首诗从眼前看花对
酒的冷落，联想到京城赏花的盛况，从自己贫病的处境，联想到境遇相似
的卢仝，在自嘲中寓有宇酸之泪，体现了其"乌台诗案"后贬谪黄州的复
杂心情。

卧闻百舌呼春风②,起寻花柳村村同。

城南古寺修竹合,小房曲槛欹深红③。

看花叹老忆年少,对酒思家愁老翁。

病眼不羞云母乱④,鬓丝强理茶烟中。

遥知二月王城外⑤,玉仙洪福花如海⑥。

薄罗匀雾盖新妆,快马争风鸣杂佩。

玉川先生真可怜⑦,一生耽酒终无钱⑧。

病过春风九十日,独抱添丁看花发⑨。

【注释】

①安国寺:坐落于黄州城南,濒临长江。

②百舌:鸟名。这种鸟善于模拟各种鸟的歌唱。

③曲槛:曲折的栏杆。欹(qī):倾斜,歪向一边。

④云母:一种矿石,能分成透明薄片。此谓由于病眼朦胧,看东西好
　像透过云母一样模糊。

⑤王城:指当时的首都汴京,即今河南开封。

⑥玉仙洪福:玉仙观、洪福寺,是当时汴京的名刹。

⑦玉川先生:即卢仝,号玉川子。

⑧一生耽酒终无钱:卢仝《叹昨日三首》之二:"天下薄夫苦耽酒,玉
　川先生也耽酒。薄夫有钱恣张乐,先生无钱养淡漠。有钱无钱俱
　可怜,百年骤过如流川。平生心事消散尽,天上白日悠悠悬。"这
　里作者以玉川先生自况。

⑨独抱添丁看花发:引自卢仝《添丁》诗:"春风苦不仁,呼逐马蹄
　行人家。惭愧瘴气却怜我,入我憔悴骨中为生涯。数日不食强强
　行,何忍索我抱看满树花。"

【译文】

卧在床上聆听着百舌鸟在春天里鸣叫,起来游览村村都有的鲜花杨柳。

黄州城南的安国寺与高大挺拔的竹林融合在一起,寺院的曲折栏杆处,斜倚着一支艳丽的红花。

看着这刚盛开的花朵,感叹年事已高,缅怀年少时,面对着酒杯,想起了远方的故乡,老者的思乡之愁油然而生。

老眼昏花看东西如同透过云母一样模糊,在茶烟缭绕中整理鬓丝。

即便隔得很远也知道二月的王城之外,玉仙观、洪福寺如同花海一样。

女子们穿着轻软如雾的薄罗画着新妆,骑着快马跑过佩戴的玉佩碰撞作响。

玉川先生真是令人怜悯啊,生平极爱饮酒却落得没钱买酒的下场。

整个春天都在病中度过,只能独自抱着儿子添丁看花开。

　以上三首,俱初赴黄州诗,真景真情。

【译文】

以上三首,都是刚到黄州所写,真实的风景,真挚的情感。

游武昌寒溪西山寺

【题解】

此诗作于元丰三年(1080)。苏轼当时被贬黄州,虽然不得志,但他似乎已经逐渐接受了现实,并不时在周边的山水之中寻找乐趣。《游武昌寒溪西山寺》一诗他便是游览武昌西山寺时所写。西山寺,位于今湖北鄂州,名胜古迹甚多,苏轼时常轻舟一叶,渡江来游。本诗写作上虚实结合,将传说与古迹融于一体,同时又融入了诗人自身的感悟,体现出苏轼的磊落胸怀和洒脱风度。

连山蟠武昌①，翠木蔚樊口②。我来已百日，欲济空搔首。

坐看鸥鸟没，梦逐麏麚走③。今朝横江来，一苇寄衰朽④。

高谈破巨浪，飞屦轻重阜⑤。去人曾几何，绝壁寒溪吼。

风泉两部乐，松竹三益友⑥。徐行欣有得，芝术在蓬莠⑦。

西上九曲亭⑧，众山皆培塿⑨。却看江北路，云水渺何有。

离离见吴宫⑩，莽莽真楚薮。空传孙郎石⑪，无复陶公柳⑫。

尔来风流人⑬，惟有漫浪叟⑭。买田吾已决，乳水况宜酒。

所须修竹林，深处安井臼。相将踏胜绝，更裹三日糗⑮。

【注释】

①蟠：屈曲，环绕。

②樊口：在今湖北鄂州，长江南面，与北岸黄州相对。

③麏麚（jūn jiā）：兽名。麏，即獐。麚，同"麚"，牡鹿。

④一苇：喻小船、小舟。

⑤重阜：高而重叠的山冈。

⑥三益友：元结《丐论》："古人乡无君子，则与云山为友；里无君子，
　　则与松竹为友；坐无君子，则与琴酒为友。"

⑦蓬莠（yǒu）：恶草的通称，常用以比喻恶人。莠，植物，穗有毛，很
　　像谷子，俗称"狗尾草"。

⑧九曲亭：位于西山。苏辙写有《武昌九曲亭记》，记载西山小径
　　"羊肠九曲"，其中本来有废亭，子瞻与客人一起进行了修缮。

⑨培塿（lǒu）：小土丘。

⑩吴宫：指吴王孙权在此兴建的避暑离宫。

⑪孙郎：指孙策。

⑫陶公柳：晋代陶侃在武昌为官期间，带领官吏和百姓广植柳树，人
　　们为了缅怀他，把他所种的柳树称为陶公柳。

⑬风流人：指超凡脱俗而好风雅的人。

⑭漫浪叟：即漫叟。指唐代诗人元结。元结开始自称"浪士"，继称
　　"漫郎"，老称"漫叟"。后客居樊口，曾结庐西山。

⑮糗（qiǔ）：干粮，炒熟的米或面。

【译文】

　　山丘起伏环绕着武昌，樊口被苍翠的草木遮蔽。我来此地已经有百
日，焦急地搔首想要渡江前往。

　　坐看鸥鸟飞来飞去，梦中追逐着麇麛奔跑。今天终于要实现愿望，
我乘着一叶小舟渡江前往。

　　高谈阔论中破浪前行，脚步轻盈爬重重的山丘不在话下。离开嘈杂
之地没有多长时间，听到了绝壁中寒溪的水声。

　　风声泉音如同乐声，将松与竹当作我的益友。漫步缓行十分开心，
蓬莠中也夹杂着灵芝和白术。

　　向西登上九曲亭，俯瞰众山都如同小土丘。向长江北岸远眺，只见
云水缥缈无边无际。

　　只有吴宫能够被清楚地看见，茂盛的草木遮蔽了楚地的泽薮。人们
空传这里有孙郎石，却没有看到陶侃所种的柳树。

　　从那以后的风流人，只有元结在西山结庐为屋。我决心要在这里买
块田，何况这里的泉水也适合酿造酒。

　　唯一需要的，是在竹林深处安上井臼。相伴一起踏寻绝美的风景，
不要忘了带上三日的干粮。

　　齐安无名山①，而江之南，武昌诸山中，有浮图精舍②。
西曰西山，东曰寒溪。每风止日出，子瞻杖策载酒，乘渔舟
乱流而南。有废亭焉③，其遗址甚狭，其旁古木数十，其大皆

百围千尺^④，不可加以斤斧。子瞻每至其下，辄睥睨终日^⑤。一旦大风雷雨，拔去其一，斥其所据，亭得以广。遂相与营之。亭成，而西山之胜始具，子瞻于是最乐。苏子由

【注释】

①齐安：黄州。按，此段引文出自苏辙所写的《武昌九曲亭记》。

②浮图精舍：指佛寺。浮图，又作浮屠，指佛。精舍，寺庙。

③废亭：即诗中的九曲亭。

④百围：是说树干的粗细。千尺：是指树的高度。

⑤睥睨：斜着眼看，有所打算。

【译文】

黄州没有什么名山，而江南的武昌诸山中却有寺庙。西边叫西山，东边的叫寒溪。每逢风止日出的好天气，子瞻常杖策载酒，乘着渔舟渡江到南岸。有废弃的亭子，遗址很狭小，旁边有几十株古树，都有百围千尺之大，没办法砍伐。子瞻每次到了这里，总要斜眼看良久。有一天，刮起大风，下起了雷雨，将古树吹倒了一株，如果将古树清除，亭子便会宽敞许多。于是一起经营此事。亭子建成以后，成为西山的胜景，子瞻为这件事感到无比快乐。苏子由

鹤南飞

【题解】

《鹤南飞》是一首乐曲，是进士李委听闻东坡生日，主动作曲并吹笛演奏。"置酒赤壁矶下，倨高峰，俯鹘巢。酒酣，笛声起于江上"，单单读这些文字，便已经有飘飘欲仙之感了。

元丰三年十二月十九日，东坡生日也。置酒赤壁矶下^①，

倨高峰②,俯鹘巢。酒酣,笛声起于江上。客有郭、古二生,颇知音③,谓坡曰:"笛声有新意,非俗工也④。"使人问之,则进士李委,闻坡生日,作一曲曰《鹤南飞》以献。呼之使前,则青巾、紫裘、腰笛而已⑤。既奏新曲,又快作数弄⑥,嘹然有穿云裂石之声⑦,坐客皆饮满醉倒。委袖出佳纸一幅曰:"吾无求于公,得一绝句足矣。"坡笑而从之。诗曰:

山头孤鹤向南飞⑧,载我南游到九疑⑨。

下界何人也吹笛,可怜时复犯龟兹⑩。

【注释】

①赤壁矶:赤壁山临江矶头。

②倨:通"踞",坐。

③知音:通晓音律。

④俗工:寻常乐工。

⑤腰笛:系在腰间的短笛。

⑥弄:乐曲一阕或演奏一遍称一弄。

⑦嘹然:声音嘹亮。

⑧孤鹤:指《鹤南飞》曲。

⑨九疑:山名。亦作"九嶷",又名苍梧山。《史记·五帝本纪》:"(舜)南巡,崩于苍梧之野,葬于江南九疑。"

⑩龟兹(qiū cí):西域古国之一。龟兹乐舞发源于此。

【译文】

元丰三年十二月十九日是东坡的生日。东坡在黄州赤壁矶摆酒庆贺,大家坐在江边高峰上,俯视着鹘巢。酒兴正浓时,忽然听到江面上传来了悠扬的笛声。赴宴的客人中有姓郭和古的两位先生,他俩通晓音律,就对东坡说:"这笛声有新意,可不是普通的笛工吹奏的。"于是派人去询问吹笛的是什么人，原来是位进士，名叫李委，他听说今天是东坡的生日，特意谱写并吹奏了笛曲《鹤南飞》以示庆贺。把他请到跟前，只见他头戴青巾，身着紫裘，腰里插着横笛。吹奏了新曲后，又快奏了几支曲子，那笛声，高入云霄，震石欲裂，宾客们边饮酒边聆听动人的笛声，一个个都醉倒了。李委从袖子里掏出一幅绝好的纸，说："我对苏公别无所求，能得到您亲手题的一首绝句就十分满足了。"东坡笑着答应了他，诗曰：

山头孤鹤向南飞去，带着我向南去遨游九嶷山。

人间是什么人在吹着笛子？可喜的是还不时变换龟兹的乐调。

事妙人韵，光景如仙。怪先生此时便无奇句耳。谭友夏

【译文】

事情奇妙人也风雅，光景如同仙境一般。奇怪先生当此之时并没有奇丽之句。谭友夏

清泉寺

【题解】

此文又名《游沙湖》，写于元丰五年（1082）春，当时苏轼正贬为黄州团练副使。作者以简洁自然的语言，轻松灵巧的笔触，生动地描述了他和北宋著名医家庞安时相识、相交的过程，以及同游清泉寺的情景。虽然文章不长，而且文字质朴，不多修饰，但叙事、写景、抒情，句句新颖，饶有风趣，结交异人的喜悦心情一览无余，展现了苏轼乐观、开朗的性格。

黄州东南三十里为沙湖，亦曰螺蛳店，今将买田其间。因往相田得疾①，闻麻桥人庞安时善医而聋。安时虽聋，而

颖悟过人②，以指画字，不尽数字，辄了人深意。余戏之曰："余以手为口，君以眼为耳，皆一时异人也。"疾愈，与之同游清泉寺。在蕲水郭门外二里许③，有王逸少洗笔泉④，水极甘，下临兰溪，水西流。余作歌云⑤："山下兰芽短浸溪，松间沙路净无泥，萧萧暮雨子规啼⑥。　　谁道人生难再少？君看流水尚能西！休将白发唱黄鸡。"是日极饮而归。

【注释】

①相田：查看田地。

②颖悟：聪慧。

③蕲（qí）水：因为蕲河而得名。当时属于黄州，今在湖北境内。

④王逸少：即东晋著名书法家王羲之，字逸少。洗笔泉：相传王羲之曾在这里洗过毛笔。

⑤作歌：即苏轼所作《浣溪沙·游蕲水清泉寺》。

⑥子规：杜鹃。

【译文】

黄州东南三十里处是沙湖，也叫螺蛳店，我想在那里买田。因为去查看田地而生了病，听说麻桥有个医生叫庞安时，虽然耳聋但医术高明。安时虽然听不见，但聪明过人，我用手指写字给他看，不用写几个，他就能很准确地明白我的意思。我开玩笑对他说："我以手为口，你以眼为耳，都是不同于常人的人呀。"病好之后，我和他一起去清泉寺游玩。这座寺庙在蕲水郭门之外大约二里地，那里有王羲之洗笔用的泉水，水非常甘甜，下游靠近兰溪，溪水向西流去。我作了一首词："山下兰芽短浸溪，松间沙路净无泥，萧萧暮雨子规啼。　　谁道人生难再少？君看流水尚能西！休将白发唱黄鸡。"当日畅饮之后才回去。

蕲水县高医庞安时,治病无不愈,其处方用意,几于古人,自言心解,初不从人授也。得他人药,尝之入口,即知其何物,及其多少不差也。

【译文】

蕲水县高明的医生庞安时,治病没有不痊愈的,他开处方用意几乎与古人一样,自称心里明白,开始并非跟着人学习而来。得到其他人开的药,在嘴里尝一下,便知道是什么药,甚至药物分量多少也没有差错。

夜行蕲水

【题解】

本篇写于元丰五年(1082)。苏轼酒后夜行在蕲水之畔,感受到周边景物的美好,填了这首《西江月》。上片写词人路上的见闻和醉态,下片言词人对美好景物的怜惜之情。此词以空山明月般澄澈、空灵的心境,描绘了一个富有诗情画意的月夜人间仙境图,表现出一个物我两忘、超然物外的境界,抒发了作者乐观、豁达、以顺处逆的襟怀。全词寓情于景,情景交融,境界空灵浩渺,读来回味无穷。

春夜行蕲水中,过酒家,饮酒醉。乘月至一溪桥上,解鞍少休。及觉已晓①,乱山葱茏,不谓人世也。书此词于桥上。云:

照野弥弥浅浪,横空暧暧微霄②。障泥未解玉骢骄③,我欲醉眠芳草。

可惜一溪明月,莫教踏碎琼瑶④。解鞍欹枕绿杨桥,杜宇数声春晓⑤。

【注释】

①晓：拂晓。

②暧暧：形容天光昏暗。

③障泥：垫在马鞍下垂于马腹以挡泥土的用具。

④琼瑶：本为美玉，这里用以形容月光下闪光的溪水。

⑤杜宇：杜鹃的别名。相传古代蜀帝名杜宇，号望帝，死后魂化为杜鹃。

【译文】

春天的夜晚，出行于蕲水，路过酒家，饮酒大醉。乘着月色到了溪桥之上，解下马鞍稍稍休息。等到醒来已经拂晓，乱山葱茏，不像是在人世间。在桥上写下了这首词。词云：

月光下，河面上泛着粼粼波光，昏暗的空中飘着薄薄的云气。障泥没有卸下，马儿还很精神，我就想醉眠在芳草之中了。

多么可爱的一溪明月啊，马儿啊可千万不要踏碎那水中的月影。我解下马鞍作枕头，斜卧在绿杨桥上进入了梦乡，听见杜鹃叫时，天已拂晓了。

小小点缀，亦觉形超神越。

【译文】

小小点缀，也感觉形超神越。

记承天夜游①

【题解】

写作此文时，苏轼被贬黄州已经四年了，而且"黄州团练副使"只是个头衔而已，"本州安置，不得签书公事"，实际上，就是被监视居住，没有任何公事，因此在黄州这几年，苏轼是真正意义上的"闲人"。文中以

"积水"比喻月色,以"藻荇"喻竹柏之影,极为贴切形象。但景色再美,却掩盖不住落寞,最后一句"但少闲人如吾两人耳"是全文的点睛之笔,种种复杂的情感尽在不言之中。

全文情感真挚,言简意丰,起于当起,止于当止,如行云流水,一气呵成。

元丰六年十月十二日夜,解衣欲睡。月色入户,欣然起行。念无与乐者,遂至承天寺,寻张怀民^②。亦未寝,相与步于中庭^③。庭下如积水空明^④,水中藻荇交横^⑤,盖竹柏影也。何夜无月?何处无竹柏?但少闲人如吾两人耳。

【注释】

①承天:即承天寺,故址在今湖北黄冈南。

②张怀民:作者的朋友。元丰六年也被贬到黄州,寄居承天寺。

③中庭:庭院里。

④空明:清澈透明。

⑤藻荇(xìng):均为水生植物,这里泛指水草。藻,藻类植物。荇,荇菜。

【译文】

元丰六年十月十二日夜,我脱下衣服准备睡觉。看到月光映入房中,非常高兴地起身出门。想到没有一起游乐的朋友,就到承天寺找张怀民。怀民也还没有睡,就一起在寺庙的庭院中散步。庭院中,月色映照如积水般空明透明,似乎在水中有水草纵横交错,原来是竹子和柏树的影子。哪一个夜晚没有月光?哪一个地方没有竹子和柏树?只是缺少像我们两个这样清闲的人罢了。

造化佳胜,往往而是,只为无闲身,便至当面错过,读此

可为恍然。王圣俞

【译文】

造化优美,往往都是如此,只因为忙忙碌碌,致使当面错过,读此不禁感到恍然。王圣俞

后赤壁赋

【题解】

《赤壁赋》与《后赤壁赋》是苏轼代表性作品,均写于神宗元丰五年(1082)。在这一年的七月,他来到黄州附近的赤壁游玩,写下了《赤壁赋》。十月中旬他又一次来到赤壁游玩,并写了这篇《后赤壁赋》。

在这篇文章中,苏轼以一场半真半假的梦来作结尾,在梦里面他见到了鹤变化而成的道士,在带有神秘色彩的描绘中,表露了苏轼内心深处的苦恼与烦闷之情,欲借山水以忘情,但最后却触景生情,可谓迷茫至极!这样的写法很容易让人想到庄子,庄子在《齐物论》的结尾这样写:"昔者庄周梦为胡蝶,栩栩然胡蝶也。自喻适志与!不知周也。俄然觉,则蘧蘧然周也。不知周之梦为胡蝶与?胡蝶之梦为周与?周与胡蝶则必有分矣。此之谓物化。"这就是有名的"庄周梦蝶"的典故出处。苏轼与鹤道士不就是庄周与蝴蝶吗?但二者显然也有不同,庄周梦蝶写到此处戛然而止,是在梦中,还是在清醒的状态下,没人说得清。而苏轼则"予亦惊悟。开户视之,不见其处",这样的结尾,多少还隐喻了对现实的不舍与留恋。无疑,在黄州贬谪时期的苏轼,政治上是失意的,但就此归隐,犹不甘心,而短期内又看不到希望,这样的迷茫心态借助于鹤道士的形象完美地体现了出来。

是岁十月之望①,步自雪堂②,将归于临皋。二客从予

过黄泥之坂③。霜露既降，木叶尽脱。人影在地，仰见明月。顾而乐之，行歌相答。

【注释】

①望：指农历每月十五日。

②雪堂：苏轼在黄州建的新居，离他在临皋的住处不远。堂在大雪时建成，画雪景于四壁。

③黄泥之坂：苏轼在黄州临皋居住时附近的一条小径名。坂，斜坡，山坡。

【译文】

这一年十月十五日，我从雪堂出发，准备回临皋亭。有两位客人跟随我经过黄泥坂。这时霜露已经降下，树叶全都掉光。人的影子倒映于地，抬头望见明月。看着美景，心里十分快乐，于是边走边吟，相互酬答。

已而叹曰："有客无酒，有酒无肴，月白风清，如此良夜何！"客曰："今者薄暮①，举网得鱼，巨口细鳞，状如松江之鲈②，顾安所得酒乎？"归而谋诸妇③。妇曰："我有斗酒，藏之久矣，以待子不时之需④。"

【注释】

①薄暮：傍晚。薄，迫，逼近。

②松江之鲈：松江的鲈鱼，松江以盛产鲈鱼著称。

③谋诸妇：找妻子想办法。诸，相当于"之于"。

④不时之需：临时或随时可能会有的需求。

【译文】

过了一会儿，我叹惜说："有客人没有酒，有酒却没有下酒菜，月色皎洁,清风吹拂,这样美好的夜晚怎么度过呢?"客人说:"今天傍晚,收网捕到了鱼,大嘴细鳞,看上去像松江鲈鱼,只是去哪里能找到酒呢?"我回家和妻子商量。妻子说:"我有一斗酒,藏了很久,就是为了应付你临时的需要。"

　　于是携酒与鱼,复游于赤壁之下。江流有声,断岸千尺;山高月小,水落石出。曾日月之几何,而江山不可复识矣①。予乃摄衣而上,履巉岩②,披蒙茸③,踞虎豹④,登虬龙,攀栖鹘之危巢⑤,俯冯夷之幽宫⑥。盖二客不能从焉。划然长啸,草木震动,山鸣谷应,风起水涌。予亦悄然而悲,肃然而恐,凛乎其不可留也。反而登舟,放乎中流,听其所止而休焉。时夜将半,四顾寂寥。适有孤鹤,横江东来,翅如车轮,玄裳缟衣⑦,戛然长鸣,掠予舟而西也。

【注释】

①江山不可复识:先前的景象再不能辨认了。这话是联系前次赤壁之游说的。前次游赤壁在"七月既望",距离这次仅仅三个月,时间很短,但景色已经大为不同。

②巉(chán)岩:险峻的山石。

③蒙茸:指葱茏丛生的草木。

④虎豹:指形似虎豹的山石。

⑤栖鹘:睡在树上的鹘鸟。

⑥冯夷:传说中的黄河之神。这里泛指水神。

⑦玄裳缟衣:下服是黑的,上衣是白的。玄,黑。裳,下服。缟,白色。衣,上衣。仙鹤身上的羽毛是白的,尾巴是黑的,所以这样描绘。

【译文】

就这样,我们携带着酒和鱼,再次来到赤壁下面游玩。江流发出巨大的声音,岸边绝壁高峻直耸;崖峭山高,月亮都显得小了,水位降低,礁石露了出来。才相隔没多少日子,上次游览所见的江景山色再也认不出来了。我于是撩起衣襟上岸,踩着险峻的山岩,拨开纷乱丛生的草木,蹲坐在虎豹形状的怪石上,又不时拉住形如虬龙的树枝,攀上猛禽鹘做窝的悬崖,下望水神冯夷的幽深宫殿。两位客人都没法跟随上来。传来划的一声长啸,草木为之震动,山谷间响起回声,大风袭来,波浪汹涌。我也不禁忧愁悲哀起来,感到了恐惧,觉得这里不可久留。返回岸边登上船,放任它在江水中漂流,任凭它漂流到哪里就在那里停泊。这时快到半夜,环顾四周,冷清寂寞。恰巧一只孤鹤横穿江面从东边飞来,展开的双翅像车轮一样,尾部黑色羽毛像黑色的下服,白羽如同洁白的上衣,它长声鸣叫,掠过我的小船向西飞去。

须臾客去,余亦就睡。梦一道士,羽衣翩跹^①,过临皋之下,揖予而言曰:"赤壁之游乐乎?"问其姓名,俯而不答。"呜呼噫嘻^②!我知之矣。畴昔之夜^③,飞鸣而过我者,非子也耶?"道士顾笑,予亦惊悟。开户视之,不见其处。

【注释】

①翩跹:旋转,舞动。这里形容飘逸的样子。

②噫嘻:表示悲哀或叹息的叹词。

③畴昔:往日,过去。

【译文】

一会儿,客人走了,我也进入梦乡。梦到一个道士,穿着羽衣飘逸而来,经过临皋下面,向我作揖说:"赤壁之行开心吗?"我问他的姓名,低着头不回答。"唉！我知道了。昨天晚上，鸣叫着飞过我的，不正是您吗？"道士回头笑了，我也惊醒了。打开门看，却什么也没有。

前赋苍莽而意感，后赋恍忽而神行，均极缥缈，而后赋尤不可着手。陆君启

【译文】

前赋苍莽而意感，后赋恍忽而神行，都极为缥缈，而后赋尤其不能着手。陆君启

记游定惠院

【题解】

苏轼谪居黄州时住过三个地方，先是定惠院，其次临皋亭，最后是东坡雪堂。定惠院位于黄州东南，东面有山，山上花木甚多。其中有一株名贵的海棠，当地人并不知其贵，苏轼曾为它赋诗，寄托感慨。杭州僧人参寥来访，苏轼与他同游定惠院，之后便写了这篇游记。

苏轼笔下的园林景物清淡恬静，宛如一幅写意山水画，流露出他安然自若的情怀和浓厚的生活情趣，赏花，饮酒，听琴，品味，各得其妙。从文中可以看出，苏轼不仅十分熟悉当地风物，而且与当地居民的关系极为融洽，字里行间充满了浓郁的人情味与乡土气息，语言清新自然，有随手拈来、信口脱出之美。结构组织似不经意，然而按时间顺序记一天游玩的过程，有松而不乱之美。

黄州定惠院东小山上，有海棠一株，特繁茂。每岁盛开，必携客置酒，已五醉其下矣。今年复与参寥师二三子访

焉，则园已易主。主虽市井人，然以予故，稍加培治。山上多老枳木①，性瘦韧，筋脉呈露，如老人顶颈。花白而员，如大珠累累，香色皆不凡。此木不为人所喜，稍稍伐去，以予故，亦得不伐。既饮，往憩于尚氏之第。尚氏亦市井人也，而居处修洁，如吴越间人，竹林花圃皆可喜。醉卧小板阁上，稍醒，闻坐客崔成老弹雷氏琴②，作悲风晓月，铮铮然③，意非人间也。晚乃步出城东，鬻大木盆④，意者谓可以注清泉，瀹瓜李⑤，遂寅缘小沟⑥，入何氏、韩氏竹园。时何氏方作堂竹间，既辟地矣，遂置酒竹阴下。有刘唐年主簿者⑦，馈油煎饵，其名"为甚酥"，味极美。客尚欲饮，而予忽兴尽，乃径归。道过何氏小圃，乞其藂橘⑧，移种雪堂之西。坐客徐君得之将适闽中⑨，以后会未可期，请予记之，为异日拊掌⑩。时参寥独不饮，以枣汤代之。

【注释】

①枳木：又称臭橘、枸橘。有粗刺，花白色，果似橘。果肉少而酸，不堪食用。

②崔成老：崔闲，精古琴。雷氏琴：唐代制琴名工雷威所制的琴。

③铮铮然：金属撞击声。这里形容琴声。

④鬻（yù）：买。

⑤瀹（yuè）：浸泡。

⑥寅（yín）缘：顺着。

⑦刘唐年：刘监仓，字唐年。时任黄州主簿。

⑧藂（cóng）橘：橘树名。

⑨徐君得之：徐大正，字得之。黄州知州徐大受之弟。

⑩拊掌：拍手，鼓掌。表示欢乐。

【译文】

黄州定惠院东边的小山上，有一株海棠树，特别繁茂。每年海棠花盛开时节，我一定要邀请客人带着酒前去赏花，已经有五次醉倒在海棠树下了。今年又与参寥等几位客人访游，可是此园已经换了主人。主人虽是商人，但是由于我的缘故，便对园林稍加培植整理。山上有生长多年的枳树，木质瘦硬坚韧，树干的筋脉都外露了，好像老年人的顶颈。枳树花白而圆，如同累累大珠，花香花色不同一般。这种花木不为人所喜爱，渐渐地有些被砍伐掉了，因为我建议的缘故，剩下的才没有被砍伐。饮酒后，便前往尚家的府上休息。尚氏也是商人之家，他的住处整饰得非常干净，如同吴越一带的人家，竹林花圃都令人喜爱。我们醉卧在小板阁上，稍稍清醒，就听到坐客崔成老在演奏雷氏琴，描绘悲风晓月的情景，琴声铿锵悦耳，其意境远非人间所有。晚些时分我就步出城东，买了一只大木盆，心想可以用来盛泉水，来浸洗瓜果桃李，于是顺着小沟岸，进入了何氏、韩氏竹园。当时何氏正在竹林之间修筑大堂，已经开垦出了一块地，见我们来了就在竹荫下备了些酒。刘唐年主簿又送了些油炸点心来，名叫"为甚酥"，味道美极了。客人还想饮酒，而我忽然间兴致已尽，便径直回家。路过何氏小园，讨要了蘽橘树，移种在雪堂的西边。坐客中的徐得之君，要到闽中，想到后会不知道什么时候，就请我记下这些，以便将来拊掌而笑。当时只有参寥不饮酒，而以枣汤代替。

取致幽冷。

【译文】

选取的景致幽冷。

记赤壁

【题解】

苏轼游赤壁,不但留下此文,更写下了千古绝唱《念奴娇·大江东去》。

黄州守居之数百步为赤壁[1],或言即周瑜破曹公处,不知果是否?断崖壁立,江水深碧,二鹘巢其上[2]。上有二蛇,或见之。遇风浪静,辄乘小舟至其下,舍舟登岸,入徐公洞。非有洞穴也,但山崦深邃耳[3]。《图经》云是徐邈,不知何时人,非魏之徐邈也[4]。岸多细石,往往有温莹如玉者,深浅红黄之色,或细纹如人手指螺纹也。既数游,得二百七十枚,大者如枣栗,小者如芡实。又得一古铜盆盛之,注水粲然。有一枚如虎豹首,有口鼻眼处,以为群石之长[5]。

【注释】

①黄州守居:黄州太守居所。

②鹘(hú):隼,一种猛禽。

③山崦(yān):山坳,山间凹下的地方。

④徐邈:字景山。三国时期曹魏重臣。

⑤长:首领,头领。

【译文】

距离黄州太守居所数百步之处是赤壁,有人说就是周瑜大败曹操之处,不知道是不是真的?赤壁所在处,悬崖林立,江水深碧,一对鹘鸟筑巢其上。有时能看见壁上盘踞着两条蛇。当风平浪静之时,赶紧乘小舟划至赤壁之下,上得岸去,进到徐公洞。所谓徐公洞,并不是真正的洞穴,只是一道较为深邃的山坳。《图经》中说徐公便是徐邈,不知是何时人,不是魏国那个徐邈。岸上多有细石,往往有温润似玉石的,色泽有红有黄有深有浅,还有的石子上有细小纹路,像人手指的螺纹。几次来这里游玩,我拾了二百七十多枚石头,大的有枣、粟子般大小,小的如芡实一样。又得到一个古铜盘盛放这些石头,放些水在盆中,看上去光亮美丽。石头中有一枚形似虎头豹首,有口有鼻有眼,是群石中最值得玩赏的。

记樊山

【题解】

《记樊山》主要写与樊山有关的人文历史。

自余所居临皋亭下,乱流而西,泊于樊山,为樊口。或曰燔山,岁旱燔之[①],起龙致雨;或曰樊氏居之,不知孰是?其上为卢州。孙仲谋泛江遇大风[②],柂师请所之[③],仲谋欲往卢州,其仆谷利以刀拟柂师[④],使泊樊口。遂自樊口凿山通路归武昌,今犹谓之吴王岘。有洞穴,土紫色,可以磨镜。循山而南至寒溪寺,上有曲山,山顶即位坛、九曲亭,皆孙氏遗迹。西山寺泉水白而甘,名菩萨泉,泉所出石如人垂手也。山下有陶母庙。陶公治武昌[⑤],既病登舟,而死于樊口。寻绎故迹,使人凄然!仲谋猎于樊口,得一豹,见老母,云:"何不逮其尾?"忽然不见。今山中有圣母庙,予十五年前过之,见彼板仿佛有"得一豹"三字,今亡矣。

【注释】

①燔（fán）：焚烧。

②孙仲谋：孙权，字仲谋。三国时期孙吴开国皇帝。

③柂师：舟船上掌舵的人。

④谷利：三国吴人。孙权左右给使，因忠贞果敢而受孙权宠信。《三国志·吴主传》记载，孙权在武昌建造大船，取名"长安"，可乘坐三千人。当这艘船下水试航之际，狂风大作，孙权让舵手迎风前往卢洲。与孙权一起在船上的谷利为了孙权的安全，拔刀上前威吓，命令舵手转往樊口。

⑤陶公：指陶侃。东晋名将，曾任武昌太守。

【译文】

从我居住的临皋亭下面，乘船横渡向西，停泊在樊山下，就是樊口。又称燔山，大旱之年在此烧山可得祈雨之效；也有人说是因有樊氏人家在此居住而得名，不知哪种说法是对的。自樊山逆流而上便是卢州。昔日孙权泛舟江上恰逢大风浪，船工向孙权询问目的地，孙权想去卢州，然而孙权之仆谷利以刀胁迫船工将船停泊在樊口。之后，孙权从樊口开凿山路回到武昌，现在还称此山为吴王岘。岘上有洞穴，土质紫色，可以用来磨镜。顺着山道向南可以来到寒溪寺，再往上是曲山，曲山顶上便是位坛、九曲亭，都是东吴孙氏的遗迹。西山寺的泉水清白甘甜，名为菩萨泉，泉水流出处的山石，形状肖似人手垂下。山下有陶母庙。陶公治理武昌时，患病后乘船返乡，死于樊口。现在寻觅这些遗迹，使人不由凄恻。孙权曾游猎于樊口，猎得一豹，忽见一老妇向他言道："为何不捉那豹子的尾巴？"说完便消失了。现在山中有圣母庙，我十五年前曾到过那里，记得那时好像见到有块板子上写着"得一豹"三字，现在却找不到了。

石钟山记①

【题解】

宋神宗元丰七年（1084）六月，苏轼由黄州移汝州时，顺便送他的长子苏迈到饶州德兴县任县尉，途经湖口，游览了石钟山。在这篇考察性的游记中，通过对石钟山得名由来的探究，说明要认识事物的真相必须"目见耳闻"，切忌主观臆断。

《水经》云："彭蠡之口有石钟山焉②。"郦元以为下临深潭③，微风鼓浪，水石相搏，声如洪钟。是说也，人常疑之。今以钟磬置水中④，虽大风浪不能鸣也，而况石乎！至唐李渤始访其遗踪⑤，得双石于潭上，扣而聆之，南声函胡⑥，北音清越，枹止响腾⑦，余韵徐歇。自以为得之矣。然是说也，余尤疑之。石之铿然有声者⑧，所在皆是也，而此独以钟名，何哉？

【注释】

①石钟山：在江西湖口长江之滨，鄱阳湖口。有南、北二山，在县城南边的叫上钟山，在县城北边的叫下钟山。

②彭蠡：鄱阳湖的别称。

③郦元：即郦道元。北魏地理学家，《水经注》的作者。

④磬（qìng）：古代打击乐器，形状像曲尺，用玉或石制成。

⑤李渤：唐朝洛阳人，写过一篇《辨石钟山记》。

⑥函胡：含糊。

⑦枹（fú）止响腾：鼓槌已经停止敲击，声音还在延续。

⑧铿（kēng）然：敲击金石所发出的响亮的声音。

【译文】

《水经》说："鄱阳湖的湖口，有石钟山。"郦道元认为石钟山下临深潭，微风吹动波浪，水和石头相搏，发出洪钟般的声音。人们常常怀疑这个说法。如果把钟磬放在水中，即使大风大浪也不能让它发出声响，何况是石头呢！到了唐代李渤才访求石钟山的踪迹，在深潭边找到两块山石，敲击聆听，南边那座山石发出的声音含糊，北边那座山石发出的声音清越，停止敲击后，声音还在延续，余音慢慢才消失。他自以为找到了石钟山命名的原因。但是这个说法，我更为怀疑。敲击后能发出声响的石头，到处都有，可只有这座山因之命名，这是为什么呢？

元丰七年六月丁丑，余自齐安舟行适临汝①，而长子迈将赴饶之德兴尉②，送之至湖口③，因得观所谓石钟者。寺僧使小童持斧，于乱石间择其一二扣之，硿硿焉④，余固笑而不信也。至其夜，月明，独与迈乘小舟，至绝壁下。大石侧立千仞⑤，如猛兽奇鬼，森然欲搏人⑥；而山上栖鹘，闻人声亦惊起，磔磔云霄间⑦；又有若老人欬且笑于山谷中者，或曰："此鹳鹤也⑧。"余方心动欲还⑨，而大声发于水上，噌吰如钟鼓不绝⑩。舟人大恐。徐而察之，则山下皆石穴罅⑪，不知其浅深，微波入焉，涵澹澎湃而为此也⑫。舟回至两山间，将入港口，有大石当中流，可坐百人，空中而多窍，与风水相吞吐，有窾坎镗鞳之声⑬，与向之噌吰者相应，如乐作焉。因笑谓迈曰："汝识之乎？噌吰者，周景王之无射也⑭；窾坎镗鞳者，魏献子之歌钟也⑮。古之人不余欺也！"

【注释】

①齐安:今湖北黄冈。临汝:即汝州,治今河南汝州。

②饶:饶州,治今江西鄱阳。

③湖口:今江西湖口。

④硿硿(kōng):象声词。

⑤侧立:位于旁边。

⑥森然:耸立的样子。

⑦磔磔(zhé):鸟鸣声。

⑧鹳鹤:水鸟名。似鹤而顶不红,颈和嘴都比鹤长。

⑨心动:心跳,突感不安。

⑩噌吰(chēng hóng):这里形容钟声洪亮。

⑪罅(xià):裂缝。

⑫涵澹:水激荡的样子。澎湃:波浪互相冲击。

⑬窾(kuǎn)坎:象声词。镗鞳(tāng tà):钟鼓声。

⑭无射(yì):钟名。周景王时所铸。

⑮魏献子:据郎晔注,当为“魏庄子”。歌钟:古乐器。

【译文】

元丰七年六月丁丑日,我从齐安乘船到临汝去,大儿子苏迈将要去饶州德兴任县尉,我送他到湖口,因而得以看到所谓的石钟山。庙里的僧人让小童拿着斧头,从乱石中选一两处敲击,发出硿硿的声响,我当然觉得好笑并不相信。到了那天夜里,月光明亮,我只和苏迈乘着小船来到绝壁下面。大石侧立好像有千仞高,如同凶猛的野兽和奇异的鬼怪,耸立着像要攻击人;山上栖息的鹘鸟,听到人声也受惊飞起来,在云霄间发出磔磔的叫声;又有的发出像老人在山谷中咳嗽并且大笑的声音,有人说:“这是鹳鹤。”我正心里害怕想要回去,有巨大的声音从水上发出,像不断敲击的钟鼓声。船夫害怕极了。我慢慢地观察,山下都是石穴和缝隙,不知它们的深浅,细微的水波涌入口里面,水波激荡因而发出这种声音。船回到两山之间，将要进入港口，有块大石头正在水的中央，上面可坐百人，中间是空的，而且有许多窟窿，把清风水波吞进去又吐出来，发出窾坎镗鞳的声音，同以前如同钟鼓的声音相互应和，好像演奏音乐。于是我笑着对苏迈说："你知道那些典故吗？那钟鼓的响声，是周景王无射钟的声音；窾坎镗鞳的响声，是魏献子歌钟的声音。古人没有欺骗我啊！"

事不目见耳闻，而臆断其有无①，可乎？郦元之所见闻，殆与余同②，而言之不详；士大夫终不肯以小舟夜泊绝壁之下，故莫能知；而渔工水师虽知而不能言③。此世所以不传也。而陋者乃以斧斤考击而求之④，自以为得其实。余是以记之，盖叹郦元之简，而笑李渤之陋也。

【注释】

①臆断：根据主观猜测来判断。

②殆：大概。

③水师：船夫。

④陋者：浅陋的人。考击：敲击。

【译文】

凡事不亲眼看见，亲耳听到，却臆断它的有还是无，可以吗？郦道元所见所闻，大概和我一样，而言之不详；士大夫终究不肯乘小船在夜里停泊在悬崖绝壁下面，所以无法得知实际情况；渔人和船夫虽然知道真相却不能说明白。这就是世上没有流传的原因。然而浅陋的人，竟然用斧头敲打石头来探究，自以为得到了真相。我因此记下此事，叹惜郦道元的简疏，嘲笑李渤的浅陋。

从惊涛巨浪中夜泊绝壁下，为山水开除讹谬。想山灵亦将拱立以俟，欲为先生捧砚耳。

【译文】

从惊涛巨浪中，晚上停泊在绝壁下，为山水去除了讹谬的说法。想来山灵也将拱手等待，想为先生捧砚吧。

自记庐山诗

【题解】

"不识庐山真面目，只缘身在此山中"，苏轼的这首描写庐山的诗说它家喻户晓，妇孺皆知，恐怕毫不夸张。这篇《自记庐山诗》便描述了在庐山游览、创作的情况。宋神宗元丰七年（1084）三月，苏轼接调任诰命，赴汝州任团练副使。四月，告别黄州，过九江，登游庐山。事实上，来到庐山的时候，他本不欲作诗，但是在游历过程中，壮丽秀美的景色激发了诗人的诗情，每到一处都吟哦不断，留下了多篇流传千古的佳作，其中也包括了充满理趣的《题西林寺壁》。全文以诗贯穿，诗以文缀，诗文珠联璧合，时散时韵，曲尽妙传庐山之美，可谓是一篇充满了诗情画意的上佳游记。

仆初入庐山，山谷奇秀，平生所未见，殆应接不暇[①]，遂发意不欲作诗。已而[②]，见山中僧俗皆云："苏子瞻来矣！"不觉作一绝云："芒鞋青竹杖，自挂百钱游。可怪深山里，人人识故侯[③]。"既自哂前言之谬[④]，又复作两绝，云："青山若无素，偃蹇不相亲[⑤]。要识庐山面，他年是故人。"又云："自昔怀清赏，神游杳霭间。如今不是梦，真个在庐山。"

【注释】

①殆：几乎，近于。

②已而：后来。

③故侯：作者自指。

④哂：嘲笑。

⑤偃蹇：高耸。

【译文】

我第一次进入庐山，那里的山谷奇异秀丽，是我平生从未见过的，对这些美景有些应接不暇，立意不作诗。之后见到山中的僧人和俗人，都说："苏子瞻来这里了！"我不由得写了一首绝句："芒鞋青竹杖，自挂百钱游。可怪深山里，人人识故侯。"写好后又嘲笑起自己此前立意的谬误，接着又写了两首绝句："青山若无素，偃蹇不相亲。要识庐山面，他年是故人。"和"自昔怀清赏，神游杳霭间。如今不是梦，真个在庐山。"

是日有以陈令举《庐山记》见寄者①，且行且读，见其中云徐凝、李白之诗②，不觉失笑。旋入开先寺，主僧求诗，因作一绝云："帝遣银河一派垂，古来惟有谪仙辞。飞流溅沫知多少，不与徐凝洗恶诗。"往来山南北十余日，以为胜绝，不可胜纪，择其尤者，莫如漱玉亭、三峡桥，故作此二诗③。最后与总老同游西林④，又作一绝，云："横看成岭侧成峰，到处看山了不同⑤。不识庐山真面目，只缘身在此山中。"仆庐山诗尽于此矣。

【注释】

①陈令举：陈舜俞，字令举。熙宁年间曾知山阴县。与苏轼有交游。

②徐凝：中唐诗人。

③作此二诗：苏轼有《庐山二胜》诗，分别为《开先漱玉亭》《栖贤三
　峡桥》。

④总老：宋代名僧常总，时为庐山东林寺住持。

⑤到处看山了不同：一作"远近高低各不同"。

【译文】

　　当天有人把陈令举的《庐山记》寄给我，边走边看，看到其中所记的
徐凝、李白的诗，不觉失笑。接着去开先寺，住持和尚请我写首诗，于是
写了一首绝句："帝遣银河一派垂，古来惟有谪仙辞。飞流溅沫知多少，
不与徐凝洗恶诗。"我在庐山南北往来了十余天，认为这里的景色美到
无法形容，要说最美的景致，应该算是漱玉亭、三峡桥，所以写了两首诗。
最后和总老一起游览西林寺，又写了一首绝句："横看成岭侧成峰，到处
看山了不同。不识庐山真面目，只缘身在此山中。"我的庐山诗就是这
些了。

　　不以诗句争胜，直收取庐山，作怀袖中物。

【译文】

　　不以诗句争胜，而径直收取庐山，作为怀袖中之物。

庐山二胜 并叙

【题解】

　　此诗亦系苏轼赴汝州途经庐山时所作，与前文提及的《题西林壁》
同时。

　　余游庐山，南北得十五六奇胜。殆不可胜纪，而懒不作
诗。独择其尤者，作二首。

【译文】

我游览庐山，从南到北看到了十五六处奇景。真是无法逐一记述，因而懒惰没有作诗。只选了其中最出色的，写了两首。

开先漱玉亭①

高岩下赤日，深谷来悲风。擘开青玉峡②，飞出两白龙③。
乱沫散霜雪，古潭摇清空④。余流滑无声，快写双石谾⑤。
我来不忍去，月出飞桥东。荡荡白银阙，沉沉水精宫。
愿随琴高生⑥，脚踏赤鲩公⑦。手持白芙蕖⑧，跳下清泠中。

【注释】

①开先：指开先寺，南唐中主李璟少年时曾筑台读书于此，即位后以书台旧基为寺，取名开先寺，后改名秀峰寺。漱玉亭：在秀峰寺月门前，亭边有二瀑泉，奔泻注入亭下龙潭，形成了山南奇景。

②擘（bò）：剖，用手分开。

③两白龙：形容马尾瀑布和庐山瀑布。

④古潭：指漱玉亭下的龙潭，马尾瀑经青玉峡泻入潭中。

⑤写（xiè）：倾泻。石谾（hóng）：深壑，大谷。

⑥琴高生：《列仙传》中所记载的赵人得道仙去者，后一度乘赤鲤复现于人间。

⑦赤鲩（huàn）公：唐代帝室姓李，讳言"鲤"字，所以称鲤鱼为"赤鲩公"。

⑧白芙蕖：白荷花。

【译文】

红色的夕阳从高岩上沉落，幽深的峡谷中，凄风阵阵回响起。是谁劈开了青玉峡，两条白龙一样的瀑布从中飞泻而出。

　　水沫四散水花飞溅,古潭水波翻涌上冲将明朗的天空也摇动不停。激流之后的水流滑无声,急匆匆直下双石礛。

　　置身于这里我不忍离去,不觉月出挂桥东。银月印潭波荡漾,深沉好似水晶宫。

　　我愿追随琴高生,乘坐鲤鱼到仙中。带上圣洁的白莲花,跳进清幽的仙境中遨游。

栖贤三峡桥^①

　　吾闻太山石^②,积日穿线溜^③。况此百雷霆,万世与石斗。
深行九地底^④,险出三峡右。长输不尽溪,欲满无底窦^⑤。
跳波翻潜鱼,震响落飞狖^⑥。清寒入山骨,草木尽坚瘦。
空濛烟霭间,澒洞金石奏^⑦。弯弯飞桥出,激激半月彀^⑧。
玉渊神龙近^⑨,雷雹乱晴昼。垂瓶得清甘^⑩,可咽不可漱。

【注释】

①栖贤三峡桥:今称观音桥,桥在庐山栖贤谷中,也称栖贤桥。

②太山:即泰山。

③线溜(liù):细长的山泉流水。

④九地:地下最深处。

⑤窦(dòu):孔,洞。

⑥飞狖(yòu):行动迅速如飞的猴。狖,猴类。

⑦澒(hòng)洞:指水势汹涌。

⑧激激:犹冉冉。渐近貌。彀(gòu):将弓拉开。这里指弓形。

⑨玉渊:指玉渊潭,位于三峡涧中。

⑩垂瓶:以绳系瓶,从高处汲水。

【译文】

　　我听说泰山上的大石头，天长日久被如线的流水穿透。况且这里水流声如数百雷霆齐作，世世代代同石相搏斗。

　　溪水行于极深的洞底，很惊险地从三峡右边流出。溪水长年奔流无穷无尽，想把那无底深洞注满。

　　跳荡的水波把水底鱼儿翻起，震耳的声响惊落了飞渡的猿猴。清寒的水气进入了山的深处，使得花草树木长得又坚又瘦。

　　朦胧迷茫的烟雾之间，汹涌的水流声如同金石乐器在合奏。弯弯的三峡桥像长虹一样飞出，渐渐变得如同半月形的弓弩。

　　玉渊潭的神龙就在桥的附近，水花四溅如同雷电扰乱了晴天白昼。垂下瓶子，灌满清甘洁净的溪水，可以拿来饮食，可不要浪费地用来漱口。

　　写得是此兴味，不复可措。　刘须溪

【译文】

　　写得如此充满趣味，别人无法再下笔了。　刘须溪

同王胜之游蒋山①

【题解】

　　此诗作于神宗元丰七年（1084）七月。苏轼移汝州团练副使路过金陵，与时为江宁知府的王胜之一同游蒋山后写了这首诗。王安石亦作有《和子瞻同王胜之游蒋山》诗。

　　到郡席不暖②，居民空惘然。好山无十里，遗恨恐他年。
　　欲款南朝寺③，同登北郭船。朱门收画戟④，绀宇出青莲⑤。
　　夹路苍髯古⑥，迎人翠麓偏⑦。龙腰蟠故国⑧，鸟爪寄层巅⑨。

竹杪飞华屋⑩，松根泫细泉⑪。峰多巧障日，江远欲浮天。
略彴横秋水⑫，浮屠插暮烟。归来踏人影，云细月娟娟⑬。

【注释】

①蒋山：今南京紫金山，也叫钟山。《景定建康志》载："钟山，一名蒋山。"

②到郡席不暖：此指王胜之至江宁府任所仅一日，便移南都。

③款：到，至。

④朱门：指王安石的府邸。

⑤绀宇出青莲：苏轼曾自注："荆公宅已为寺。"绀宇，寺院。

⑥苍髯：指松桧。

⑦翠麓：青翠的山麓。

⑧龙腰：指龙身。此形容钟山雄壮绵延，如龙之盘卧状。传说诸葛
　　亮曾来此观察地形，云"钟山龙蟠，石城虎踞，有王者气"。

⑨鸟爪：山峰名。《高僧传》："志公生于鹰窠，手类鸟爪，死葬于蒋
　　山。山有鸟爪峰。"

⑩竹杪（miǎo）：竹梢。

⑪泫（xuàn）：水滴下垂貌。

⑫略彴（zhuó）：小木桥。

⑬娟娟：明媚的样子。

【译文】

到任就又调离床席都还未暖，居民对着郡守空有失意的留恋。不走
个十里是看不到好山水的，恐怕会留有遗憾。

想敲开那南朝留下的众多寺院，并同登那北城开出的游江之船。荆
公家朱门边已无显门第的画戟，已成了佛家寺院。

道路两旁站着古老的松桧，迎我们于青翠的山麓一边。蒋山盘绕着
故国，鸟爪峰寄身于众峰之巅。

竹梢露出了华丽的房屋，松根滴下了细小的水泉。山峰都巧妙地遮

挡着太阳，江水的远处将要浮起云天。

小木桥独自横在秋水之上，高高的佛塔上飘着傍晚的烟霭。回来之时地上人影已斜，天空中是缕缕云丝和皎洁的明月。

此和介甫韵也。介甫读至第八联，抚几叹曰："老夫一生作诗，无此两句。"

【译文】

这是和王介甫韵所作的诗。王介甫读到此诗第八联，抚着桌几长叹："老夫一生所写的诗中，也没有这么好的两句。"

渔家傲①

【题解】

从词前小序可知，这是一首送别词。上阕以实景描述为主，描绘了金陵险要的地理环境与变迁，以突出送别王胜之的难舍难分之情。下阕则以虚写为主，采用游仙的方式来称赞和宽慰王胜之，显示了苏轼丰富的想象力。

金陵赏心亭送王胜之龙图②。王守金陵③，视事一日④，移南郡⑤。

千古龙蟠并虎踞，从公一吊兴亡处。渺渺斜风吹细雨。芳草渡，江南父老留公住⑥。

公驾飞车凌彩雾，红鸾骖乘青鸾驭⑦。却讶此洲名白鹭⑧。非吾侣，翩然欲下还飞去。

【注释】

①渔家傲：词牌名。又名"吴门柳""忍辱仙人""荆溪咏"等，双调 六十二字，前后阕相同。

②龙图：王胜之曾任龙图阁直学士，故有此称。

③守：任知州。

④视事：任职。

⑤南郡：一本作"南都"。南都，今河南商丘南。

⑥江南父老：这里指金陵当地的百姓。

⑦骖（cān）乘：又作"参乘"，陪乘或陪乘的人。

⑧白鹭：即白鹭洲，在金陵城西门外长江中。

【译文】

在金陵赏心亭送别王胜之龙图。王胜之任金陵知州，到职一天后即 转任南都。

这里是千古龙蟠虎踞处，让我陪你凭吊这兴亡之地。渺渺斜风吹来 濛濛细雨。在芳草渡口，江南父老想把你留住。

你驾着飞车穿越多彩的云霞，红鸾是陪乘，青鸾为你驭马。却讶异 这里的沙洲名为白鹭。白鹭并非同游的伴侣，于是翩翩然欲下又未下， 向别处飞去。

金山妙高台

【题解】

据统计，苏东坡一生曾十多次来到金山，写下了大量的文学作品。 《金山妙高台》系元丰八年（1085）七月，苏东坡游赏金山妙高台时所作。 妙高台，又被称为晒经台，"妙高"是梵语"须弥"的意译。众所周知，佛 印与苏轼关系友好，两人之间互相戏谑的趣闻流传颇多。此诗中所谓的 "台中老比丘"，便是指佛印而言，故此此诗不仅描述妙高台的景物气象，而且又夹杂戏谑之语，语涉禅机。

> 我欲乘飞车①，东访赤松子②。蓬莱不可到，弱水三万里③。
> 不如金山去，清风半帆耳④。中有妙高台，云峰自孤起。
> 仰观初无路，谁信平如砥⑤。台中老比丘，碧眼照窗几。
> 巉巉玉为骨⑥，凛凛霜入齿。机锋不可触⑦，千偈如翻水⑧。
> 何须寻德云⑨，即此比丘是。长生未暇学，请学长不死⑩。

【注释】

①飞车：古代传说中能够乘风飞行的车。晋皇甫谧《帝王世纪》：
　"奇肱民能为飞车，从风远行。"

②赤松子：传说中的仙人，相传为神农时的雨师。

③弱水三万里：李石《续博物志》："岛人云蓬莱三仙山，越弱水三万
　里，不应指顾间便见，此外不复见山。"

④半帆：指半帆航行。

⑤砥：细的磨刀石。

⑥巉巉（chán）：形容面部瘦削。

⑦机锋：禅宗中指机警犀利的话语，彼此问答，互相启发，有如弩箭
　触机而发其锋锐，故称为"机锋"。

⑧翻水：犹倒水，喻思维敏捷，言谈无碍。

⑨德云：佛经中人名。居于妙高峰。《华严经》中记载有一个叫胜乐
　的国家，其国有山，名叫妙高峰。在山中，有一个比丘，叫作德云。

⑩长不死：谓不生不灭。

【译文】

　我打算乘着飞车，向东去仙山拜访仙人赤松子。蓬莱没办法到达，
水路有三万里之遥。

　　不如前往金山,只需清风吹动半帆便可以到达。金山有一座妙高台,云雾缭绕的山峰突兀而起。

　　仰头观望好像没有路可以攀登,谁能相信山顶居然平滑如磨石。妙高台上的老比丘,绿色的眼睛炯炯有神映照着窗几。

　　面容瘦削、疏朗,骨骼清奇如同玉铸,神情严肃如同寒霜进入口齿。他谈话的机锋无法触及,偈言不断如同水波翻涌。

　　哪里需要去寻找佛经中所说的德云?这个老比丘就如同德云一样啊。长生之道没有时间学习,先向他请教能够长不死的佛法吧。

　　其钦重佛印如此①,长不死即长生,骏语杂禅②。刘须溪
　　歌者袁绹,乃天宝之李龟年也③。宣政间,供奉九重④,
尝言东坡公昔与客游金山,适中秋夕,天宇四垂,一碧无际,
加江流倾涌,月色如昼,遂共登金山山顶之妙高台。命绹歌
其《水调歌头》曰:"明月几时有,把酒问青天。"歌罢,公为
起舞。

【注释】

　　①佛印:曾在金山寺为僧,系苏轼好友,俗姓林,法名了元,宋神宗钦
　　　　仰其道风,赠号"佛印禅师"。

　　②骏(ái):愚,呆。

　　③李龟年:唐代开元初年的著名乐工,被后人誉为"唐代乐圣"。

　　④九重:指朝廷。

【译文】

　　苏轼如此钦重佛印,长不死即长生,骏语中杂有禅意。刘须溪
唱歌的袁绹,乃是像天宝年间李龟年一样的歌者。宣政年间,供奉
九重,曾说东坡公从前与客人游赏金山,正好是中秋晚上,夜幕四垂,一

碧无际,加上江流倾涌,月色映照如同白昼,便一起共登金山山顶的妙高台。苏轼命袁绹歌其所作的《水调歌头》曰:"明月几时有,把酒问青天。"袁绹唱完后,苏公为之起舞。

海市 并叙

【题解】

元丰八年(1085)三月苏轼被起用,知登州。苏轼十月到任,到官五日即被召还朝。在短短的停留期间,他见到了当地闻名的海市,并写下了这首诗。查慎行评论这首诗说,全诗只有"重楼翠阜出霜晓"一句实写海市,其余全是议论。这是避实就虚的写法。如果把幻景写作真景,无论怎样尽情描绘,也是笨拙的写法。这一评论是很中肯的。

予闻登州海市久矣。父老云:"常出于春夏,今岁晚不复见矣。"予到官五日而去,以不见为恨①,祷于海神广德王之庙②,明日见焉,乃作此诗。

东方云海空复空,群仙出没空明中。

荡摇浮世生万象,岂有贝阙藏珠宫。

心知所见皆幻影,敢以耳目烦神工。

岁寒水冷天地闭,为我起蛰鞭鱼龙③。

重楼翠阜出霜晓,异事惊倒百岁翁。

人间所得容力取,世外无物谁为雄。

率然有请不我拒④,信我人厄非天穷⑤。

潮阳太守南迁归⑥,喜见石廪堆祝融⑦。

自言正直动山鬼⑧,岂知造物哀龙钟⑨。

伸眉一笑岂易得，神之报汝亦已丰。

斜阳万里孤鸟没，但见碧海磨青铜。

新诗绮语亦安用，相与变灭随东风。

【注释】

①恨：遗憾。

②广德王：相传为东海海神的封号。

③起蛰：从冬眠中唤醒。

④率然：贸然，不作深思的样子。

⑤厄：困境。

⑥潮阳太守：指韩愈。曾被贬岭南潮阳。

⑦石廪堆祝融：化自韩愈诗句。韩愈《谒衡岳庙遂宿岳寺题门楼》
　诗，有"石廪腾掷堆祝融"之句。石廪、祝融都为衡山山峰名。

⑧自言正直动山鬼：韩愈《谒衡岳庙遂宿岳寺题门楼》中有"岂非
　正直能感通"之句，苏轼化用其意。

⑨岂知造物哀龙钟：哪里想到是老天爷哀怜我这穷愁潦倒的人。龙
　钟，潦倒不得志的样子。

【译文】

　　我听说登州海市很久了。当地老人说："海市常出现在春季和夏季，
今年太晚看不到了。"我到任五天便要离去，因为没有看到海市而感到
遗憾，于是向广德王庙的海神祈祷，第二天果然看到了海市，于是作了这
首诗：

　　东方的云海空濛无边，群仙在天空中时隐时现。

　　飘浮荡漾的云气生出万般景象，岂会只用紫贝明珠装饰的龙宫水府？

　　心中知道所见的都是幻影，怎敢为了耳目的好奇来麻烦神力？

　　天寒水冷万物都闭藏不动，为我让他们苏醒鞭鱼驱龙。

　　在有霜的早晨出现了重重的楼台碧绿的山，如此异事让百岁老人都

感到吃惊。

　　人世间的东西还可靠人力取得,世外无物谁能称雄?

　　贸然祷告并没被拒绝,看来我以前的厄运并不是老天惩罚我。

　　潮阳太守韩愈贬官归来,高兴地看到石廪和祝融二峰。

　　他说是自己的正直感动了山神,哪知是老天爷对潦倒者的哀怜。

　　扬眉一笑哪里是容易得到的,神对你的恩赐已经足够多。

　　夕阳万里,孤鸟飞走,只见万顷碧海有如磨好的铜镜。

　　写这新诗绮语又有什么用,海市随着东风一起消失了。

　　东坡乞得海市。不时见光景,神物亦能爱魁磊之士乎①? 黄鲁直

【注释】

　　①魁磊:形容高超特出。

【译文】

　　东坡乞求见到了海市。在正常不会出现的时间见到光景,神物也喜欢东坡这样高超、特出的人吗? 黄鲁直

望海

【题解】

　　元丰八年(1085)十月,苏轼到登州任知州,短短五日后,便被改任礼部郎中赴京。《望海》便是苏轼登临登州蓬莱阁时所写,描绘出了一幅海阔天空、海天相际的绝美自然景观,非胸中有大气魄者不能做到。

　　登州蓬莱阁上①,望海如镜面,与天相际②。忽有如黑豆数点者,郡人云③:"海舶至矣。"不一炊久④,已至阁下。

【注释】

①蓬莱阁：位于今山东烟台的丹崖山上。

②际：交界。

③郡人：当地人。

④不一炊：意为不到做一顿饭的时间。

【译文】

在登州的蓬莱阁上，放眼望去，海面如同镜面一样平静无波，与天相连。突然看见有几点像黑豆似的东西，当地人说："海船到了。"不到做熟一顿饭的工夫，海船已经到了蓬莱阁下。

数语耳，而海天之色在望。

【译文】

只有几句话，而海天之色如在眼前。

书参寥梦

【题解】

苏轼在梦中得诗句有过多次，不过大都是醒了记录梦中诗句而已。而像本文中这样梦中诗句所描写的景象在七年之后出现的情况并不多见。不管是巧合，还是确有征兆，都是奇事一件。

仆在黄州，参寥自吴中来访，馆之东坡①。一日梦见参寥所作诗，觉而记其两句云："寒食清明都过了，石泉槐火一时新②。"后七年，仆出守钱塘，而参寥始卜居西湖智果院③。院有泉出石缝间，甘冷宜茶。寒食之明日，仆与客泛湖，自孤山来谒参寥,汲泉钻火,烹黄蘗茶。忽悟所梦诗,兆于七年之前。众客皆惊叹,知传记所载,非虚语也。元祐五年二月二十七日书。

【注释】

①馆:招待居住。

②槐火:用槐木取火。古时往往随季节变换燃烧不同的木柴以防时疫,冬取槐火。

③智果院:吴越时钱武肃王所建石佛院,后改"吴山智果院",位于西湖孤山旁。

【译文】

我在黄州时,参寥从吴中来访,住在东坡。一日梦中见到参寥所写的诗,醒来后记下两句:"寒食清明都过了,石泉槐火一时新。"七年之后,我到钱塘担任太守,而参寥则住在西湖智果院。院中有泉从石缝中流出,甘甜冷冽适合煮茶。寒食节第二天,我和客人泛湖游览,从孤山来拜访参寥,汲泉水生火,烹煮黄蘗茶。我忽然醒悟这就是梦中诗的景象,七年之前便有了征兆。一起去的客人都惊叹,由此知道传记所记载的并非是虚妄之言。元祐五年二月二十七日书。

南山

【题解】

此诗亦见《欧阳公集》,题为《游琅琊山》。

南山一尺雪,雪尽山苍然。涧谷深自暖,梅花应已繁①。使君厌骑从②,车马留山前。行歌招野叟③,共步青林间。

长松得高荫,盘石堪醉眠。只乐听山鸟,携琴写幽泉④。

爱之欲忘返,但苦世俗牵⑤。归来始觉远,明月高峰颠。

【注释】

①繁:众多。

②骑从:车马随从。

③行歌:一边走路一边唱歌。

④写:谱写。这里指作乐来弹奏。

⑤牵:牵制,牵挂。

【译文】

南山的积雪有一尺厚,雪融尽之后山色苍茫。涧谷幽深气候本就暖和,梅花应该已经开满枝头。

使君不让骑从跟随,车马都留在山前。边走边唱引来了山野老人,一起在山林中漫步。

山里的古松高大蔽荫,稳定坚固的石头能够酒后酣睡。只喜欢听山中鸟儿的鸣叫,带着琴弹奏出山泉的流淌声。

太喜欢这里希望留下不回去,只是苦于被人世俗事所牵扯。归来时才觉得路途遥远,明月高高地挂在山峰之巅。

此湖上南山诗。使君,先生自谓也。诸集俱刻“黄州”为题,误矣,今从外集正之。

【译文】

这首诗描写的是湖上南山景色。使君,是东坡先生自称。许多文集中都在题目中写有“黄州”,这是错误的,现在依从外集进行纠正。

寿星院寒碧轩

【题解】

寿星院位于杭州西湖葛岭。寒碧轩又名雨奇轩,位于寿星院,是杭州名胜之一,身处其中,西湖胜景可一览无遗。东坡曾多次来这里,与寺院中的长老相熟,故此才会在这首诗的结尾有戏谑之语,揶揄僧人为何身形肥硕。

> 清风肃肃摇窗扉,窗前修竹一尺围。
> 纷纷苍雪落夏簟①,冉冉绿雾沾人衣②。
> 日高山蝉抱叶响,人静翠羽穿林飞③。
> 道人绝粒对寒碧④,为问鹤骨何缘肥⑤?

【注释】

①苍雪:喻苍翠之竹叶。

②绿雾:言竹间青霭。

③翠羽:翠绿之鸟羽。这里指鸟。

④绝粒:道家语。指辟谷,即不食谷物的修炼方法。

⑤鹤骨:修道者的骨相。这里指身形。

【译文】

肃肃清风吹动着窗扉,窗前的修竹粗有一尺。

竹叶纷纷如同苍雪落在竹席之上,冉冉升腾的雾气把衣衫都打湿了。

太阳已高山蝉抱着叶子鸣叫,静无人声翠鸟穿过竹林飞过。

面对清幽的竹林绝粒修炼,为什么高僧的身形还如此肥胖?

如此诗,有一点尘气否? 但觉寒碧晶莹,浸人眉宇。

【译文】

如此诗,有一点世俗之气没有? 只觉得寒碧晶莹,浸染人的眉宇。

减字木兰花①

【题解】

此词是苏轼在杭州任职时,与僧人清顺交游,应清顺所请而作。二人的相识也颇为有趣,属文字之交。苏轼在去西湖游玩的时候,在某僧舍墙壁上见到一首诗:"竹暗不通日,泉声落如雨。春风自有期,桃李乱深坞。"苏轼很喜欢,询问后得知是僧人清顺所写,于是便主动求见,两人相见甚欢,遂结为诗友。

钱塘西湖,有诗僧清顺居其上,自名藏春坞。门前有二古松,各有凌霄花络其上②,顺常昼卧其下。子瞻为郡③,一日屏骑从过之,松风骚然④。顺指落花觅句,子瞻为赋此词。

【注释】

①减字木兰花:词牌名。又名"减兰""木兰香""天下乐令""玉楼春""偷声木兰花""木兰花慢"等。双调四十四字,前后段各四句,两仄韵两平韵。

②络:缠绕。

③为郡:担任郡守。

④骚然:形容风不停息的样子。

【译文】

钱塘西湖,诗僧清顺住在西湖边,自称居所为藏春坞。门前有两棵古松，都被凌霄花缠绕，清顺和尚白天常在松树下休息。子瞻担任太守时，有一天没有让骑从跟随前来拜访，风一阵阵吹过松树。清顺指着落花求诗，子瞻为其写了这首词。

双龙对起①，白甲苍髯烟雨里。疏影微香，下有幽人昼梦长②。

湖风清软③，双鹊飞来争噪晚。翠飐红轻④，时下凌霄百尺英⑤。

【注释】

①双龙：以两棵松树为喻。

②幽人：指清顺禅师。

③清软：形容微风和煦。

④飐（zhǎn）：风吹物使颤动。

⑤英：指凌霄花。

【译文】

两棵松树相对，如同白甲苍髯的巨龙一样在烟雨中飞腾。在疏朗的树影下，仿佛有一股淡淡的清香，幽隐之人大白天正在树底下沉睡。

湖风和煦，两只喜鹊在晚照中飞来叽叽喳喳叫个不停。风吹叶动，红色的凌霄花轻颤，不时有百尺高处的凌霄花飘下。

西湖多诗僧。熙宁间，有清顺字怡然，可久字逸老，所居皆湖山胜处。而清顺尤约介①，不妄交人，无大故不入城市②。士夫有以米粟馈者，受不过数斗，盍贮几上③，日取二三合啖之。蔬笋之供，恒缺乏也。东坡一日游西湖僧舍，壁间见小诗云："竹暗不通日，泉声落如雨。春风自有期，桃李乱深坞。"问谁所作,或以清顺对。即日求得之,声名顿起。

【注释】

①约介:清约介静。

②大故:大的缘故。

③盎:容器。这里指装米的容器。

【译文】

西湖有很多诗僧。熙宁年间,有清顺字怡然,可久字逸老,所住都在湖山名胜之处。而清顺尤其清约介静,不随意与人结交,没有重要之事不进城。有士大夫馈赠粟米,只愿意接受数斗,米盎放在几上,每天取二三合来吃。蔬笋等常常短缺。东坡有一天游西湖僧舍,在壁间看到写有诗句:"竹暗不通日,泉声落如雨。春风自有期,桃李乱深坞。"东坡询问是谁写的诗,有人回答是清顺所写。东坡当天便求见,由此清顺声名顿起。

泛颍①

【题解】

宋哲宗元祐六年（1091）八月,当时的苏轼由翰林学士承旨兼侍读出知颍州。远离党争的苏轼常到颍水之湄游览,甚至十日九临。此诗便是游颍水时所作。全诗融叙事、写景、说理为一体,借着吏民之口凸显出了一个爱水成癖的有趣太守形象,表达了欲寄情山水、超脱官场纷争的心愿。

我性喜临水,得颍意甚奇。到官十日来,九日河之湄②。
吏民笑相语,使君老而痴。使君实不痴,流水有令姿③。
绕郡十余里,不驶亦不迟。上流直而清,下流曲而漪④。

画船俯明镜⑤,笑问汝为谁。忽然生鳞甲,乱我须与眉。
散为百东坡,顷刻复在兹。此岂水薄相⑥,与我相娱嬉。
声色与臭味,颠倒眩小儿⑦。等是儿戏物,水中少磷淄⑧。
赵陈两欧阳⑨,同参天人师。观妙各有得,共赋泛颍诗。

【注释】

①颍:指颍水。

②湄(méi):水草相接处,即指水滨。

③令姿:美好的姿态。令,美好。

④漪:水的波纹。

⑤明镜:指清澈的水面。

⑥薄相:捉弄、开玩笑之意。

⑦眩(xuàn):使人眩惑迷乱。

⑧磷淄:比喻受环境影响发生不良变化。出自《论语·阳货》:"不
　曰坚乎? 磨而不磷;不曰白乎? 涅而不淄。"

⑨赵陈两欧阳:与苏轼同游的四人。赵指赵令畤,陈指陈师道,两欧
　阳指欧阳修之子欧阳辩与欧阳棐。

【译文】

我生性喜爱在水边游玩,见到颍水实在惊奇不已。到达任所才不过
十天,就有九天来到颍水之滨。

小吏和百姓互相说笑:这个太守真是老迈而痴呆。其实太守并不痴
呆,而是流水有着美好的姿态。

环绕郡城十多里,水流不急也不缓。上流的水笔直而清澈,下流的
水曲折多波澜。

我从画船上俯视明镜般的水面,笑问水中身影你到底是哪位? 忽然
间风过处水面生出鳞甲,吹乱了我的胡须和双眉。

水面上分散成一百个东坡，一会儿风平浪静我的身影又恢复如初。这哪里是水存心捉弄我，它不过是在和我做游戏。

我想到声色气味等东西，使世间小儿眩惑迷乱。跟水同样都是儿戏之物，水却不会让人本性磨损和改变。

赵、陈和两位欧阳公子，都一同参悟天人之道。观察事物的深微与神妙各有所得，共同赋写泛舟颍水之诗。

　知之者得其哀怨，不知者以为豁达。刘须溪

【译文】

知道的人能感受到哀怨，不知道的人却以为是豁达。刘须溪

书昙秀诗

【题解】

昙秀是扬州僧人，生平不详，但能诗善文，苏轼在扬州与其多有交往。此文所记便是一次与昙秀交游的经过，其中收录了昙秀的诗句，想象力丰富，境界颇为宏大。

予在广陵①，与晁无咎、昙秀道人，同舟送客山光寺②。客去，予醉卧舟中。昙秀作诗云："扁舟乘兴到山光，古寺临流胜气藏③。惭愧南风知我意，吹将草木作天香④。"予和云："闲里清游借隙光，醉时真境发天藏。梦回拾得吹来句，十里南风草木香。"予昔对欧阳文忠公诵文与可诗云："美人却扇坐，羞落庭下花。"公云："此非与可诗，世间元有此句，与可拾得耳。"

【注释】

①广陵:即今江苏扬州。

②山光寺:位于扬州东北湾头镇。

③胜气:指美丽的景色。

④天香:芳香的美称。

【译文】

我在广陵时,曾和晁无咎、昙秀道人,一同乘船送客到山光寺。客人离去后,我醉卧在舟中。昙秀作诗道:"扁舟乘兴到山光,古寺临流胜气藏。惭愧南风知我意,吹将草木作天香。"我和道:"闲里清游借隙光,醉时真境发天藏。梦回拾得吹来句,十里南风草木香。"从前,我对欧阳文忠公吟诵文与可的诗:"美人却扇坐,羞落庭下花。"欧阳文忠公说:"这不是与可的诗,世上原本有此诗,与可捡到了而已。"

临城道中作^①并引

【题解】

这首诗作于宋哲宗绍圣元年(1094)离任定州南迁途中。据《宋史·哲宗本纪》,绍圣元年,苏轼坐讥刺神宗贬知英州。虽然苏轼当时身处贬谪途中,但此诗格调却并不低沉,描述风景既壮丽,心境亦属磊落。

予初赴中山,连日风埃^②,未尝了了见太行也^③。今将适岭表^④,颇以是为恨^⑤。过临城、内丘^⑥,天气忽清彻。西望太行,草木可数,冈峦北走^⑦,崖谷秀杰。忽悟叹曰:"吾南迁其速返乎,退之衡山之祥也^⑧。"书以付迈,使志之^⑨。

逐客何人着眼看^⑩,太行千里送征鞍^⑪。

未应愚谷能留柳^⑫,可独衡山解识韩^⑬。

【注释】

①临城：今属河北。

②风埃：被风吹起的尘土。

③了了：清晰。

④岭表：岭南。

⑤恨：遗憾。

⑥内丘：地名。今属河北。

⑦北走：向北延伸。

⑧衡山之祥：指韩愈从贬所北还，路经衡山时，天气忽然由阴转晴。

⑨志：记。

⑩逐客：被放逐的人。

⑪征鞍：旅行者所乘的马。这里指逐客。

⑫未应：不算，不是。愚谷：即愚溪，柳宗元《愚溪诗序》："余以愚触罪，谪潇水上，爱是溪……古有愚公谷……故更之为愚溪。"

⑬解识：了解，熟悉。韩：指唐代大文豪韩愈。韩愈被贬连州时，曾路过衡山。

【译文】

我当初去定州的时候，连日大风漫天尘土，没有清楚地眺望太行山。现在将要去岭南，对此感到很遗憾。路过临城、内丘时，天气忽然清彻。向西远望太行山，山上的草木都历历可数，山峦起伏向北延伸，崖谷秀美壮丽。忽然醒悟叹息道："我南迁大概很快就会返回吧，韩退之在衡山也曾遇到这样的吉兆。"写下来交给儿子苏迈，让他记下这件事。

被放逐的人有谁会着眼相看，只有太行山千里相送。

愚溪留不住柳宗元，只有衡山能够了解韩愈。

天竺寺①并引

【题解】

苏轼之所以"感涕不已",不只是为了白居易题壁诗句不存,更是因为睹物思人,想到了四十七年前亡父苏洵曾和他谈及天竺寺和白居易的诗。如今亲自来到了天竺寺,父亲却已故去,空留下眼前的刻石和久远的回忆。

予年十二,先君自虔州归②,为予言:"近城山中天竺寺,有乐天亲书诗云③:'一山门作两山门,两寺元从一寺分。东涧水流西涧水,南山云起北山云。前台花发后台见,上界钟清下界闻。遥想吾师行道处,天香桂子落纷纷。'笔势奇逸,墨迹如新。"今四十七年矣。予来访之,则诗已亡,有刻石存焉。感涕不已④,而作是诗。

【注释】

①天竺寺:本名修吉寺,位于虔州万松山边。唐代高僧韬光大师（原为杭州灵隐寺住持）自杭州天竺寺移锡虔州,遂改修吉寺为天竺寺。

②虔州:治今江西赣州。

③乐天亲书诗:指白居易的《寄韬光禅师》。

④感涕:感伤流泪。

【译文】

我十二岁时,先父从虔州归来,告诉我:"虔州城附近山中有一座天竺寺,寺中有白乐天亲手所书诗:'一山门作两山门,两寺元从一寺分。东涧水流西涧水,南山云起北山云。前台花发后台见,上界钟清下界闻。

遥想吾师行道处,天香桂子落纷纷。'笔势奇逸,墨迹如新写的一样。"这件事距离现在四十七年了。我来寻访的时候,乐天的诗已不见了,但刻石还在。我感伤流泪不已,而写了这首诗。

> 香山居士留遗迹,天竺禅师有故家①。
> 空咏连珠吟叠璧,已亡飞鸟失惊蛇②。
> 林深野桂寒无子,雨浥山姜病有花③。
> 四十七年真一梦,天涯流落泪横斜。

【注释】

①天竺禅师:指唐代高僧韬光大师。

②已亡飞鸟失惊蛇:指乐天诗已不见了。飞鸟、惊蛇都是形容白居易书法笔势纵横之态。

③浥:湿润。山姜:苍术别名。开白色小花,根茎可入药,具有燥湿健脾、祛风散寒之功。

【译文】

香山居士在此地留下了遗迹,天竺禅师也曾住在这里。

空吟出了美妙的叠字诗句,灵动的书法也已经消亡。

树林深处的野桂因天冷还没有结子,被雨水打湿幸好山姜已经开花。

四十七年过去了真如同一场梦,天涯流落之人不禁泪水横流。

　　唐韬光禅师,自钱塘天竺来,住此山。乐天守苏日,以此诗寄之。

　　"连珠""叠璧",谓此首尾重字,境与诗适可如此,故自佳。刘须溪

【译文】

唐代韬光禅师,从钱塘天竺寺而来,住在此山中。乐天任苏州太守的时候,将此诗寄给了他。

"连珠""叠璧"指白居易诗的首尾重叠用字,情境与诗正好可以这样,所以自是佳作。刘须溪

碧落洞①

【题解】

《碧落洞》为宋绍圣元年(1094)九月,苏轼被贬惠州,途经英州时所作。碧落洞是当地的一大名胜,不仅洞中有洞,壮观奇丽,而且人文气息浓厚,在两侧的崖壁上存留了唐五代以来的题刻一百余通,其中就包括了苏轼这首《碧落洞》诗。

槎牙乱峰合②,晃荡绝壁横。遥知紫翠间,古来仙释并③。
阳崖射朝日④,高处连玉京⑤。阴谷扣白月,梦中游化城⑥。
果然石门开,中有银河倾。幽龛入窈窕⑦,别户穿虚明⑧。
泉旒下珠琲⑨,乳盖交缦缨⑩。我行畏人知,恐为仙者迎。
小语辄响答,空山自雷惊⑪。策杖归去来,治具烦方平⑫。

【注释】

①碧落洞:位于今广东英德南燕子岩南端。

②槎牙:错杂不齐,多用以形容高低不一的群峰。

③仙释并:指佛、道并存。

④阳崖:向阳的山崖。

⑤玉京:道家指天帝在天上的居所。

⑥化城：佛教指一时幻化的城郭，即幻境。

⑦窈窕：深邃的样子。

⑧虚明：空明。

⑨珠琲（bèi）：珠串。多形容形似珠串的水珠等。

⑩乳盖：洞顶悬垂的钟乳石。

⑪自雷：一本作"白云"。

⑫方平：传说中的仙人王方平。

【译文】

高低错杂的乱峰环抱中，空旷处横着一处陡峭的崖壁。听说紫红草绿的山林间，自古神仙菩萨都住在其中。

向阳的山崖折射出朝日，高处连接着天帝华宫。背阳的山谷留住月光，仿佛睡梦中幻游仙境。

石门打开了，里面似有银河下倾。幽洞深不可测，别户穿透空明。

洞底泉流上落着串串明珠似的水滴，头顶钟乳石又像系着武士冠缨。我此行没让人知道，为的是恐怕仙者来迎。

小声说话每每山回谷应，寂静的空山里会令白云吃惊。还是扶杖归去罢，免得烦扰仙人为我收拾行装。

在英州下十五里。先生自注。

【译文】

在英州下十五里。先生自注。

题广州清远峡山寺

【题解】

此诗作于哲宗绍圣元年（1094）九月，当时苏轼正在前往惠州的途中。峡山寺位于清远飞来峡后的北江边,为南朝梁武帝时始建,原名正德寺。相关的传奇和古迹甚多。现在通称飞来寺。

　　轼与幼子过同游峡山寺,徘徊登览,想见长老寿公之高致①。但恨溪水太峻,当少留之。若于淙碧轩之北,作一小闸,潴为澄潭②,使人过闸上,雷吼雪溅,为往来之奇观。若夏秋水暴,自可为启闭之节。用阴阳家说③,寺当少富云。绍圣元年九月十三日。

【注释】

①高致:高尚的志趣。

②潴(zhū):水积聚。

③阴阳家:指看风水、占卜之人。

【译文】

轼与幼子苏过同游峡山寺,徘徊登览,可以想见长老寿公的高雅情致。只是遗憾溪水太过峻急,只好稍微停留。如果在淙碧轩之北,建一小闸,将水留住,汇成一个澄清的深潭,使人从闸上经过,便能欣赏如雷鸣雪溅一般的溪水,也是一大景观。若遇夏秋水涨,还可以节制水流。依阴阳家说,寺也会稍微富裕一些。绍圣元年九月十三日。

峡山寺

天开清远峡①,地转凝碧湾②。我行无迟速,摄衣步屏颜③。

山僧本幽独,乞食况未还。云硪水自舂④,松门风为关⑤。

石泉解娱客,琴筑鸣空山⑥。佳人剑翁孙⑦,游戏暂人间。

忽忆啸云侣,赋诗留玉环⑧。林空不可见,雾雨霾髻鬟⑨。

【注释】

①清远峡:今飞来峡,北江流经的一个峡谷,以水流湍急著称。

②凝碧湾:位于清远峡前,以其水绀碧而得名。

③屏颜:指高峻的山岭。

④云碓(duì):石碓。

⑤松门:王羲之《游四郡记》:永宁县界海中有松门四。岸及屿上,皆生松,故名松门。

⑥筑:古时一种十三弦琴。

⑦佳人剑翁孙:《吴越春秋》记越国一女子善剑术,道遇老翁,翁自称袁公,两人比剑时,袁公忽飞上树,化为白猿。

⑧忽忆啸云侣,赋诗留玉环:唐传奇《袁氏传》载:孙恪游洛中,娶袁氏女为妻,十余年后同至峡山寺,袁氏将一个玉环献给老僧,说是院中旧物。不一会儿,有十几只野猿悲啸而来。袁氏恻然,在墙壁上题诗云:“刚被恩情役此心,无端变化几湮沉。不如逐伴归山去,长啸一声烟雾深。”然后化成老猿和群猿一起离去。

⑨髻鬟(jì huán):妇女的发式,呈环形。

【译文】

据说天神开凿的清远峡,在地势弯转处形成了凝碧湾。我不紧不慢地来游,提起衣裳步上了高峻的山岭。

山寺的僧人本来就很孤独,此刻又外出化斋未见归还。流水推动着石碓自动舂米,山风吹动着松门。

奇石、清泉懂得取悦客人,声音似琴若筑回响在空山。传说中的佳人剑翁遁形何处?只不过暂时游戏在人间。

忽然想起旧时在此长啸的野猿,赋诗离去却留下了玉环。遥望林密山深不可复见,风雨迷漫遮蔽了髻鬟。

《传奇》所记孙恪、袁氏事①,即此寺。至今有人见白猿者。先生自注。

广德中,有孙恪者,游洛中,遇袁氏女,遂纳为室。后十余年,同至峡山寺。袁氏欣然改服理鬟②,诣老僧,乃持一碧玉环献僧,曰:"此是院旧物。"僧初不晓。及斋罢,有野猿数十,悲啸扪萝而跃③。袁氏恻然,俄命笔题诗云④:"无端变化几湮沉,刚被恩情役此心。不如逐伴归山去,长啸一声烟雾深。"诗毕,遂裂衣化为老猿,追啸者跃树而去。老僧方悟,曰:"乃贫道为沙门时所养者。碧玉环,则胡人所施,系于其颈者。"

【注释】

①《传奇》:唐代裴铏所著的传奇小说集。

②改服:更换衣服。

③扪萝:攀援葛藤。

④命笔:执笔书写。

【译文】

《传奇》中所记孙恪、袁氏故事中提到的便是这座峡山寺。到现在还有人见到过白猿。先生自注。

广德年中,有一个叫孙恪的人,在洛中游览时,见到一个袁氏女子,便娶为妻室。过了十余年,一起到了峡山寺。袁氏欣然更改衣服整理鬟发,拜见老僧,将一个碧玉环献给老僧,说:"这是寺院的旧物。"僧人开始没有明白。等到斋饭完毕,有几十个野猿,悲哀地长啸,攀援葛藤而跃。袁氏露出悲哀的样子,然后提笔写诗:"无端变化几湮沉,刚被恩情役此心。不如逐伴归山去,长啸一声烟雾深。"写完诗,便撕开衣服化为老猿,追着长啸的猿跃树离开。老僧这才明白,说:"这是我还是沙门时所养的猿猴。碧玉环则是胡人布施之物,系在猿猴脖子上的。"

题罗浮

【题解】

苏轼对罗浮山慕名已久,特别是对于曾在此炼丹的葛洪更视为前世的知己。因此,来到惠州,苏轼当然要到罗浮山一游。此文记录的是苏轼第一次游览罗浮的经过,游寺观庙宇,拜见高僧,礼拜佛像,饮尝佛泉,入住寺院……罗浮山秀美的风光深深吸引了苏轼,让其短暂地忘却南谪的烦恼,而产生了乐而忘返之感。

绍圣元年九月二十七日,东坡公迁于惠州,舣舟泊头镇①。明晨肩舆十五里,至罗浮山,入延祥、宝积寺,礼天竺瑞像,饮梁僧景泰禅师卓锡泉,品其味,出江水上远甚②。东三里至长寿观。又东北三里,至冲虚观。观有葛稚川丹灶。登朱仙者朝斗坛。观坛上所获铜龙六、鱼一。坛北有洞,曰朱明,蓁莽不可入③。水出洞中,锵鸣如琴筑。水中皆菖蒲,生石上。道士邓守安,字道立,有道者也。访之,适出。坐遗履轩,望麻姑峰。方饮酒,进士许毅来游,呼与饮。既醉,还宿宝积中阁。夜大风,山烧壮甚④,有声。晨粥已,还舟,憩花光寺。从游者,幼子过,巡检史珏,宝积长老齐德,延祥长老绍冲,冲虚道士陈熙明。山中可游而未暇者,明福宫、石楼、黄龙洞,期以明年三月复来。

【注释】

①舣(yǐ)舟:停船靠岸。

②出:超出,胜过。

③蓁（zhēn）莽：丛杂的草木。

④山烧：犹山火。

【译文】

绍圣元年九月二十七日，东坡公南迁惠州，停舟泊头镇。第二天早晨乘肩舆行十五里，至罗浮山，入延祥寺、宝积寺，拜天竺瑞像，饮梁僧景泰禅师卓锡泉，品其味道，感觉远比江水更好。东行三里至长寿观。又东北行三里，至冲虚观。观中有葛稚川的炼丹灶。登朱真人朝斗坛。观赏在坛上找到的铜龙六条、铜鱼一条。坛北有洞，名为朱明洞，荆棘丛生，无法进入。水从洞中流出，叮咚如琴筑之声。水中都是菖蒲，生在石上。道士邓守安，字道立，是有道之人。正要拜访他，不巧外出了。便坐在遗履轩中，远望麻姑峰。正饮酒时，进士许毅来游，呼之共饮。醉后，回到宝积中阁过夜。夜间刮起大风，山火的景象颇壮观，声音很大。早晨吃过稀饭，回到船上，至花光寺休息。一起出游的有：幼子苏过，巡检史珏，宝积寺长老齐德，延祥寺长老绍冲，冲虚观道士陈熙明。山中可游而无暇游玩的有：明福宫、石楼、黄龙洞，相约明年三月再来。

信笔写去，简则可喜。

【译文】

信笔而写，轻简而令人欢喜。

游罗浮山一首示儿子过

【题解】

本诗是绍圣元年（1094）九月底，苏轼南迁惠州，游罗浮山时所作。苏轼在惠州数年，多次游历过罗浮山，但此次算是首次前来，故此笔下对于罗浮山的风景和传说都很好奇，充满了新鲜感。诗中用典非常多，其中与养生修道相关者很多,这与罗浮山在道教和养生文化中独特的地位是分不开的,更何况苏轼更把葛洪视为前世的知己。从诗中可以看出,不只是苏轼,他的儿子,乃至于苏辙此时期对于修道都有着浓厚的兴趣。

　　人间有此白玉京[1],罗浮见日鸡一鸣[2]。
　　南楼未必齐日观,郁仪自欲朝朱明[3]。
　　东坡之师抱朴老[4],真契早已交前生。
　　玉堂金马久流落,寸田尺宅今归耕。
　　道华亦尝咦一枣[5],契虚正欲仇三彭[6]。
　　铁桥石柱连空横,杖藜欲趁飞猱轻[7]。
　　云溪夜逢喑虎伏[8],斗坛昼出铜龙狞。
　　小儿少年有奇志,中宵起坐存黄庭[9]。
　　近者戏作凌云赋,笔势仿佛《离骚经》。
　　负书从我盍归去[10],群仙正草《新宫铭》。
　　汝应奴隶蔡少霞[11],我亦季孟山玄卿[12]。
　　还须略报老同叔[13],赢粮万里寻初平[14]。

【注释】

①白玉京:传说中天帝所居之处。

②鸡一鸣:鸡叫头遍,指半夜。

③郁仪:传说中的日神,又叫郁华。朱明:指朱明洞,罗浮山中道教胜地之一。

④抱朴:葛洪,字稚川,号抱朴子。

⑤道华:指唐永乐道士侯道华,窃食邓天师药,仙去。

⑥契虚:唐代僧人,遇人导游稚川仙府。三彭:道家认为人身上有三

个作祟之神,都姓彭,所以叫三彭。

⑦飞猱(náo):善于攀援腾跃的猿。

⑧喑:哑,缄默。

⑨中宵:半夜。

⑩负书:背负着书籍。

⑪蔡少霞:唐代薛用弱《集异记》中记载:蔡少霞做梦被仙人召去,

　　令书写碑文《苍龙溪新宫铭》,该铭文系紫阳真人山玄卿所撰。

⑫季孟:指伯仲之间,不相上下。

⑬老同叔:指苏辙,号同叔。

⑭初平:指黄初平,又叫黄大仙,本名皇初平,东晋人,传说中的仙人。

【译文】

人间竟然也有天上的宫阙,罗浮山鸡鸣头遍居然就能看到日出。

南楼不一定能够被阳光照到,日神郁仪自然会去朱明洞中朝拜。

东坡素来以抱朴子为师,将他当作前生结交的知己。

离开玉堂、金马已经流落很久,寸田尺宅正好现在来勤加修炼。

侯道华也尝经吃过仙枣,契虚正要以三彭为仇敌。

铁桥和石柱横在空中,拄着藜杖想要追逐飞奔的猿猴。

夜晚在云溪遇到伏地的哑虎,白天朝斗坛中飞出狰狞的铜龙。

小儿年纪虽小有奇特的志向,半夜起身修炼黄庭术。

最近他戏作了凌云赋,文中的笔势仿佛《离骚经》。

何不背着书和我一起归去,群仙们正在起草《新宫铭》。

你应该以蔡少霞为奴,我和山玄卿也是难分伯仲。

还要把此事稍微告知老同叔,背着粮食不远万里寻找黄初平。

　　刘梦得有诗记罗浮夜半见日事①,山不甚高,而夜见日,此可异也。山有二楼,今延祥寺在南楼下,朱明洞在冲虚观后,云是蓬莱第七洞天②。唐永乐道士侯道华窃食邓天师药仙去③，永乐有无核枣，人不可得，道华独得之。予在岐下，亦尝得食一枚。唐僧契虚遇人导游稚川仙府④，真人问曰："汝绝三彭之仇乎？"虚不能答。山上有铁桥石柱人罕至者，又有哑虎巡山。冲虚观后有朱真人朝斗坛，近于坛上获铜龙六、铜鱼一。唐有梦铭，云"紫阳真人山玄卿撰"。又有蔡少霞者，梦遣书牌，题云："五云阁吏蔡少霞书。"先生自注。

【注释】

①刘梦得有诗记罗浮夜半见日事：即刘禹锡在《有僧言罗浮事，因为诗以写之》诗中云："赤波千万里，拥出黄金轮。"

②洞天：道教语。指神仙居住的名山胜地。

③永乐：地名。位于今山西蒲州。

④稚川：指葛洪，字稚川，自号抱朴子。

【译文】

刘梦得有诗描述在罗浮夜半看见太阳之事，罗浮山并不很高，却能夜半见日，确实令人惊异。罗浮山有二楼，延祥寺在南楼之下，朱明洞在冲虚观后，据说是蓬莱第七洞天。唐代永乐的道士侯道华因为偷吃了邓天师的药飞升而去，永乐有无核枣，人不容易得到，而道华却得到了。我在岐下的时候，也曾经吃过一枚无核枣。唐代僧人契虚遇到神人导游葛稚川的仙府，真人问："你断绝了三彭没有？"契虚不能回答。山上有铁桥石柱人迹罕至，又有哑虎山。冲虚观后有朱真人朝斗坛，最近在坛上得到六个铜龙、一个铜鱼。唐代有人梦中写铭文，云"紫阳真人山玄卿撰"。又有叫蔡少霞的人，在梦中被人命令写牌文，题为："五云阁吏蔡少霞书。"先生自注。

罗浮异境

【题解】

文中记载了罗浮山都虚观某道士的奇异事迹,不过正如苏轼所说"罗浮凡圣杂处",此事在其他地方或属神奇,但在罗浮,似乎只是寻常事而已。

有官吏自罗浮都虚观游长寿[①],中路睹见道室数十间[②],有道士据槛坐[③],见吏不起。吏大怒,使人诘之[④],至则人室皆亡矣。乃知罗浮凡圣杂处,似此等异境,平生修行人有不得见者,吏何人,乃独见之! 正使一凡道士见己不起,何足怒? 吏无状如此[⑤],得见此者必前缘也。

【注释】

①都虚观:即冲虚观。长寿:指长寿观。

②中路:半路。

③槛:门槛。

④诘:叱问。

⑤无状:行为失检,没有礼貌。

【译文】

有一个官吏从罗浮冲虚观来游长寿观,半路上见到数十间道室,有一位道士坐在门槛上,见官吏来到也不起立。官吏大怒,叫人去质问他,那人刚走到,道人和房子都不见了。可见罗浮一带凡人和神仙杂居,像这种奇异的景象,一生修行的人也有见不到的,这个官吏是什么人,竟能见到。即使是一个普通道士,见到自己没有起立,也不值得发火。这官吏如此没有礼貌,却能见到这种景象,必定是前生的因缘。

浣溪沙

【题解】

绍圣元年（1094）十月十三日，甫到惠州没多久的苏轼与友人同游大云寺，撰写了这首《浣溪沙》。全词语句清新，充满了丰富的想象力，凸显了在山水间与友人纵情畅饮的闲适，表达了对自由美好飘逸境界的向往和羡慕，同时也隐约流露了作者内心的苦闷。

绍圣元年十月十三日，与程乡令侯晋叔、归安簿谭汲游大云寺。野饮松下，设松黄汤①，作此阕②。余近酿酒，名万家春，盖岭南万户酒也。

罗袜空飞洛浦尘③，锦袍不见谪仙人④。携壶藉草亦天真⑤。

玉粉轻黄千岁药⑥，雪花浮动万家春。醉归江路野梅新。

【注释】

①松黄汤：即用松花制成的茶汤。松黄，即松花。

②阕：一首词为一阕。

③罗袜空飞洛浦尘：语出曹植《洛神赋》："凌波微步，罗袜生尘。"罗袜，丝罗制的袜，指代洛神。此句暗指世上空留下《洛神赋》，才华横溢的曹植已经逝去了。

④锦袍：和"谪仙"都指李白。《新唐书·李白传》："白浮游四方，尝乘月与崔宗之自采石至金陵，着宫锦袍坐舟中，旁若无人。"

⑤携壶：带着酒壶。

⑥玉粉轻黄：指松黄。

【译文】

绍圣元年十月十三日，我和程乡县令侯晋叔、归安主簿谭汲一起游

玩大云寺。在野外松下饮酒,煮松黄汤来喝,写了这首词。我最近酿的
酒,名叫万家春,就是岭南的万户酒。

世上空有《洛神赋》,才华横溢的曹植已经逝世了,穿着锦袍的谪仙
人再也看不见。带着酒坐在草地上也非常自在。

淡黄色的松花是延年益寿之药,万家春酒的白沫如同雪花浮在杯
中。酒醉之后返回,看到江边的路上新开了几枝梅花。

记游白水岩①

【题解】

绍圣元年(1094)十月十二日,苏轼游览了位于惠州的白水山,并写
下了这篇游记。这是一篇生动简练的游记,主要按照时间顺序展开描写:
白天沐温泉,赏瀑布,观佛迹;傍晚看野火烧山,中流击水;夜晚则是饮酒、
食菜、写文。在一百余字的短文中,从白昼写到深夜,惠州白水山的各种
风景历历在目,体现了苏轼写文章叙事功力的深厚。

绍圣元年十月十二日,与幼子过游白水山佛迹院,浴于
汤池②,热甚,其源殆可以熟物③。循山而东④,少北,有悬水
百仞⑤,山八九折⑥,折处辄为潭,深者磓石五丈⑦,不得其所
止。雪溅雷怒⑧,可喜可畏。水崖有巨人迹数十,所谓佛迹
也。暮归,倒行⑨,观山烧火甚,俯仰度数谷⑩。至江上月出,
击汰中流⑪,掬弄珠璧⑫。到家,二鼓矣。复与过饮酒,食余
甘⑬,煮菜,顾影颓然⑭,不复能寝。书以付过。东坡翁。

【注释】

①白水岩:位于罗浮山东北。

②汤池：温泉池。

③殆：大概。

④循：沿着。

⑤悬水：瀑布。

⑥折：这里是转弯的意思。

⑦碓（duī）石：以绳拴石垂下。

⑧雪溅雷怒：形容瀑布坠入深潭，溅起像雪一样白的水花，发出雷鸣般的声音。

⑨倒行：沿着来时的路往回走。

⑩俯仰：指下坡上坡。

⑪击汰：拍击水波。

⑫掬弄：双手捧而戏弄。

⑬余甘：或称余甘子，即橄榄，因其回味有余甘，故名。

⑭頹然：酒醉的样子。

【译文】

绍圣元年十月十二日，我和小儿子苏过一起去白水山佛迹院游玩，在汤池中沐浴，水很热，源头大概可以煮熟食物。沿着山向东走，再往北走一点，有百仞高的瀑布，山势有八九处转弯的地方，每处转弯都成了一汪水潭，用绳子拴住石头往下放了五丈，还没有到底。流水像白雪一样四处飞溅，声响如雷鸣一般，既令人喜爱，也令人恐惧。水崖上有几十处巨人活动留下的痕迹，也就是人们所说的佛迹。晚上往回走时，沿原路返回，看到山上燃烧的野火十分壮观，上上下下走过了很多道山谷。到达江边时，山中的月亮出来了，在江中划船，掬水玩弄星月之影。回到家时已经二更天了。重新和苏过饮酒，吃橄榄，煮菜，自顾已是醉了，睡意全无。就把经历写下来交给苏过。东坡翁。

不用虚而韵足，不模写而景足，如画家萧萧数笔，含意

无穷。此等在坡集皆上乘也。王圣俞

【译文】

不用虚构而很有韵味，不用摹写而景色俱足，如同画家淡淡几笔，却含意无穷。这些文章在东坡集中都属于上乘之作。王圣俞

白水山佛迹岩①

【题解】

本文与上篇《记游白水岩》一文可互参。本诗先总写罗浮山，后分写白水山与佛迹岩，层次分明而又互相勾连为一体。作者善于引入神话，富于夸张，将自然物写得神态生动而具有个性，将一切景物都染上神奇色彩，展示了瑰丽丰富的浪漫主义想象。清代学者纪昀认为这首诗"奇气坌涌，无一语不警拔"。

何人守蓬莱，夜半失左股②。浮山若鹏蹲，忽展垂天羽③。
根株互连络，崖峤争吞吐④。神工自炉韛⑤，融液相缀补⑥。
至今余隙罅，流出千斛乳。方其欲合时，天匠麾月斧⑦。
帝觞分余沥，山骨醉后土⑧。峰峦尚开阖，涧谷犹呼舞。
海风吹未凝，古佛来步武⑨。当时汪罔氏⑩，投足不盖拇。
青莲虽不见⑪，千古落花雨。双溪汇九折，万马腾一鼓。
奔雷溅玉雪，潭洞开水府。潜鳞有饥蛟，掉尾取渴虎。
我来方醉后，濯足聊戏侮。回风卷飞霉，掠面过强弩。
山灵莫恶剧，微命安足赌。此山吾欲老，慎勿厌求取。
溪流变春酒，与我相宾主。当连青竹竿，下灌黄精圃⑫。

【注释】

① 佛迹岩:位于惠州东北二十里的白水山,此处悬崖上有几十处巨人的印迹,传说认为是佛迹,故此得名。

② 失左股:意为蓬莱的一部分浮走了。左股,左大腿。相传罗浮山中的浮山系从蓬莱山飘来,与罗山并体,所以叫罗浮山。

③ 浮山若鹏蹲,忽展垂天羽:化用自《庄子·逍遥游》:"鹏之背不知其几千里也,怒而飞,其翼若垂天之云。"

④ 崖峤:悬崖和尖峭高山。争吞吐:形容山峦高低起伏之状。

⑤ 鞲(gōu):《玉篇》:"鞲,结也。"

⑥ 缀补:即补缀。修补连缀。

⑦ 麾月斧:挥动修月之斧。典出《酉阳杂俎·天咫》:"常与一王秀才游嵩山……见一人布衣,衣甚洁白,枕一襆物,方眠熟。即呼之……其人笑曰:'君知月乃七宝合成乎?月势如丸,其影,日烁其凸处也。常有八万二千户修之,予即一数。'因开襆,有斤凿数事。"麾,同"挥"。

⑧ 后土:古时称地神或土神。

⑨ 步武:脚步。

⑩ 汪罔氏:《史记·孔子世家》:"客曰:'防风何守?'仲尼曰:'汪罔氏之君守封、禺之山,为厘姓。在虞、夏、商为汪罔,于周为长翟,今谓之大人。'"

⑪ 青莲:青色莲花。佛教以为莲花清净无染,故常用以指称和佛教有关的事物。《楞严经》云:"即时天雨百宝莲花,青、黄、赤、白,间错纷揉。"

⑫ 黄精:古代养生家常服食的药物,被视为上药。《抱朴子·仙药篇》"黄精一名兔竹,一名救穷,一名垂珠。服其华胜其实,服其实胜其根。"

【译文】

是哪位天神在守卫蓬莱山？半夜里山的一部分漂浮走了。浮山如同大鹏一样蹲踞，忽然展开了大可垂天的翅膀。

浮山与罗山如树木之根株紧连在一起，峰峦起伏。神工开启了炉灶，用熔炉中的融液来补缀山体。

罗浮山一直到现在还留有隙罅，从中流出千斛的乳泉。两山将要合在一起时，天匠挥动起月斧来进行修补。

天帝饮酒后剩余的美酒洒落，土岩一饮即沉醉于大地的怀抱。峰峦起伏大开大阖，山涧深谷还在呼啸舞动。

海风吹拂还未完全凝结时，有古佛来留下足迹。当时的巨人汪罔氏，留下的足迹盖不住佛祖的大拇指。

虽然看不到青莲花，但是千古以来都在落花雨。双溪汇集曲折宛转，如同擂鼓时万马奔腾。

飞瀑坠入潭中溅起水花，潭水之深直通水府。深潭之中有饥饿的蛟龙潜伏，摇着尾巴吞食来到水边喝水的老虎。

酒醉之后我来到这里，在水边洗着脚戏弄蛟龙。旋风卷着冰雹飞过，轻轻擦过我的脸庞速度超过了强弩。

山神不要再和我恶作剧了，我微不足道生命哪里值得下赌注。我想在这座山里终老，千万不要厌烦我的求取。

将溪流当成春酒，与我互相作为宾主。应当连上青竹竿，引水下灌到黄精圃里去。

罗浮之东麓也[①]，在惠州东北二十里。先生自注。

坡诗之妙，子美以来[②]，一人而已。其叙事简当，而不害其为工，如虎饮水潭上，有蛟尾而食之，只着"渴"字，便见饮水意，且属对亲切[③]，他人不能到也。唐子西

【注释】

①麓：山脚。

②子美：即杜甫，字子美。

③属对：诗文对仗。

【译文】

位于罗浮山的东边山脚，在惠州东北二十里。先生自注。

东坡诗句之妙，自从子美以来，堪称第一人。他的诗叙事简当，而不妨碍精巧，如虎饮水潭上，有蛟调尾而吞食，只用了一个"渴"字，便看出老虎来饮水的意思，而且对仗贴近，其他人没有办法达到。唐子西

十一月二十六日松风亭下梅花盛开①

【题解】

苏轼这首咏梅花的诗作于惠州时。苏轼早年前往黄州，路过春风岭时，曾看见梅花开满草棘间，有感而赋诗。十四年后，苏轼流落惠州，在松风亭下的荆棘里又看到了盛开的梅花，不由触景生情，写下了这首《十一月二十六日松风亭下梅花盛开》。苏轼对于此诗也非常得意，他采用同一韵脚，又写了《再用前韵》《花落复次前韵》两首诗。宋代陈正敏在《遁斋闲览》中点评："东坡在岭南有暾字韵咏梅诗三首，皆韵险而语工，非大手笔不能到也。"

春风岭上淮南村②，昔年梅花曾断魂。予昔赴黄州，春风岭上见梅花，有两绝句。明年正月往岐亭，道上赋诗云："去年今日关山路，细雨梅花正断魂。"

岂知流落复相见③，蛮风蜓雨愁黄昏④。

长条半落荔支浦，卧树独秀桄榔园。

岂惟幽光留夜色，直恐冷艳排冬温。

松风亭下荆棘里，两株玉蕊明朝暾⑤。

海南仙云娇堕砌⑥，月下缟衣来叩门⑦。

酒醒梦觉起绕树，妙意有在终无言。

先生独饮勿叹息，幸有落月窥清樽⑧。

【注释】

①松风亭：位于惠州嘉祐寺附近。

②春风岭：位于湖北麻城东，岭上有多种梅花。

③流落：漂泊流浪，潦倒失意。

④蛮风蜒雨：泛指南方荒僻之地。

⑤朝暾（tūn）：早晨刚升起的太阳。

⑥砌：台阶。

⑦缟衣：白绢衣裳。比喻洁白的梅花。

⑧樽：酒杯。

【译文】

往年我到过春风岭上淮南村，岭上的梅花令人断魂。我昔日赴黄州，曾在春风岭上见到梅花，写下了两首绝句。第二年正月往岐亭，在路上赋诗云："去年今日关山路，细雨梅花正断魂。"

哪里想到流落在南方荒僻之地，在黄昏的愁绪中又看到了它。

荔枝浦里长条上的花朵已经半落，只有桄榔园中卧倒的树依然秀丽。

难道只是点点幽光挽留夜色？只恐冷艳的梅花会抗拒冬天的温馨。

松风亭下的荆棘丛里，两株梅花盛开，洁白的花蕊在朝阳下熠熠生辉。

海南的仙云降临在阶前，白衣女子在月下轻轻敲门。

从酒后的酣梦中醒来，起身绕着梅树徘徊，妙意存心终究一言不发。

先生独饮美酒无须叹息，幸好清樽之中还有落月相陪。

再用前韵

【题解】

苏轼在写了《十一月二十六日松风亭下梅花盛开》之后,又采用同一韵脚,写了此诗。诗歌赞美了梅花冰清玉洁、清丽温婉的品格,也道出了诗人日暮天寒独对参星时的落寞与凄凉,其中开篇的"罗浮山下梅花村,玉雪为骨冰为魂"成为千古名句。

罗浮山下梅花村①,玉雪为骨冰为魂②。

纷纷初疑月挂树,耿耿独与参横昏③。

先生索居江海上④,悄如病鹤栖荒园。

天香国艳肯相顾⑤,知我酒熟诗清温。

蓬莱宫中花鸟使⑥,绿衣倒挂扶桑暾⑦。

抱丛窥我方醉卧,故遣啄木先敲门。

麻姑过君急洒扫⑧,鸟能歌舞花能言。

酒醒人散花寂寂,惟有落蕊黏空樽。

【注释】

①梅花村:位于罗浮山东南飞来峰下。

②玉雪:白雪。

③参横:参宿打横,指夜深时。

④索居:孤身独居。

⑤天香国艳:形容花香而色美。此指梅花。

⑥花鸟使:唐玄宗时期,因天下太平无事,皇帝渐趋于奢侈享乐,每
　年派使者到各地采择美女,以充后宫,时称"花鸟使"。

⑦倒挂:指一种叫倒挂子的鸟。宋朱彧《萍洲可谈》:"海南诸国有

倒挂雀,尾羽备五色,状似鹦鹉,形小如雀,夜则倒悬其身。"

⑧麻姑:传说中的女仙。

【译文】

罗浮山下有梅花村,那里的梅花以白雪为骨以冰为魂魄。

白色的梅花繁多似是月亮挂在了树上,在参宿横斜时独自散发着光辉。

先生孤身一人居住在江海之上,悄无声息如同病鹤栖身于荒园中。

天香国艳肯来光顾,或许知道我酒已熟诗已清温。

蓬莱仙宫中的花鸟使,日出之地扶桑的绿色倒挂子鸟。

在花丛里看到我刚刚醉卧,就派啄木鸟先来敲门。

告知麻姑要拜访赶快洒扫,鸟能歌舞花儿也会说话。

酒醒之后空无一人,只有梅花的落蕊黏在空空的酒樽上。

今人梅花诗词多用参横字,盖出柳子厚《龙城录》所载赵师雄事①。然此实妄书,或以为刘无言所作也。其诗云"东方已白""月落参横",且以冬半视之。黄昏时参已见,至丁夜则西没矣,安得将旦而横乎?秦少游诗:"月落参横画角哀,暗香消尽令人老。"承此误也。唯东坡云:"纷纷初疑月挂树,耿耿独与参横昏。"乃为精当。老杜有"城拥朝来客,天横醉后参"之句②,以全篇考之,盖初秋所作也。洪容斋

【注释】

①《龙城录》:又名《河东先生龙城录》,唐代传奇小说,旧题柳宗元撰,但后世多存疑。其中"赵师雄醉憩梅花下"条记载:隋代赵师雄迁罗浮,某日在外游玩,黄昏时遇到一淡妆素服的女子,师雄与之语,但觉芳香袭人,语言极清丽,因此与其饮酒为乐。后醉寝,

师雄只觉风寒相袭。天亮后,师雄起视,发现身在大梅花树下。

②老杜:指杜甫。此处所引诗句出自杜甫《送严侍郎到绵州,同登杜使君江楼宴,得心字》。

【译文】

今人写梅花的诗词多使用"参横",大概出自柳子厚《龙城录》上所记载的赵师雄之事。然而这实际上是妄书,有人以为是刘无言所写。他的诗中写有"东方已白""月落参横"句,并且是在冬天过半视之。黄昏时,参星已经出现,到了丁夜则已经西没,怎么会天快亮而横呢?秦少游诗云:"月落参横画角哀,暗香消尽令人老。"也延续了这一错误。只有东坡诗句:"纷纷初疑月挂树,耿耿独与参横昏。"才使用精当。老杜有"城拥朝来客,天横醉后参"之句,从全篇考证,大概是初秋所作。洪容斋

岭南珍禽有倒挂子,绿毛红喙①,如鹦鹉而小,自东海来,非尘埃间物也②。一云倒挂鸟,身形如雀,而羽五色,日间焚好香,则收而藏之羽翼间,夜则张尾翼而倒挂以放香。

【注释】

①喙(huì):鸟嘴。

②尘埃间:人世间。

【译文】

岭南有一种叫倒挂子的珍禽,绿色的羽毛红色的鸟喙,像鹦鹉但是小一些,从东海而来,不是人间之物。也叫倒挂鸟,身形如雀,而羽毛有五色,白天焚好香,则将香气收而藏之于羽翼之间,到了晚上,则张开尾翼而倒挂,以释放出香味。

残腊独出二首①

【题解】

绍圣二年（1095）十二月末作于惠州，两首皆为描述腊月的"独出"之诗，故此不论是叙景，还是所抒的感情，都充满了寂寞、寥落之感，反映了诗人此时的心境。洪迈在《容斋三笔》中说："其寂寞冷落之味，可以想见，句语之妙，一至于此。"

幽寻本无事②，独往意自长。钓鱼丰乐桥③，采杞逍遥堂。
罗浮春欲动，云日有清光。处处野梅开，家家腊酒香。
路逢眇道士④，疑是左元放⑤。我欲从之语，恐复化为羊⑥。

【注释】

①残腊：腊月末。

②幽寻：探寻幽胜之景。

③丰乐桥：是西新桥的旧名，位于惠州丰湖上。苏轼《两桥诗》小叙说"州西丰湖上，有长桥，屡作屡坏。栖禅院僧希固筑进两岸，为飞楼九间，尽用石盐木，坚若铁石，榜曰西新桥。"

④眇（miǎo）：眼盲。

⑤左元放：指东汉末年术士左慈，字元放。据传左慈眇一目。

⑥化为羊：据传说，曹操派人收捕左慈，左慈走入群羊中，忽然化为羊消失在羊群中，无法分辨。

【译文】

无事之时来探寻幽胜之景，独自前往意趣更深。在丰乐桥边钓鱼，去逍遥堂里采摘枸杞。

罗浮一带春意萌动，日光散发着清亮的光辉。到处都有野梅花盛开,家家都散发出腊酒的香气。

路上遇到一个盲眼的道士,疑心他便是左元放。我想和他说话,又怕他再次化成羊。

江边偶微行^①,诘曲背城市^②。平湖春草合^③,步到栖禅寺^④。
堂空不见人,老稚掩关睡^⑤。所营在一食,食已宁复事。
客来岂无得,施子净扫地^⑥。风松独不静^⑦,送我作鼓吹^⑧。

【注释】

①微行:小路。

②诘曲:屈曲,曲折。

③平湖:位于惠州西湖的北部,与东江相通。

④栖禅寺:位于惠州西湖孤山。

⑤掩关:闭门。

⑥施:布施。

⑦风松:谓风吹松树所发之声。

⑧鼓吹:古代仪仗队所奏音乐。

【译文】

江边偶然看到一条小路,背着城市弯弯曲曲伸向远方。平湖边春草茂盛沿路相合,我顺着小路步行到了栖禅寺。

寺庙中殿堂空空不见一人,不论老稚都已闭门入睡。所经营的不过是一食而已,食罢哪里还有其他事呢?

客人来了也不会毫无所得,可以给寺院扫地为布施。风吹着松树发出了鸣叫声,好像是送给我的鼓吹声。

野步

【题解】

此诗写于苏轼在惠州时。面对着无限的春光和满天的飞絮,苏轼尽管也在和友人携酒踏春为乐,但是心里所怀念的却是钱塘西湖的风景和友人。诗歌中壮志难酬的感叹和对故人旧景的思念之情极为感人,正如汪师韩所云:"梦想之切洋溢于词端,渥采流熹,触物圆览。"(《苏轼诗文汇评》)

　　惠州近城数小山,类蜀道①。春,与进士许毅野步,会意处②,饮之且醉,作诗以记。适参寥专使欲归,使持此以示西湖之上诸友,庶使知余未尝一日忘湖山也。

　　夕阳飞絮乱平芜③,万里春前一酒壶。
　　铁化双鱼沉远素④,剑分二岭隔中区。
　　花曾识面香仍好,鸟不知名声自呼⑤。
　　梦想平生消未尽,满林烟月到西湖。

【注释】

①蜀道:进入蜀地的道路,崎岖险峻。

②会意:合意,中意。

③平芜:草木丛生的平旷原野。

④铁化双鱼:典出范文事。见《南史·林邑国传》:"尝牧牛于山涧,得鲤鱼二,化而为铁,因以铸刀。"

⑤鸟不知名声自呼:鸟不知名,人以其叫声而名之。

【译文】

惠州城附近有几座小山,与蜀道相似。春天我和进士许毅野外散步,遇到中意之处,便饮酒为欢,有了醉意并且写诗记录。正好参寥派来的信使要返回,便让他将这首诗带给杭州西湖边的朋友们,让他们知道我没有一天忘记西湖的山水。

夕阳下飞絮在原野上随意飘荡,在无限的春色中带着酒壶畅饮。

铁化成双鱼带着尺素书沉入了水底,一剑劈分二岭将人世间隔开。

似曾相识的花儿香味依旧,不知名的鸟儿只能根据叫声来称呼。

平生的梦想还没有完全泯灭,看着月色下林中的烟雾缭绕不觉想到了西湖。

看花

【题解】

绍圣二年(1095)正月作于惠州。描写了苏轼和朋友郊外散步时无意中看到人家各种鲜花盛开,遂敲门求观,得到女主人的热情接待。苏轼热爱自然美景、达观开朗的个性毕现无遗。

　　正月二十六日,偶与数客野步嘉祐僧舍东南野人家①,杂花盛开。扣门求观,主人林氏媪出应②。白发青裙,少寡独居,三十年矣。感叹之余,作诗记之。

　　缥带缃枝出绛房③,绿阴青子送春忙④。

　　涓涓泣露紫含笑⑤,焰焰烧空红佛桑⑥。

　　落日孤烟知客恨⑦,短篱破屋为谁香。

　　主人白发青裙袂,子美诗中黄四娘⑧。

【注释】

①野人家:指乡野人家。

②媪：老妇。

③缥带缃枝出绛房：红色的花房中伸出了淡青色的花蒂和黄色的花枝。缥带，一作"缥蒂"，淡青色花蒂。缃枝，浅黄色花枝。绛房，深红色花房。

④青子：指尚未黄熟的果实。

⑤紫含笑：含笑花之一种，花为紫红色。

⑥红佛桑：即朱槿花，因其茎叶像桑树叶光而厚，所以南方人称其为佛桑。

⑦落日孤烟知客恨：化用自杜牧《华清宫三十韵》："孤烟知客恨，遥起泰陵傍。"

⑧黄四娘：杜甫在成都草堂时的邻居。杜甫《江畔独步寻花》云："黄四娘家花满蹊，千朵万朵压枝低。"

【译文】

正月二十六日，偶然和几个客人在野外散步，看到嘉祐僧舍东南的乡野人家中，各种杂花盛开。敲门求观，主人林老妇人出来应答。林老妇人白发青裙，年轻时守寡，已经独居三十年了。感叹之余写了这首诗：

红色花房中伸出青色花蒂和黄色花枝，绿叶丛中青涩的果实忙着要送走春天。

紫色的含笑花上露水如眼泪滑落，红色朱槿花如火焰一样在空中映红了天空。

落日下的孤烟似乎了解客人的遗憾，低矮的篱笆破旧的村屋为谁散发着花香。

花的主人林老妇人满头白发穿青裙，如同是杜甫诗中家中开满花的黄四娘。

含笑花，岭南所出有大含笑、小含笑。其花常若菡萏之未敷者①，故有含笑之名。小笑春日开，旧有诗云②："大笑何如小笑香，紫花那似白花妆。"徐文长《红佛桑》诗云③：
"天鸡叫罢日才上，海蜃楼高霞正忙。此时此花染欲醉，是
株是朵茜成行。"其花四时常开，俗呼"照殿红"。

【注释】

①菡萏（hàn dàn）：荷花。

②旧有诗：此处所引为杨万里《含笑》中的诗句。

③徐文长：徐渭，初字文清，后改字文长，号青藤老人、青藤道士等。
是明代中期文学家、书画家、戏曲家、军事家。

【译文】

岭南所产的含笑花有大含笑、小含笑。这种花很像未开的荷花，所
以被称为"含笑"。小笑在春天开花，从前有诗云："大笑何如小笑香，紫
花那似白花妆。"徐文长《红佛桑》诗云："天鸡叫罢日才上，海蜃楼高霞
正忙。此时此花染欲醉，是株是朵茜成行。"这种花四时常开，俗称"照
殿红"。

江郊诗并引

【题解】

本诗写于绍圣元年（1094）十二月。文字简练而蕴意深远，颇有值
得玩味之处。苏轼在《和陶移居二首》中也提及了此诗的写作，可以作
为参考："洄潭转碕岸，我作《江郊诗》。今为一廛氓，此邦乃得之。葺为
无邪斋，思我无所思。古观废已久，白鹤归何时。我岂丁令威，千岁复还
兹。江山朝福地，古人不我欺。"

　　惠州归善县治之北数百步①，抵江少西，有磐石小潭，

可以垂钓。作《江郊诗》云：

　　江郊葱昽②，云水蒨绚③。碕岸斗入④，洄潭轮转⑤。

　　先生悦之，布席闲燕⑥。初日下照，潜鳞俯见⑦。

　　意钓忘鱼，乐此竿线。优哉悠哉，玩物之变⑧。

【注释】

①归善县：治今广东惠阳。

②葱昽：明丽。

③蒨（qiàn）绚：鲜明绚丽。

④碕（qí）岸：曲折的水岸。

⑤洄潭：有旋流的水潭。洄，水流回旋。

⑥闲燕：私宴。

⑦潜鳞：指水里的鱼。

⑧玩：体味。

【译文】

　　惠州归善县治向北几百步，靠近江边往西一点，有一个大石围成的水潭，可以垂钓。我写了这首《江郊诗》：

　　江边的景色明丽，白云清水鲜明绚丽。曲折的水岸突然直插水中，形成了一个水流回旋的水潭。

　　我十分开心，在这里举办私宴。朝阳的光线照在水里，水中的鱼儿俯身可见。

　　在这里垂钓只是取乐，并没有想要真的钓鱼。优哉啊悠哉，体味万物的变化。

江月

【题解】

　　本文作于惠州时期,是《江月五首》的诗前小序。苏轼这一组诗乃是和杜甫《月》诗歌而作,用平实的语言分别描述一更、二更、三更、四更、五更月出后的美妙景色,十分别致。而且每首诗的首句皆引杜甫诗中"山吐月",体现了苏轼对于杜甫诗句"四更山吐月,残夜水明楼"的激赏,难怪在序中称其为"古今绝唱"。

　　岭南气候不常①。吾尝云:"菊花开时乃重阳,凉天佳月即中秋。不须以日月为断也。"今岁九月,残暑方退②,既望之后③,月出愈迟。然予常夜起,登合江楼,或与客游丰湖④,入栖禅寺,扣罗浮道院,登逍遥堂,逮晓乃归。杜子美云:"四更山吐月,残夜水明楼⑤。"此殆古今绝唱也。

【注释】

　　①不常:反常。

　　②残暑:尚未散尽的暑气。

　　③既望:阴历十六为既望。

　　④丰湖:湖名。在广东惠州城西。

　　⑤四更山吐月,残夜水明楼:此二句出自杜甫《月》诗。

【译文】

　　岭南的气候不太正常。我曾说:"菊花开时乃重阳,凉天佳月即中秋。不须用时间来判断。"今年九月,残余的暑热才退去,既望之后,月出时间更迟。但是我曾经在夜里起来登合江楼,或者同客人一起游赏丰湖,前往栖禅寺,去罗浮道院,登逍遥堂,到天快亮才返回。杜子美说:

"四更山吐月，残夜水明楼。"这应该是古今的绝唱吧。

　　谓望后月迟，每夜或一更或二更，愈迟愈佳，乃是实见如此，故看得杜诗别。刘须溪

【译文】

　　说既望后月出时间迟，每天晚上或一更，或者二更，越迟越佳，原来是实际见到的情况，所以觉得杜甫的这两句诗别致。刘须溪

和《归田园居》六首①有引，删二首

【题解】

　　这六首诗写于绍圣二年（1095）三月，当时苏轼在惠州。苏轼的和陶诗是其诗歌创作中极有特色的一类作品，他曾自言"吾前后和其诗凡一百有九篇。至其得意，自谓不甚愧渊明"。

　　三月四日，游白水山佛迹岩。沐浴于汤泉，晞发于悬瀑之下②，浩歌而归，肩舆却行，以与客言，不觉至水北荔枝浦上。晚日葱昽，竹阴萧然，时荔子累累如芡实矣③。有父老八十五，指以告余曰："及是可食，公能携酒来游乎？"意忻然许之。归卧既觉，闻儿子过诵渊明《归田园居》六首，乃悉次其韵。始，余在广陵和渊明《饮酒二十首》，今复为此，要当尽和其诗乃已耳。今书以寄妙总大士参寥子。

【注释】

①《归田园居》：陶渊明的组诗作品。

②晞发:披发晾干。

③荔子:荔枝。

【译文】

三月四日,游历白水山佛迹岩。在汤泉中沐浴,在悬瀑之下晒干头发,高声唱着歌往回走,坐在肩舆上倒而行和宾客交谈,不觉便到了东江水北边的荔枝浦。夕阳明丽,竹阴稀疏,累累的荔枝如同芡实一样。有一个当地老人已经八十五岁了,指着荔枝对我说:"等到荔枝可以吃的时候,您能带着酒再来一游吗?"我开心地答应了。回到家里睡觉,醒来后听到儿子苏过正在吟诵陶渊明的《归田园居》诗六首,便次其韵作诗。当初,我在广陵曾经和陶渊明《饮酒二十首》,现在又和了这六首,我一定要全部和完他的诗。现在写下来寄给妙总大士参寥子。

其一

环州多白水①,际海皆苍山②。以彼无尽景,寓我有限年。
东家著孔丘③,西家著颜渊④。市为不二价,农为不争田。
周公与管蔡⑤,恨不茅三间。我饱一饭足,薇蕨补食前⑥。
门生馈薪米,救我厨无烟⑦。斗酒与只鸡,酣歌饯华颠⑧。
禽鱼岂知道,我适物自闲。悠悠未必尔⑨,聊乐我所然。

【注释】

①白水:指清澈的水。

②际海:接近海边一带。

③东家著孔丘:据《孔子家语》载,孔丘的西邻不知孔子的才学出众,轻蔑地称之为"东家丘"。

④颜渊:即颜回,字子渊。孔子高足。

⑤周公与管蔡:周公与管叔鲜、蔡叔度,皆武王之弟。武王死,周公

摄政辅成王。管、蔡遂挟纣子武庚叛。周公出兵，杀武庚、管叔，放蔡叔，乱始平。

⑥薇蕨：两种野菜，形容餐食简单。

⑦厨无烟：谓无柴米以举火做饭。

⑧华颠：白头，指年老。

⑨悠悠：形容悠然暇适的样子。

【译文】

环绕着惠州城的江水非常清澈，靠近海边的山都苍苍莽莽。在这无尽的美景中，寄托我的有生之年。

东邻西舍都是有学问德行高之人。市场上售卖东西没有第二个价钱，农夫也不会为了田地发生纷争。

周公和管叔、蔡叔恨不能在这里有三间茅房。我每日一餐饭便已足够，吃饭前补充些薇蕨之类的野菜。

门生赠送我柴禾和稻米，让我的厨房中又冒出了炊烟。一斗酒和一只鸡，便使我这个老迈之人纵声高歌。

禽鸟和鱼儿哪里会理解个中的真谛，我适应了环境便会感到安闲。这样悠然倒也未必，只是姑且以我认为正确的事情为乐吧。

其二

穷猿既投林①，疲马初解鞍②。心空饱新得③，境熟梦余想④。
江鸥渐驯集，蜑叟已还往⑤。南池绿钱生⑥，北岭紫笋长。
提壶岂解饮⑦，好语时见广⑧。春江有佳句，我醉堕渺茫⑨。

【注释】

①穷猿既投林：比喻人处于困境时，急择栖身之所。《晋书·李充传》："征北将军褚裒又引为参军，充以家贫，苦求外出。裒将许之

为县,试问之,充曰:'穷猿投林,岂暇择木。'乃除剡县令。"

②鞅:古代用马拉车时套在马颈上的皮套子。

③心空:佛教语。谓心性广大,如虚空之际含容万象,亦指本心澄澈空寂无相。

④余想:不尽之思。

⑤蜑(dàn):古代南方少数民族,多以船为家。

⑥绿钱:此指浮萍、荷叶之类。

⑦提壶:即鹈鹕。

⑧好语:此指提壶之鸣声。

⑨渺茫:虚空。

【译文】

走投无路的猿猴急于寻求逃难之所,疲惫的马刚刚解下束缚脖颈的马鞍。心性广大满足于新得之物,熟悉了环境后便要延续梦想。

江鸥鸟已经渐渐驯服翔集,蜑叟也成为经常来往之人。南池中生出了绿色的水草,北岭上的紫笋已经长大。

提壶哪里能够了解饮酒,不时发出的鸣叫声使人心胸开阔。面对春江应该写出许多佳句,但是我已经大醉堕入虚空中了。

其三

老人八十余,不识城市娱①。造物偶遗漏②,同侪尽丘墟③。
平生不渡江,水北有幽居。手插荔枝子④,合抱三百株。
莫言陈家紫⑤,甘冷恐不如。君来坐树下,饱食携其余。
归舍遗儿子,怀抱不可虚。有酒持饮我,不问钱有无。

【注释】

①老人八十余,不识城市娱:《史记·律书》:"文帝时,会天下新去汤

火,人民乐业……自年六七十翁亦未尝至市井,游敖嬉戏如小儿
状。"

②造物:造物者。

③丘墟:坟墓。

④荔枝子:即荔枝核。

⑤陈家紫:蔡襄《荔枝谱》:"兴化军风俗,园池胜处惟种荔枝。当其
熟时,虽有他果,不复见省。尤重陈紫……大可径寸有五分。香
气清远,色泽鲜紫。壳薄而平,瓢厚而莹。"

【译文】

老人八十多岁了,不知道城市中有什么娱乐。造物主偶然遗漏了
他,同辈都已经离世了。

生平没有渡过江,在江水之北幽居。亲手种下荔枝核,合抱的有三
百株了。

不要说什么陈家紫荔枝,它的味道恐没有老人所种的荔枝好。请您
来到这里坐在树下,吃饱荔枝再带一些回去。

回到家里送给儿子,可不要空着手回去。有酒就拿来让我饮,不需
问有没有钱。

其四

坐倚朱藤杖,行歌《紫芝曲》①。不逢商山翁②,见此野老足。
愿同荔枝社,长作鸡黍局③。教我同光尘④,月固不胜烛⑤。
霜飙散氛祲⑥,廓然似朝旭⑦。

【注释】

①《紫芝曲》:古歌名。传说秦末商山四皓以世乱退隐而作。

②商山翁:指秦末汉初的商山四皓。

③鸡黍局：杀鸡煮黍设筵席。后谓招待朋友情意真率。《论语·微子》："止子路宿，杀鸡为黍而食之。"

④同光尘：即和光同尘，与世浮沉。语出《老子》五十六章："和其光，同其尘。"

⑤月固不胜烛：月亮不比火更明亮。语出《庄子·外物》："利害相摩，生火甚多，众人焚和。月固不胜火，于是乎有僓然而道尽。"郭象注："大而暗则多累，小而明则知分。"成玄英疏："月虽大而光圆，火虽小而明照，谕志大而多贪，不如小心守分。"

⑥霜飙：凛冽的寒风。氛祲（jìn）：凶气，征象不祥之云气。

⑦廓然：空旷的样子。

【译文】

倚着朱藤手杖高坐，一边行走一边吟着《紫芝曲》。虽然遇不到商山老翁，见到这个田野老人也已知足。

愿意一起参加因荔枝而起的聚会，经常杀鸡煮黍设筵席。教导我要和光同尘，月亮不比烛火更明亮。

凛冽的寒风吹散了不祥的云气，如同朝阳出来时一样空旷。

庄子云："月固不胜火。"郭象曰[①]："大而暗，不若小而明。"余为更之曰："明于大者，必晦于小。月能烛天地，而不能烛毫厘，此其所以不胜火也。然卒之火胜，月胜耶？"先生自注。

【注释】

①郭象：字子玄。西晋时玄学家，官至黄门侍郎、太傅主簿。好老庄，善清谈。曾注《庄子》，影响甚大。

【译文】

庄子说："月亮没有火明亮。"郭象注道："月亮大而暗，比不上火小而明。"我将其更正为:"大而光明的,必定在细微之处晦暗。月亮能光照天地,却不能照清毫厘小的地方,这是它所以不如火明亮的原因。但是最终是火胜,还是月胜呢?"先生自注。

游博罗香积寺①并引

【题解】

已经在惠州生活了一段时间的苏轼来到香积寺游览时,发现寺旁的溪水可以利用,于是便写了这首诗建议县令修筑陂塘,建立碓磨,来方便民众。诗中一方面描写了惠州秀美的自然景色和田园风光,同时又借助于诗人的丰富想象,描绘了将来碓磨建好之后,利用碓磨磨面、春糠,制作各种美味食物的诱人情景,生活气息浓郁,可谓情趣横生,体现出了苏轼关心民间疾苦的平民情怀。

寺去县七里,三山犬牙②,夹道皆美田,麦禾甚茂。寺下溪水可作碓磨③,若筑塘百步闸而落之,可转两轮举四杵也④。以属县令林抃,使督成之。

【注释】

①博罗:即博罗县,今属广东。

②三山:指大北山、象头山、白水山。

③碓(duì)磨:即以碓磨磨粉。

④杵(chǔ):用以春米的杵干。

【译文】

香积寺距离县城七里,三山参差交错,路两边都是富饶的田地,麦禾非常茂盛。寺下面的溪水可以用来推动碓磨,如果在百步闸筑池塘让溪水下落,可以转动两轮举起四个杵干。将此事告诉县令林抃,请他督促来修建。

　　二年流落蛙鱼乡[①]，朝来喜见麦吐芒。
　　东风摇波舞净绿，初日泫露酣娇黄[②]。
　　汪汪春泥已没膝，剡剡秋谷初分秧[③]。
　　谁言万里出无友，见此二美喜欲狂[④]。
　　三山屏拥僧舍小，一溪雷转松阴凉[⑤]。
　　要令水力供臼磨，与相地脉增堤防[⑥]。
　　霏霏落雪看收面，隐隐叠鼓闻春糠。
　　散流一啜云子白[⑦]，炊裂十字琼肌香[⑧]。
　　岂惟牢丸荐古味[⑨]，要使真一流仙浆[⑩]。
　　诗成捧腹便绝倒，书生说食真膏肓[⑪]。

【注释】

①蛙鱼乡：指惠州。惠州滨海多产蛙鱼，故有此称。

②泫露：露珠欲滴。泫，水滴下垂。

③剡剡（yán）：发光的样子。

④二美：指麦和禾。

⑤一溪：指东江。

⑥相地脉：观察地势。

⑦云子：指米饭或者米粒。

⑧十字：形容炊饼上开裂的花纹。

⑨牢丸：食物名。粉团之类。束皙《饼赋》云："馒头薄持，起搜牢丸。"

⑩真一：酒名。苏轼所造。参见苏轼《真一酒诗》诗。

⑪膏肓：心膈之间，用以指病已至难以救药的境地。

【译文】

在惠州这个蛙鱼之乡流落了两年，早上高兴地看到麦子已吐芒。

东风吹过麦田如同绿色的波浪起伏，在朝阳下露水滴落露出嫩黄的麦芒。

稻田里的春泥已经没过膝盖，秋天收获的金色秋谷现在开始分秧。

谁说万里之外出门没有老友？看见麦子和稻谷开心得简直要发狂。

三山环抱如同屏风簇拥着一座小小的僧舍，东江水从这里雷鸣般流过，松树成荫。

想让水力能够为白磨使用，需要查看地势增加堤防。

收面的时候面粉散落如同落雪，舂糠的时候发出的声音如同连续的敲鼓声。

稻米熬粥值得一啜，麦粉蒸出的炊饼上裂开十字散发出诱人的香味。

谁说只有牢九是值得推荐的美味，还可以做成真一酒这样的琼浆。

写完诗句不禁捧腹大笑，我这个书生居然来谈论饮食真是无可救药啊。

　谑浪自喜，骨韵俱飞。

【译文】

戏谑不断，自我取乐，风骨和气韵一起彰显。

与林济甫

【题解】

在这封写给林济甫的书信中，苏轼虽然自述当前的境况"生事狼狈，劳苦万状"，但是却并不气馁，"胸中亦自有翛然处"。东坡居士也是经过多年宦海浮沉，方才能有此等宠辱不惊、潇洒不羁的心态。

眉兵至[①]，承惠书，具审尊体佳胜，眷爱各安。某与幼子过南来，余皆留惠州。生事狼狈[②]，劳苦万状，然胸中亦自有翛然处也[③]。今日到海岸，地名递角场，明日顺风即过矣。回望乡国，真在天末[④]，留书为别。未间，远惟以时自重。

【注释】

①眉兵：眉州的士卒。

②生事：生计。

③翛（xiāo）然：无拘无束，超脱的样子。《庄子·大宗师》："翛然而往，翛然而来而已矣。"

④天末：天的尽头。指极远的地方。

【译文】

眉州兵士到了，蒙您致信于我，得知贵体康健，合家平安。我与小儿子苏过南行至此，其他人都留住在惠州。虽然生计艰难，劳苦万状，但胸中自有无拘无束的心态。今日到的海岸，叫递角场，明天顺风的话就能抵达了。回望乡国，真是远在天边，只有留信作别。未相见期间，只能遥祝顺应天时自己多保重。

　　此数语，坡公自书过海图也。李卓吾

【译文】

这几句话，是坡公自己描绘过海情境。李卓吾

六月二十日夜渡海

【题解】

元符三年（1100），苏轼遇赦北还，这首诗，就是他从海南岛乘船北归时所作。海南生活是苏轼政治生涯的最低点，人生中最为困难的一段时期，终于可以告别这里回归中原，按常理应该欣喜若狂才对。但在这首诗里我们看不到类似于杜甫"漫卷诗书喜欲狂"的狂喜情绪的表达，只有"苦雨终风也解晴"这样含蓄的喜悦与轻松。这其实也不奇怪，要知道，苏轼此时已经是六旬老人，生活阅历的增加，宦海的几度沉浮，他早已经学会笑对荣辱了。最后一句"九死南荒吾不恨，兹游奇绝冠平生"，尤具有感人肺腑的力量。他在海南岛四年，其间所遇到的物质与精神上的双重困境是常人无法想象的，但他却"吾不恨"，并用了两个字"兹游"来概括，将海南之行视作是人生当中最奇绝难忘的一次游历，其旷达的胸襟与坦然的心境展现无遗。

参横斗转欲三更^①，苦雨终风也解晴。

云散月明谁点缀？天容海色本澄清。

空余鲁叟乘桴意^②，粗识轩辕奏乐声^③。

九死南荒吾不恨，兹游奇绝冠平生^④。

【注释】

①参（shēn）横斗转：参星横斜，北斗转向。

②鲁叟：指孔子。孔子为鲁国人，故称"鲁叟"。乘桴（fú）：乘船。桴，小筏子。孔子曾说："道不行，乘桴浮于海。"（《论语·公冶长》）。

③轩辕：即轩辕黄帝。奏乐声：据《庄子·天运》中记："北门成问于黄帝曰：'帝张《咸池》之乐于洞庭之野，吾始闻之惧，复闻之怠，

　　卒闻之而惑；荡荡默默，乃不自得。'"

④兹游：这次海南游历，实指贬谪海南。

【译文】

参星横斜，斗星移转，已接近三更，苦雨大风都已消停天气放晴。

云散月明是谁点缀安排的呢？天空的面貌和海水颜色本是澄清的。

只剩下孔子要乘桴远浮的心意，略为知道轩辕黄帝所奏的乐声。

在这南方荒岛上纵使九死一生，我也无所悔恨，这次南游实在是平生最为奇绝的经历。

　　人以渡海困苦，先生乃先生，翻快奇游。要知不比寻常排遣，直是慧性绝人，便得无量解脱。

【译文】

　　人们都把渡海视为困苦，先生确实是先生，却当作奇游。须知这不比寻常的排遣，真是慧性过人，便能得到无量解脱。

梦中得句

【题解】

　　此诗写于绍圣四年（1097）苏轼渡海前往昌化军贬所的路途之中。无疑，海南的一切对苏轼来说都是陌生的，陌生的土地、陌生的口音、陌生的风俗，都在严峻地考验着这位年已六十多岁的老人。然而苏轼在这块土地上，很快便激荡起新的创作热情，无论是题材内容，还是艺术方法和语言方面，都有了新的开拓与发展。这首诗作便是他从琼州去儋州的旅途遇雨的即兴之作。从诗中可以看出，诗人开始充满了惆怅之情，但其生性豁达，海南的独特地理风光激发了诗人的诗情，就连原先担心无法出岛的担忧也一时烟消云散了。此诗笔力雄健，体现了诗人丰富的想象力与乐观、豁达的心境,别具一种奇特放纵的风格特色。

行琼、儋间^①,肩舆坐睡,梦中得句云:"千山动鳞甲,万谷酣笙钟。"觉而遇清风急雨,戏作此数句。

四州环一岛^②,百洞蟠其中。我行西北隅,如度月半弓^③。

登高望中原,但见积水空。此生当安归,四顾真途穷。

眇观大瀛海^④,坐咏谈天翁^⑤。茫茫太仓中^⑥,一米谁雌雄^⑦。

幽怀忽破散^⑧,永啸来天风^⑨。千山动鳞甲^⑩,万谷酣笙钟^⑪。

安知非群仙,钧天宴未终^⑫。喜我归有期,举酒属青童^⑬。

急雨岂无意,催诗走群龙。梦云忽变色^⑭,笑雷亦改容^⑮。

应怪东坡老,颜衰语徒工。久矣此妙声,不闻蓬莱宫。

【注释】

①儋:即儋州,今属海南。

②四州:赵次公注曰:言琼、崖、儋、万也。

③月半弓:弯月形。苏轼的行程是从徐闻渡海,于澄迈登陆,折回琼州府治府城,再从府城陆行到达昌化军治所,其行走路线大体呈弯月状。

④大瀛海:战国时阴阳家邹衍认为中国所处的神州之外,尚有八个相同的大州,彼此之间互不连通。而在此九州之外,则被大瀛海所包围。

⑤谈天翁:指战国邹衍,因其善于言天,故被称为"谈天翁"。

⑥太仓:京城中的粮仓。

⑦一米:一粒米。《庄子·秋水》:"计中国之在海内,不似稊米之在太仓乎?"意即中国与天下相比,也不过如太仓中之一粒米罢了。形容极为渺小。雌雄:指胜负、高下。

⑧幽怀：内心的情感。

⑨永啸：即长啸。

⑩动鳞甲：形容风吹草木，如龙甲扇动。

⑪笙钟：陈列于东方的钟乐。

⑫钧天：神仙的居所。

⑬青童：神话中的仙童。

⑭梦云：如梦之云。

⑮笑雷：闪电如笑。

【译文】

我在从琼州到儋州的路上，坐在轿子上睡着了，在梦中得到诗句："千山动鳞甲，万谷酣笙钟。"醒来后遇上清风急雨，戏作此诗。

琼、崖、儋、万安四州环绕于此岛，众多洞穴盘结在岛中部的山上。我在岛的西北角从琼州到儋州，恰好走了一个半月形。

登到高处远眺中原，却只看到空濛濛的水面。这一辈子还能回去吗？四下环顾真感到穷途末路。

远观大海，坐着咏叹谈天翁。犹如粒米置身于大仓中，何必去决什么高下。

心胸不由豁然开朗，天风也随之长啸起来。千山草木如群龙鳞甲振动，万谷风声亦如笙簧钟鼓之齐鸣。

怎么知道不是群仙正在钧天欢宴呢？群仙纷纷举杯，为我的归去有期而互相祝酒。

湍急的暴雨是有意的吧，驱赶群龙催动我的诗兴。梦幻般的云朵和如笑声的闪电，仿佛都被我的诗句所触动。

应该怪罪东坡老人吧，容颜衰老诗句却更加高妙。这样的美妙之作，在蓬莱宫中都很久没有听到了。

入开元寺

【题解】

诗人曳杖入寺,回忆起往日的坎坷,又从佛理中感悟良多,体悟到了清心澄念、无所不了的境界。

曳杖入寺门^①,辑杖挹世尊^②。我是玉堂仙^③,谪来海南村。
多生宿业尽^④,一气中夜存。且随老鸦起,饥食扶桑暾^⑤。
光圆摩尼珠^⑥,照曜玻璃盆。来从佛印可^⑦,稍觉魔忙奔。
闲看树转午,坐到钟鸣昏。收敛平生心,耿耿聊自温^⑧。

【注释】

①曳杖:拄杖。

②挹:通"揖"。

③玉堂仙:翰林学士的雅号。玉堂是翰林院的别称,东坡曾任翰林
　学士,故自称玉堂仙。

④多生:佛教以众生造善恶之业,受轮回之苦,生死相续,谓之"多
　生"。宿业:佛教谓前世所种下的善果或恶果。

⑤扶桑:日出之处。暾(tūn):初出之日。

⑥摩尼珠:宝珠。

⑦印可:印证,认可。此指对佛理的参悟。

⑧耿耿:光明安静的样子。

【译文】

拄着手杖步入寺门,收起手杖向世尊行礼。我本来是翰林学士,却
被贬谪到了海南的村落里。

轮回的善恶之果都已消除,午夜时分感受精纯之气的存在。早上随

着乌鸦叫声起床，饿了就吸纳东方升起的朝阳。

佛珠光芒万丈，照耀在剔透的玻璃盆中。来这里印证我所参悟的佛理，感觉阻碍修行的心魔立刻遁去。

悠闲地看着庭院里的树木直到中午，一直打坐到黄昏的钟敲响。收敛起平常的世俗之心，只觉得内心澄明而温暖。

息轩 在天庆司命宫①

【题解】

此诗一名《司命宫杨道士息轩》，是苏轼在海南贬谪时所作。此诗感叹时间流逝，也寄寓了诗人的乡土之思，展示了苏轼修炼心性的过程及领悟到的人生哲理。每个人拥有的时间都是一样的，一天二十四个小时，但因运用不同，则在同样长度的时间里，收获大不同。苏轼推崇静坐，"无事此静坐，一日似两日"。苏轼在诗中所表达的无疑是对内心沉稳平和境界的追求。

无事此静坐，一日似两日。若活七十年，便是百四十。
黄金几时成，白发日夜出。开眼三千秋②，速如驹过隙③。
是故东坡老，贵汝一念息④。时来登此轩，目送过海席。
家山归未得，题诗寄屋壁。

【注释】

①天庆：当指儋州城南的天庆观，与东坡居处相邻。

②三千秋：三千年。形容岁月长久。

③驹过隙：比喻时间过得快，光阴易逝。出自《庄子·知北游》："人生天地之间，若白驹之过隙，忽然而已。"

④一念：极短促的时间。

【译文】

无事的时候便在此静坐，一日如同两日一样长。如果活了七十年，那么便如同一百四十年。

黄金不知道什么时候才能炼成，白发日夜不断地冒出来。一开眼便是三千年，时间快速流逝如同白驹过隙。

所以东坡老人，要珍视你一念间的气息。不时来登临这里的息轩，坐在席子上目送着过海的舟船。

想回归家乡却不能够，只好在屋壁上题诗寄托乡思。

若能处置此生常似今日，人世间何药能有此效？既无反恶，又省药钱，此方人人收得，但苦无好汤使，多咽不下。先生自记。

【译文】

如果能够常常像今日一样度过此生，人世间有什么药能有这样的效果呢？既没有反恶，又节省药钱，这个药方人人都能收下，但苦在没有好汤，大部分都咽不下去。先生自记。

上元①

【题解】

本文一作《儋耳夜书》，是苏轼在海南儋耳时逢上元日所作。作为名满天下的大才子，如今却远贬蛮荒之地，换作别人，失落可想而知。但是苏轼却能随遇而安，应人相邀，乘兴而游，虽置身"民夷杂揉，屠酤纷然"之地，却感到温馨而亲切，直到兴尽而返。这种豁达、开朗的生活态度，使他消解了遭遇坎坷的许多痛苦。正因这样，所以他在文章结尾对韩愈"钓鱼无得,更欲远去"的想法付之一笑。确实如此,人生天地之间,命运多变,孰为得孰为失,毕竟不是一件容易说得清楚的事情。

己卯上元②,予在儋耳③。有老书生数人来过,曰:"良月佳夜,先生能一出乎?"予欣然从之。步城西,入僧舍,历小巷,民夷杂揉④,屠酤纷然⑤。归舍已三鼓矣,舍中掩关熟寝,已再鼾矣。放杖而笑,孰为得失?问先生何笑,盖自笑也,然亦笑韩退之钓鱼无得⑥,更欲远去,不知走海者未必得大鱼也⑦。

【注释】

①上元:即为上元节,农历正月十五。

②己卯:指宋哲宗元符二年(1099)。

③儋耳:今海南儋州。

④民夷杂揉:汉族与少数民族混居在一起。

⑤屠酤(gū):泛指各种店铺商贩。屠,屠户。酤,卖酒者。

⑥韩退之:即韩愈,字退之。韩愈有《赠侯喜》诗,中有"君欲钓鱼须远去,大鱼岂肯居沮洳"之句。

⑦走海者:远赴大海的人。

【译文】

己卯年上元佳节,我在儋耳。有几个老书生来拜访,对我说:"良月佳夜,先生能一起出游吗?"我高兴地答应了,和他们一起出门。走到城西,到僧舍里去,又经过小巷,汉人和夷人混住,卖肉的屠户和卖酒的酒家交错。回到家里已经过了三更,家里人关门就寝,已经睡得很熟了,鼾声再起。我放下拄杖忍不住笑了,夜游与睡觉何为得何为失?有人问我为什么笑,我是笑自己,也是笑韩愈说钓不到鱼,就要到更远的水里去,却不知远赴大海的人未必能钓得上大鱼。

"君欲钓鱼须远去，大鱼岂肯居沮洳。"退之作此诗时，年二十四，与先生此时异矣。

【译文】

"君欲钓鱼须远去，大鱼岂肯居沮洳。"韩愈写这首诗的时候二十四岁，与东坡先生此时不一样。

上巳①

【题解】

上巳节俗称三月三，是中国民间传统节日，在这一天，人们结伴去水边沐浴，称为"祓禊"，此后又增加了祭祀宴饮、曲水流觞、郊外游春等内容。不过，在海南，上巳却是当地的上坟祭祖之日。初来乍到的苏轼百无聊赖，乡思满怀，于是带着酒四处寻访友人，并最终与老符秀才畅饮而归，之后写下了这首《上巳》诗。

海南人不作寒食，而以上巳上冢。予携一瓢酒，寻诸生，皆出矣。独老符秀才在②，因与饮，至醉。符，盖儋人之安贫守静者也。

老鸦衔肉纸飞灰③，万里家山安在哉？

苍耳林中太白过④，鹿门山下德公回⑤。

管宁投老终归去⑥，王式当年本不来⑦。

记取城南上巳日⑧，木绵花落刺桐开。

【注释】

①上巳：汉以前阴历三月上旬之巳日为上巳，魏晋以后定为三月三日。自古有修禊之俗。

②符秀才：即符林秀才。

③老鸦衔肉：即祭祀之肉被寒鸦衔去。

④苍耳林中太白过：李白有《寻城北范居士，失道落苍耳中，见范置酒，摘苍耳作》诗，写作者因无法排遣惆怅心绪而出城寻访范居士，途中迷路摔落苍耳丛中，后在范居士家纵酒欢歌的情景。

⑤鹿门山：位于湖北襄阳东南。汉代襄阳侯习郁立神祠于山，俗称鹿门庙，遂以庙名山。德公：庞德公。汉末隐士，携妻子登鹿门山采药不归。

⑥管宁：字幼安。东汉末年人。黄巾军兴起后，避居辽东。魏国建立才回来。投老：到老，垂老。

⑦王式：字翁思。西汉儒生，曾教授昌邑王刘贺。后为博士，被博士江公所辱，式耻之，曰："我本不欲来，诸生强劝我，竟为竖子所辱。"于是称病还乡。

⑧城南：儋州城之南。

【译文】

海南人不过寒食节，却在上巳节上坟。我带着一瓢酒出门寻人喝酒，结果都不在。只有老符秀才在家，于是和他畅饮至醉。老符秀才，是儋州一个安贫守静的人。

乌鸦衔着祭祀之肉飞去，烧纸的灰尘漫天飞舞，远在万里之外，我的家在哪里呢？

苍耳林中李太白曾经经过，鹿门山下庞德公回转而来。

管宁到了老年最终还是回归故里了，王式当年本不想踏入仕途。

只记得儋州城南的上巳日，木绵花凋落而刺桐花却开始盛开。

碇宿海中①

【题解】

本文记述了苏轼从海康前往合浦时,因暴雨冲毁桥梁,不得不坐船前往,中途下碇,夜宿海中之事。文中对于景物的描述极为生动,用"天水相接,疏星满天"两句,便营造出了意象宏大的情境,更衬托出了人在自然面前的渺小与无力。而苏轼面对困厄,则表现出了高度的自信,他随身带着多年辛苦所撰写的《易传》《论语说》和《书传》,颇为自负地认为上天不会让这些著作丧失的,因此自己也一定能平安渡过眼前的难关。这很容易就会让人想起孔子当年被困于匡时,所说的那句经典之言:"天之未丧斯文也,匡人其如予何!"

余自海康适合浦②,遭连日大雨,桥梁尽坏,水无津涯③。自兴廉村净行院下乘小舟至官寨,闻自此以西皆涨水,无复桥船,或劝乘疍舟并海即白石④。是日六月晦,无月,碇宿大海中。天水相接,疏星满天,起坐四顾太息:"吾何数乘此险也!已济徐闻⑤,复厄于此乎?"过子在旁鼾睡,呼不应。所撰《易》《书》《论语》皆以自随,而世未有别本。抚之而叹曰:"天未欲使从是也⑥,吾辈必济!"已而果然。七月四日合浦记,时元符三年也。

【注释】

①碇(dìng):稳定船身的石块或系船的石礅。这里指下碇。

②海康:今广东雷州。适:去,前往。合浦:今属广西。

③津涯:边际。

④疍(dàn):一本作"蜑"。并海:依海,沿着海路。

⑤徐闻:县名。故治在今广东徐闻。

⑥天未欲使从是也:一本作"天未欲丧是也"。

【译文】

我从海康到合浦,连续遭遇几天大雨,桥全部被冲坏,水无边无际。从兴廉村净行院以下坐小船到官寨,听说从这儿往西都涨水,再也没有桥船了,有人劝我坐蜑人的渔船沿海到白石。这天是六月的最后一天,天上没有月亮,放下石碇,将船固定在大海中过夜。只见天水相接,疏星满天,我起身离开座位环顾四周不禁叹息:"我为什么屡次冒这种风险呢! 刚刚渡海过了徐闻,难道还会受困于此吗?"小儿子苏过在旁边睡得很香,叫也叫不醒。我撰写的《易传》《书传》和《论语说》,都随身携带,世上并没有其他本子。我抚摸着书叹气说:"上天不会让它们丧失,我们必定能渡过去!"不久果真如此。七月四日在合浦记录,此时是元符三年。

在大海中取数卷书来作把柄,夫岂漫然?

【译文】

在大海中,取出几卷书来作交涉的凭证,难道是随随便便的吗?

第五卷　服御

沉香山子赋①

【题解】

本文约作于宋哲宗元符元年（1098），当时苏轼谪居儋州，正值苏辙六十一岁生日，苏轼乃以海南所产沉香山子为寿礼，并寄此作。文中对各种香料，特别是沉香的出产与功效进行了文学化的描述，是了解宋代香文化的独特材料。这篇赋无疑是苏轼送给兄弟最宝贵的祝寿礼，苏辙收到以后非常高兴和感动，也和了一篇《和子瞻沉香山子赋（并序）》，兄弟二人浓浓的手足深情跃然纸上。

　　古者以芸为香②，以兰为芬，以郁鬯为祼③，以脂萧为焚④，以椒为涂⑤，以蕙为薰。杜衡带屈⑥，菖蒲荐文⑦。麝多忌而本羶⑧，苏合若芗而实荤⑨。嗟吾知之几何，为六入之所分⑩。方根尘之起灭，常颠倒其天君⑪。每求似于仿佛，或鼻劳而妄闻。独沉水为近正⑫，可以配薝卜而并云⑬。矧儋崖之异产⑭，实超然而不群。既金坚而玉润，亦鹤骨而龙筋。惟膏液之内足，故把握而兼斤。顾占城之枯朽⑮，宜爨釜而燎蚊[16]。宛彼小山,巉然可欣[17]。如太华之倚天[18],象小孤之插云[19]。往寿子之生朝,以写我之老勤。子方面壁以终日,岂亦归田而自耘?幸置此于几席,养幽芳于帨帉[20]。无一往之发烈,有无穷之氤氲[21]。盖非独以饮东坡之寿[22],亦所以食黎人之芹也[23]。

【注释】

①沉香山子:指沉香木制的小型假山摆件。山子,假山。

②芸:芸香。叶带白霜,花色黄,香味强烈。多年生草本,可作香料、入药、驱虫。

③郁鬯(chàng):香酒。用鬯酒揉入郁金之汁。裸(guàn):古祭祀名。以香酒灌地而求神。《尚书·洛诰》:"王入太室裸。"孔颖达疏:"王以圭瓒酌郁鬯之酒以献尸,尸受祭而灌于地,因莫不饮,谓之裸。"

④脂萧:萧即艾蒿。因含油分,故称脂萧。多年生草本,可作香料,入药。

⑤以椒为涂:以花椒子和泥涂壁,取其香气,遂称椒房。《汉书·车千秋传》:"江充先治甘泉宫人,转至未央椒房。"颜师古注:"椒房,殿名,皇后所居也。"

⑥杜衡带屈:屈原以杜衡为腰带。杜衡,即杜若。一种香草。

⑦菖蒲荐文:周文王以菖蒲来佐食。《吕氏春秋·遇合》:"文王嗜菖蒲菹。"荐,佐食。

⑧麝多忌:麝香性极寒,于孕妇不宜,故用时有许多禁忌。

⑨苏合:一种落叶乔木,其树脂即苏合香,可作香精及药用。芗:谷物的香气。

⑩六入:佛教谓眼、耳、鼻、舌、身、意六根为内六入,色、声、香、味、触、法六尘为外六入。

⑪天君:心。《荀子·天论》:"心居中,虚以治五官,故谓之天君。"

⑫近正：沉香之清芬,近乎纯正。

⑬薝卜：佛家经典常提到的一种花。约高七八尺,花皆六出,气味清芬。

⑭矧（shěn）：况且。

⑮占城：古国名。在今越南中部。占城亦产沉香。

⑯爨（cuàn）：烧火做饭。

⑰巉（chán）然：险峻的样子。

⑱太华：西岳华山。

⑲小孤：小孤山,亦名小姑山。在安徽宿松东南长江之中。

⑳帨帉（shuì fēn）：带在身上的佩巾之类。

㉑氤氲：香气弥漫的样子。

㉒饮：享受。

㉓食黎人之芹：意谓苏辙见此一物,便能感受到东坡的忠君之心。食芹者,谓身处困境而不忘忠君也。韩愈《归彭城》诗："食芹虽云美,献御固已痴。"

【译文】

　　古人以芸、兰为香料,用郁鬯酒祭祀,焚烧脂萧祈福,用椒泥涂壁,用蕙草制成薰香。屈原以杜衡为腰带,周文王以菖蒲来佶食。麝香多禁忌而且味本膻腥,苏合似有谷物的清香而实辛臭。感叹我懂得什么？都被外物分散了智慧。六根与六尘的起灭,常使心智颠倒不清。每次所求似真而实错,有时鼻子疲劳而无法辨识。只有沉香的味道近于纯正,可搭配薝卜花一起存用。况且沉香又是海南儋州的特产,实在是超然而不一般。既坚如金润如玉,也质似鹤骨龙筋。只因膏液充盈,所以体虽纤细而有分量。看那些来自占城的香料,应该用来煮饭熏蚊子。小巧玲珑的沉香假山,险峻之势令人喜爱。有如华山上倚青天,又如小孤山直入云霄。将沉香假山送去祝贺你的生日,以表达我的祝福。你正在终日面壁,难道也想归田种地？正好可把它放置在几案,用淡淡的香气熏着你的佩巾。它不会骤然发出浓烈的气味，却有无穷无尽弥漫的幽香。你不仅可以享受东坡对你的寿诞祝福，还能感受到东坡的忠君之心。

十二琴铭

【题解】

所谓"琴铭"，指镌刻在古琴上的铭文，多以优美的词句描述琴的来历，赞美其音质、制作工艺，寄托制作者或使用者的志趣情怀等。值得注意的是，虽然《十二琴铭》收录于苏文，但后世有争议，有观点认为应该是黄庭坚所作的《张益老十二琴铭》。二者大体相同，只是存在一些文字上的细微差别，如第一篇的篇名，一为《涧泉》，一为《震陵孤桐》；又如《渔根》中一作"惊潜鳞而出听"，一作"惊潜鱼而出听"等。

震陵孤桐

震陵孤桐下阳岑，音如涧泉响深林。二圣元祐岁丁卯①，器巧名之张益老。

【注释】

①二圣：指宋哲宗与母亲宣仁太后（高太后）。

【译文】

震陵特生的桐木出自大山之南，声音如山间的潺潺泉水回响在密林深处。哲宗皇帝和太后二圣执政的元祐二年，张益老为它取了这个巧名。

香林八节

河渭之水多土①，其声厚以沉；江汉之水多石②，其声激而清。香林八节，是谓天地之中，山水之阴③。

【注释】

①渭：渭水，是黄河的最大支流。主要流经陕西境内。

②江汉：长江和汉水。

③山水之阴：阴，一作"音"。

【译文】

黄河、渭水之中多夹泥土，所以流水声厚重而低沉；长江、汉水之中多有礁石，所以流水声激越而清脆。香林八节，这是所说的天地之中，山水之音。

号钟①

薄则播②，厚则石③，侈则哆，弇则郁④，长甬则震⑤。无此五疾，则鸣而中律，是谓号钟之实。

【注释】

①号钟：传说为周代的名琴。琴音洪亮，犹如钟声激荡，号角长鸣。

②播：散开。这里意为声音发散。

③石：坚硬。

④弇（yǎn）：器物口小腹大。《周礼·春官·典同》："侈声筰，弇声郁。"郑玄注："弇，谓中央宽也，弇则声郁勃不出也。"

⑤长甬则震：钟上的系钮太长，声音就震颤不止。甬，钟上的系钮。

【译文】

腔管太薄了声音会发散，太厚了声音会坚硬，太宽了声调会不准确，器物口小腹大声调会太郁结，钟上系钮太长声音会不停地震颤。没有这五种毛病，那么声音就合于律吕，这才是真正的号钟。

玉磬①

其清越以长者②,玉也;听万物之秋者,磬也。宝如是中,藜藿不再食③。以是乐饥,不以告籴。

【注释】

①玉磬:古代的敲击乐器。此处指为琴名。

②清越:形容声音清脆悠扬。

③藜藿:藜和藿均为野菜名。此处指粗劣的饭菜。

【译文】

声音清亮悠扬而绵长的,是玉;能够听出万物秋季萧瑟的,是磬。有了这样的宝器,不必再吃粗劣饭菜。以此来消除饥饿,不必再向别人买粮。

松风

忽乎青蘋之末而生有①,极于万窍号怒而实无②。失其荡枝蟠叶③,窦而胜其枯④。风鸣松耶? 松鸣风耶?

【注释】

①忽乎青蘋之末而生有:宋玉《风赋》:"夫风生于地,起于青蘋之末。"青蘋,一种水生草本植物,此处指风的起源,引申为微风的代称。

②万窍号怒:谓在大地之上大大小小孔穴当中而呼号。《庄子·齐物论》:"夫大块噫气,其名为风。是唯无作,作则万窍怒呺。"

③荡:广大。蟠:遍及,充满。引申为繁茂。

④窦:象声词。本指风雨之声,泛指一切窸窣琐碎之声。胜:通"称",相称。

【译文】

青蘋的末梢飘忽也会生风，万洞怒吼到极限却无形迹。离开了繁枝茂叶，窈窕之声正与枯枝败叶相称。是风使松树发出鸣声呢？还是松树使风发出鸣声呢？

古娲黄[1]

炼石补天之年，截匏比竹之音[2]。虽不可得见，吾知古之犹今。木声犁然当于人心[3]。非参寥者，孰钩其深？

【注释】

①古娲黄：琴名，一作"古娲簧"。

②截匏（páo）：截取匏而制成笙璜。比竹：指笙由很多根竹子排列而成。

③犁然：悠然。《庄子·山木》："木声与人声，犁然有当于人之心。"

【译文】

女娲炼石补天的年代，就回荡着匏竹笙璜发出的清音。虽然没能亲眼见到，我知道古今一理。木声悠然而与人心相合。如果不是参廖子，谁能研究如此之深？

南风

声歌《南风》舜作则[1]，欲报父母天罔极[2]。

【注释】

①《南风》：古代乐曲名。相传为虞舜所作。《孔子家语·辨乐解》："昔者舜弹五弦之琴，其辞曰：'南风之薰兮，可以解吾民之愠兮；南风之时兮，可以阜吾民之财兮。'"

②父母天罔极：指父母养育的恩德深广无极。《诗经·小雅·蓼莪》："父兮生我，母兮鞠我。欲报之德，昊天罔极。"

【译文】

歌唱《南风》之声舜帝以身作则，想要报答父母深广无极的恩德。

归鹤

琴声三叠舞胎仙①，肉飞不到梦所传。白鹤归来见曾玄②，陇头松风入朱弦③。

【注释】

①胎仙：鹤的别称。古代鹤有仙禽之称，又相传胎生，具有仙姿，故名。

②白鹤归来见曾玄：化用丁令威成仙的典故。《搜神后记》："丁令威，本辽东人，学道于灵虚山。后化鹤归辽，集城门华表柱。时有少年，举弓欲射之。鹤乃飞，徘徊空中而言曰：'有鸟有鸟丁令威，去家千年今始归。城郭如故人民非，何不学仙冢垒垒。'遂高上冲天。"曾玄，曾孙和玄孙。

③陇头：陇山。借指边塞。

【译文】

三叠琴曲使白鹤起舞，尘俗之躯飞不到梦中美妙的境界。化作白鹤飞回见到的已是曾孙和玄孙，陇山的松风吹入红色的丝弦。

秋风

秋风度而草木先惊，感秋者弦直而志不平①。揽变衰之色，为可怜之声。不战者善将，伤手者代匠②。悲莫悲于湘滨③，乐莫乐于濠上④。

【注释】

①弦直：正直。《后汉书·五行志》："顺帝之末，京都童谣曰：'直如弦，死道边；曲如钩，反封侯。'"

②伤手者代匠：《老子》第七十四章："夫代大匠斫者，希有不伤其手矣。"

③湘滨：湘水之滨，这里指自沉汨罗江的屈原。

④濠上：濠水之上。《庄子·秋水》记庄子与惠子游于濠梁之上，见儵鱼出游从容，因此二人辩论鱼是否知乐。

【译文】

秋风初起草木最先惊醒，感伤秋天的人正直而内心却不平静。聚集秋季万物变衰之色，发出令人怜爱之声。优秀的将领不打仗就能取胜，在高明的工匠面前，会受伤搞砸事情。没有人比湘水之滨的屈原更悲切，没有人比濠梁之上的庄周更快乐。

渔榔①

被襫大须②，萧然于万物之表。槁项黄馘③，闯然于一叶之航④。与鸥鸥而物化，发山水之天光。惊潜鱼而出听，是谓渔榔。

【注释】

①渔榔（láng）：渔人击打船舷以驱鱼入网的木棍。此处指琴名。

②被襫（bó shì）：一种雨具。即蓑衣、雨衣。《国语·齐语》："首戴茅蒲，身衣被襫。"

③黄馘（xù）：指人面黄肌瘦的样子。《庄子·列御寇》："夫处穷闾阨巷，困窘织屦，槁项黄馘者，商之所短也。"

④闯然：突然进入的样子。

【译文】

身披蓑衣长鬓大须，潇洒地飘荡在尘世之外。干枯的颈项面黄肌瘦，乘一叶扁舟冲破惊涛。与海鸥鸬鹚同生同灭，发散山水自然光辉。惊动了水底鱼儿浮出水面聆听，这就是渔榔。

九州璜①

钓渔得九州之璜②，避纣得九州之王③。湮沉乎射鲋之谷④，委蛇乎凤凰之堂⑤。其音不爽⑥，惟德之常。

【注释】

①九州璜（huáng）：琴名。璜，半璧形的玉器。

②钓渔得九州之璜：相传姜尚钓于磻溪而得玉璜，故磻溪又称璜溪。

③九州之王：指周文王。姜尚隐居，周文王打猎时和他相遇，谈得极为投机，即拜为师。后姜尚帮助周武王伐纣灭殷，建立周朝。

④射鲋之谷：代指井。射鲋，语出《周易·井卦》："井谷射鲋，瓮敝漏。"鲋，小鱼，虾蟆。谷，井中容水处。

⑤委蛇：雍荣自得的样子。凤凰之堂：此指华美高堂。

⑥爽：差失，违背。

【译文】

钓鱼得到九州玉璜，躲避商纣却遇到了九州之王。埋没在射杀小鱼的井中容水之处，徜徉于华美高堂之上。它的音调不会有错，遵循着一贯的美德。

天球①

天球至意，合以人力。作者七人②，传以华国。有蔚者桐，僵于下阳之庭③。奏刀而玉质④，成器而金声。山川昇之耶⑤？其天性之耶？

【注释】

①天球：古美玉名。此处代指琴名。

②作者：制作琴的琴工。

③下阳之庭：得不到阳光的角落。

④奏刀：运刀，进刀。

⑤畀：给予。

【译文】

天球至为合意，还须辅以人工。制作它的有七位工匠，流传下来光耀国家。制琴的桐木茂盛，僵卧于得不到阳光的角落。运刀时显出玉一般的质地，制成乐器后发出金石之声。是山川自然的赐予，还是天性就如此呢？

按：《十二琴铭》，又见《山谷集》①，题曰《张益老十二琴铭》，下注一"损"字。其名之异者："震陵孤桐"曰"涧泉"，"古娲黄"曰"娲簧"，"归鹤"曰"舞胎仙"，"秋风"曰"秋思"，"九州璜"曰"九井璜"。其字之异者："响深林"曰"鸣深林"，"器巧"名之曰"器"，而"名之山水之阴"曰"山水之音"，"侈则哆"曰"侈则筰"，"宝如是"曰"室如是"，"失其荡枝蟠叶"曰"夫其"、曰"播叶"，"松鸣风耶"曰"松鸣风乎"，"大须"曰"夫须"，"一叶"曰"一苇"，"潜鱼"曰"潜鳞"，"天球至意"曰"至音"，"合以人力"曰"不以"，"下阳之庭"曰"霆"。其句之异者："激而清"曰"清而不深"，"霋而胜其枯"曰"霣其实而脱其枯"，曰"钓鱼而得九井之璜,避纣而遇六州之王","听万物之秋"下多一"声"字。"虽不可得见"少一"见"字,"惟德之常","惟"字下多一"其"字。二集异同②,互有失得,然为苏为黄,总莫辨也。详录之,以俟博雅者考焉③。

【注释】

①《山谷集》:黄庭坚的诗文集。

②二集:指苏轼文集与黄庭坚《山谷集》。

③博雅者:指学识渊博、品行端正之人。

【译文】

按:《十二琴铭》,又见于《山谷集》,题为《张益老十二琴铭》,下面注一个"损"字。名称不同的有:"震陵孤桐"为"洞泉","古娲黄"为"娲簧","归鹤"为"舞胎仙","秋风"为"秋思","九州璜"为"九井璜"。文字不同的地方有:"响深林"为"鸣深林","器巧"为"器",而"名之山水之阴"为"山水之音","侈则哆"为"侈则侘","宝如是"为"室如是","失其荡枝蟠叶"为"夫其"、为"播叶","松鸣风耶"为"松鸣风乎","大须"为"夫须","一叶"为"一苇","潜鱼"为"潜鳞","天球至意"为"至音","合以人力"为"不以","下阳之庭"为"霆"。语句不同的有:"激而清"为"清而不深","霎而胜其枯"为"贾其实而脱其枯",为"钓鱼而得九井之璜,避纣而遇六州之王","听万物之秋"下面多一个"声"字。"虽不可得见"少一个"见"字,"惟德之常","惟"字下多一个"其"字。两个文集的异同,互有得失,然而究竟是苏轼所写还是黄庭坚所写,总是无法辨别。详细收录下来,以待学识渊博的人进行考证。

天石砚铭

【题解】

文中所谈的天石砚无贮水处，从"形"来说，不免有些遗憾，但它色泽温润，质地细腻，发墨甚多，是天生的好砚，这才是砚"德"之所在。苏轼以砚之德比喻人之德，极称"德"之可贵，不以"德"废"形"。他认为事物的"德"与"形"皆有可取之处，就看如何取舍。

　　轼年十二时，于所居纱縠行宅隙地中①，与群儿凿地为戏②。得异石如鱼，肤温莹，作浅碧色。表里皆细银星，扣之铿然③。试以为砚，甚发墨④，无贮水处。先君曰⑤："是天砚也。有砚之德，而不足于形耳。"因以赐轼，曰："是文字之祥也⑥。"轼宝而用之，且为铭曰：

　　一受其成，而不可更。或全于德，或全于形⑦。均此二者，顾予安取？仰唇俯足⑧，世固多有。

【注释】

①纱縠行：地名。位于苏轼的故乡四川眉山。

②凿地：挖地。

③铿然：形容响亮的声音。

④发墨：指砚台磨墨易浓而显出光泽。

⑤先君：指父亲苏洵。

⑥祥：吉祥之兆。

⑦全于形：形状完好。引申为保全自身。

⑧仰唇：趾高气扬。俯足：俯人足下。

【译文】

我十二岁的时候，在所住的纱縠行住宅的空地上，和一群儿童挖土玩。发现了一块奇异的石头，形状像鱼，外表温润晶莹，呈浅碧色。表面和里层都点缀着细小的白色斑点，敲击就发出铿铿的响声。试着当砚台用，很能发墨，只是没有存水的地方。先父说："这是天生的砚啊。具有砚的美德，只是形状有所不足罢了。"于是把石赐给我，说："这是写文章的吉兆。"我十分珍爱地使用它，并写了铭文：

一旦接受了上天赐予的禀赋，就不可改变初衷。或者追求品德完备，或者追求保全身体。这二者兼备的情况，我又从哪里获得？至于要么趾高气扬，要么俯人足下的，世上本来就有很多。

元丰二年秋，余得罪下狱①，家属流离，书籍散乱。明年至黄州，求砚不复得，以为失之矣。七年七月，舟行至当涂②，发旧书笥③，忽复见之。喜甚，以付迨、过。其匣虽不工，乃先君手刻其受砚处，而使工人就成之者，不可易也④。

【注释】

①得罪下狱：指"乌台诗案"。苏轼被收押之事。

②当涂：地名。

③书笥（sì）：书箱。

④易：更换。

【译文】

元丰二年秋，我获罪入狱，家属流离失所，书籍也丢失散乱。第二年到了黄州，寻找我那方砚台却怎么也找不到了，以为把它丢了。七年七月，乘船到当涂，打开旧书箱，忽然又见到了它。非常高兴，于是把它交给苏迨和苏过。装砚的匣子虽然不精致，却是先父在得到此砚的地方亲手所刻，并命匠人按砚的形状制成，不能更换。

　　若取全于形者乎，则仰唇俯足，世固多有，其奈非佳砚何哉？意趣含蓄如此。王圣俞

【译文】

　　如果要选取保全身体，那么仰唇俯足，世上本来有很多，奈何并不是"佳砚"怎么办？意趣竟然如此含蓄。王圣俞

丹石砚铭 并叙

【题解】

　　唐林父的父亲唐询撰有《砚录》，显然其对于砚的研究颇为精深，苏轼认为其"谱天下砚"。而连唐氏都不知出处的砚台，苏轼却"盖知之"，足见苏轼博学多识。

　　唐林父遗余丹石砚①，粲然如芙蕖之出水②，杀墨而宜笔③，尽砚之美。唐氏谱天下砚，而独不知兹石之所出，余盖知之。铭曰：

　　彤池紫渊④，出日所浴。蒸为赤霓，以贯旸谷⑤。是生斯珍，非石非玉。因材制用，璧水环复。耕予中洲⑥，蓺我玄粟。投种则获，不炊而熟。

【注释】

　　①唐林父：唐坰。字林夫。唐询之子。擅书法，颇得苏轼、黄庭坚赞誉。其父唐询著有《砚录》三卷。

②芙蕖:荷花。

③杀墨:指砚台下墨快且细腻。

④紫渊:传说中的水名。《山海经》云:"紫渊水出根耆之山,西流注河。"

⑤旸(yáng)谷:古代传说中日出的地方。《尚书·尧典》:"分命羲仲宅嵎夷,曰旸谷。"

⑥中洲:即洲中,指砚台中。

【译文】

唐林父送我一方丹石砚,光彩照人就像是出水莲花,既下墨流畅又利于书写,尽显好砚的品质。唐林父曾为天下砚台写过《砚谱》,却不知此石产于何处,我大概知道。作铭文说:

形池和紫渊,是太阳的沐浴之处。蒸气化为红色霓光,横贯日出的旸谷。此处出产这奇异的珍宝,既不是石又不是玉。依照材质制成此器,如璧玉般的水流环绕流动。我在砚台中笔耕,写下文章琢磨润色。只要投下种子就会有收获,不用炊煮自然成熟。

妙有感悟。

【译文】

有高妙的感悟。

凤咮砚铭①并序

【题解】

"凤咮砚"的得名来自苏轼,取自其产地北苑龙焙山的山形。苏轼所作铭文不仅描述了该砚的产地、形状、特征等,还结合自己正在为《周易》作传的情形,以形象的笔触描述了砚台的功用,想象丰富而行文自然。

北苑龙焙山②，如翔凤下饮之状。当其味，有石苍黑，致如玉。熙宁中，太原王颐以为砚，余名之曰"凤味"。然其产不富③，或以黯黮滩石为之④，状酷类，而多拒墨⑤。时方为《易传》。铭曰：

陶土涂，凿山石。玄之蠹，颖之贼。涵清泉，闷重谷⑥。声如铜，色如铁。性滑坚，善凝墨。弃不取，长太息。招伏羲，揖西伯⑦。发秘藏，与有力。非相待，为谁出？

【注释】

①凤味（zhòu）：凤鸟的嘴。

②北苑龙焙山：指位于福建建州的凤凰山。

③不富：指产量很少。

④黯黮（dǎn）滩：又叫黯淡滩，位于今福建南平。水流湍急，号称极险，为著名砚石产地。

⑤拒墨：砚台表面过于光滑或质地不佳，导致难以研磨墨块或墨汁无法有效附着，影响书写流畅。

⑥闷（bì）：掩蔽。

⑦西伯：周文王姬昌。商朝时被封为西伯。周文王与伏羲都与《周易》的产生相关，这里指代苏轼当时在写的《易传》。

【译文】

建州北苑龙焙山，山形如同飞翔的凤鸟低头饮水。在鸟喙的位置，有一种青黑的石头，质地像玉石一样。熙宁年间，太原王颐取此处的石头制成砚台，我为它取名叫"凤味"。然而它的产量不大，有人用黯黮滩石做成砚台，其形状与凤味砚十分相似，可是大都拒墨。当时我正在写《易传》。铭文是：

砚台以陶土塑形，从山石中凿取。乃是天生黑石蛀蚀而成，聪明人因此而肇祸。沉于清泉之下，掩藏在深谷之中。声音如铜，颜色如铁。性滑而硬，长于凝墨。丢弃而不被用，令人长长叹息。招引伏羲与西伯，一起探讨《易》理。发掘秘藏，出了大力。不是等待我的话，是为谁而出呢？

洮河石砚铭①

【题解】

洮河石砚简称洮砚，与广东端砚、安徽歙砚、澄泥砚等齐名，都是古代的名砚。给苏轼赠送洮河石砚的黄庭坚对此砚情有独钟，在多篇诗文中皆有提及，称赞有加。

洮之砺②，发金铁。琢而泓，坚密泽。郡洮岷③，至中国④。弃矛剑，参笔墨。岁丙寅，斗东北。归予者，黄鲁直。

【注释】

①洮（táo）河：水名。在甘肃西南。

②砺：磨砺。

③洮岷：地名。指洮州（治今甘肃临潭）、岷州（今甘肃岷县）一代。

④中国：这里指中原。

【译文】

在洮河中磨砺，显现出金铁般的质地。雕琢成砚石，坚固致密而润泽。产在洮州、岷州一带，辗转来到中原。放下征伐的矛与剑，投身书写的笔与墨。岁在丙寅，斗柄指向东北。赠送我砚的人，便是黄鲁直。

咄咄①。王圣俞

【注释】

①咄咄：感慨声。表示感慨或惊讶。

【译文】

咄咄。王圣俞

石鼎铭

【题解】

在苏轼诗文中，"石鼎"出现过多次。除了这首特别撰写的铭文外，他还用石鼎烹饪、煮茶等，如《十月十四日以病在告独酌》："铜炉烧柏子，石鼎煮山药"，又如"茶烹石鼎玉蟾留"（《宿资福院》）。令人钦佩的是，对于这样一件烹饪用具，博学多才的苏轼亦能展开丰富联想，并总结出石鼎的三种美德。

张安道以遗子由，子由以为轼生日之馈①。铭曰：

石在洛书②，盖隶从革。矢砮医砭③，皆金之职。有坚而忍，为釜为鬲④。居焚不炎，允有三德。

【注释】

①馈：赠送。

②洛书：相传大禹治水时，洛河中浮出神龟，背驮洛书献给大禹，后收入《尚书》中，即《洪范》。《洪范》中有关于五行学说的内容，如关于金性的描述为"金曰从革"，苏轼以为石司金职，所以下句说石"盖隶从革"。

③矢砮（nǔ）：石制的箭镞，也就是石制的箭头。

④为釜为鬲：釜、鬲皆为古代的炊具。釜无足，鬲有三足似鼎。

【译文】

张安道将石鼎送给子由,子由又将其作为生日礼物送给我。铭文是:

石在洛书中的属性,如金一样具有顺从人意改变形状的特性。石制的箭头和医家的砭石,都是金性的体现。坚硬而耐受,可以制成釜、鬲这样的炊具。在烈火中也不会烧坏,确实具有三种美德。

三德颂也,吾取以为规矣。

【译文】

三德颂,我要将它作为规范。

却鼠刀铭[①]

【题解】

在文学方面,苏轼从小就显示了过人的天赋。他在11岁时写的短文《却鼠刀铭》,虽然语言略显稚嫩,但读来饶有趣味,发人深省。苏辙的孙子苏籀曾在《栾城先生遗言》中记载:"东坡幼年作《却鼠刀铭》,公(苏辙)作《缸砚赋》,曾祖称之,命佳纸修写装饰,钉于所居壁上。"足见苏家兄弟在少年时写文章便已出手不凡。

野人有刀,不爱遗予[②]。长不满尺,剑钺之余[③]。文如连环[④],上下相缪。错之则见[⑤],或漫如无。昔所从得,戒以自随。畜之无害,暴鼠是除。有穴于垣[⑥],侵堂及室。跳床撼幕,终夕窣窣[⑦]。叱诃不去,啖啮枣栗。掀杯舐缶,去不遗粒。不择道路,仰行蹑壁。家为两门,窘则旁出。轻矫捷猾[⑧],忽不可执。吾刀入门,是去无迹。又有甚者,聚为怪妖。昼出群斗，相视睢盱⑨。舞于端门⑩，与主杂居。猫见不噬，又乳于家⑪。狃于永氏⑫，谓世皆然。呕磨吾刀，盘水致前。炊未及熟，肃然无踪。物岂有是，以为不诚。试之弥旬，为凛以惊。夫猫骘禽，昼巡夜伺。拳腰弭耳⑬，目不及顾。须摇于穴，走赴如雾。碎首屠肠，终不能去。是独何为？宛然尺刀。匣而不用，无有爪牙。彼孰为畏，相率以逃。呜乎嗟夫！吾苟有之。不言而谕⑭，是亦何劳。

【注释】

①却鼠刀：能驱鼠的刀。

②爱：吝啬之意。

③钺（yuè）：古代兵器。青铜制，形似斧，比斧大，圆刃，可砍劈。

④文：花纹，纹理。

⑤错：打磨，磨擦。

⑥垣：矮墙。

⑦窣窣：拟声词。指老鼠发出的声音。

⑧轻矫：轻捷矫健。

⑨睢盱：瞪着眼睛看。

⑩端门：宫殿的正门。这里指房屋的正门。

⑪乳：生，繁殖。

⑫狃：习以为常。永氏：永州某氏，因为自己属鼠，所以非常爱护老鼠，不允许扑杀。典出柳宗元《三戒·永某氏之鼠》。

⑬拳腰：弯着腰。

⑭谕：明白。

【译文】

乡野之人有把刀，不吝惜地送给我。刀不满一尺长，却是用剑钺所剩好铁铸成。刀上的纹理如同连环，上下互相缠绕。磨擦就能看清，有时模糊了就什么也看不见。从前得到了这把刀，带在身边作为防备。不会用来宰杀家畜，专门去除凶暴的老鼠。它们在墙上挖洞，又侵入厅堂和内室。跳到床上摇动帘幕，整晚发出窸窸窣窣的声音。呵斥也不离开，偷吃枣子和板果。掀杯子舔瓦罐，离开时不留一粒。从不选择道路，在天花板和墙壁上爬行无忌。鼠洞有两个出口，紧急时就从另一个洞口逃跑。轻捷狡猾，忽东忽西很难抓住。这把刀放在洞口，老鼠就不见踪影。又有更过分的老鼠，聚在一起兴妖作怪。大白天就出来群斗，彼此怒目而视。在大门口跳来跳去，和主人混杂而住。猫见到了不咬，老鼠又在家里繁殖。在永州某氏家里习以为常，以为世间都是如此。赶紧磨快我的刀，端来一盆清水放在面前。饭还没熟的功夫，就跑得无影无踪。岂有这样的东西，我还以为这是假象。连着试了十几天，凛然感到震惊。猫如同猛禽一般，白天巡逻晚上守候。弯着腰竖着耳朵，睁大眼睛都看不过来。胡须在鼠洞口摇动，奔走如同云雾一般轻快。咬碎鼠头撕烂鼠肠，却没能把老鼠赶走。这次消失又是因为什么？只是一尺长的刀罢了。刀装在匣中没什么用，没有尖爪也没有利齿。老鼠却为什么害怕，争先恐后地逃跑。唉呀可叹！我幸亏有一把刀。不说也明白，这又何须烦劳。

　　字字痛骂小人，实有所感之文。钟伯敬

【译文】

字字都在痛骂小人，确实是有所感慨的文章。钟伯敬

狮子屏风赞 并叙

【题解】

本文作于从杭州前往密州的赴任途中,他路经润州(今江苏镇江)时。苏轼前往甘露寺游玩,寺中收藏有南朝著名画家陆探微所绘狮子板画,狮子画得活灵活现,既威猛又祥和,苏轼十分喜爱,遂请工匠临摹,并准备放置在盖公堂中。按,盖公是汉初著名学者,主张黄老之术,曹参为齐相时,采用了盖公的建议而使齐大治,而盖公的家乡就是苏轼即将上任的密州。苏轼仰慕盖公,还修造了盖公堂。

润州甘露寺①,有唐李卫公所留陆探微画狮子板②。余自钱塘移守胶西,过而观焉,使工人摹之,置盖公堂中③,且赞之曰:

圆其目,仰其鼻,奋鬐吐舌,威见齿。舞其足,前其耳。左顾右掷④,喜见尾。虽猛而和,盖其戏,严严高堂护燕几。啼呼颠沛走百鬼,嗟乎妙哉古陆子⑤。

【注释】

①甘露寺:位于江苏镇江北固山上。因建于东吴甘露元年(256),故名。唐李德裕守镇江时加以增辟。

②李卫公:指李德裕,字文饶。官至宰相,进爵卫国公。

③盖公堂:苏轼为纪念本州古代贤者盖公而修建了盖公堂。

④掷:腾跳,纵跃。

⑤陆子:即陆探微。南朝刘宋时期画家,与东晋顾恺之并称"顾陆"。

【译文】

润州甘露寺中,有唐代卫国公李德裕留下来的陆探微所画的狮子板画。我从钱塘转任胶西太守时，路过甘露寺欣赏过，便让画工临摹它，放在盖公堂中，并写文称赞道：

眼睛圆睁，鼻子上仰，张开髻毛吐出舌头，威风凛凛地露出牙齿。挥舞着蹄子，耳朵向前忽闪。左顾右盼，像是喜欢见到自己的尾巴。虽然形象勇猛而内心温和，这些不过是游戏而已，挂在盖公大堂中保护着小桌几。吓得百鬼惊号奔窜，不仅赞叹古人陆探微的画技如此高妙！

　　字挟飞扬之势。

【译文】

文字中挟带有飞扬的气势。

文与可画墨竹屏风赞

【题解】

　　文与可与苏轼不但是姻亲，而且关系极为密切。两人皆为全才式的人物，在诗文、书法、绘画等领域都有很高成就。在这篇短短的赞文中，苏轼以对比的方式，层层递进，称赞了文与可的品德。

　　与可之文，其德之糟粕[①]；与可之诗，其文之毫末[②]。诗不能尽，溢而为书，变而为画，皆诗之余。其诗与文，好者益寡。有好其德如好其画者乎？悲夫！

【注释】

　　①糟粕：造酒剩下的渣滓。比喻废弃无用的东西。
　　②毫末：毛发的末端。比喻极其细微之物。

【译文】

文与可的文章,是他道德的残留而已;文与可的诗,又是他文章的残留而已。诗不能尽其才,便把才华发挥到书法上,又变而表现在绘画上,这些都是他诗歌的余韵。他的诗和文,能欣赏的人越来越少。有爱他的品德像爱他的画一样的人吗? 真可悲啊!

　　先生尝称与可有四绝:诗一,楚词二,草书三,画四。司马温公称其襟韵潇洒如晴空秋月[1],尘埃不到。其为人可知矣。元丰初,出守吴兴。至宛丘驿,忽留不行。沐浴衣冠,正坐而逝。

【注释】

①襟韵:胸怀气度。

【译文】

先生曾称赞文与可有四绝:诗第一,楚词第二,草书第三,画第四。司马光称其气度潇洒如同晴空秋月,毫无尘埃。文与可的为人由此可知。元丰初年,文与可出任吴兴太守。到了宛丘驿,忽然停留不再前行。沐浴衣冠,正坐而逝。

偃松屏赞并引

【题解】

此文作于惠州时期,是苏轼为儿子苏过所画寒松屏风写的赞文。松树自古便是坚贞不屈、有气节的代名词。考虑到苏轼此时的境遇,文中名为描写松树屏风,实则有无限情思寄寓其中。

余为中山守①,始食北岳松膏②,为天下冠。其木理整密,瘠而不瘁,信植物之英烈也。谪居罗浮山下,地暖多松,而不识霜雪,如高才胜人生绮纨家③,与孤臣孽子有间矣。士践忧患,安知非福。幼子过从我南来,画寒松偃盖为护首小屏④。为之赞曰:

燕南赵北⑤,大茂之麓。天僵雪峰,地裂冰谷。凛然孤清,不能无生。生此伟奇,北方之精。苍皮玉骨,硗硗齾齾⑥。方春不知,冱寒秀发⑦。孺子介刚,从我炎荒。霜中之英,以洗我瘴。

【注释】

①中山守:元祐八年(1093)九月,苏轼任定州知府。中山,定州的别名。

②北岳:或指河北境内的大茂山。《读史方舆纪要》:"北岳恒山,一名大茂山。宋以大茂山背与契丹分界。"

③绮纨家:这里指富贵之家。绮纨,华丽的丝织品。

④偃盖:形容松树枝叶横垂,张大如伞盖。护首小屏:放置在枕边的小屏风。

⑤燕南赵北:燕赵大地之间。这里指定州所处的位置。

⑥硗硗(qiāo):隆起突出,高峻。齾齾(yà):参差起伏。

⑦冱(hù)寒:寒气凝结。指极为寒冷。

【译文】

我任定州太守后,才尝到北岳所产的松膏,堪称天下第一。此地松树纹理完整细密,虽然瘦细但并不枯槁,它真是草木中的精英。我遭贬谪住在罗浮山下,此地气候和暖,松树也很多,但它们从未经历过严霜寒雪,就像是才子贵人生长在富贵之家,与失势大臣和忧患深重的庶子大有不同。士大夫身遭忧患，哪里知道不是福呢？小儿子苏过跟我来到南方，画了一幅树冠硕大的寒松作为放置在枕边的小屏风。我为此画写赞说：

燕赵大地之间，大茂山脚下。严寒冻僵了积雪的山峰，大地冻裂了冰封的深谷。万象寂寥，也不能灭绝生命。挺拔雄奇的松树在这里生长，它们是北方植物的精萃。苍劲的树皮包着白玉般的骨骼，屹立于乱石参差之中。春天来到它并不争奇，严寒降临却秀姿英发。孺子刚强正直，跟随我来到这炎热蛮荒之乡。寒霜中透出的英气，洗去侵害我的瘴毒。

赞与引互发以自鸣。

【译文】

赞文与引文互相阐发，借以自鸣。

鱼枕冠颂①

【题解】

鱼枕冠是一种以鱼骨作为装饰的头冠，在宋代民间很盛行，南宋吴自牧《梦粱录》和洪迈《夷坚志》里都有相关记载。苏轼发挥丰富的想象力，从一顶寻常的冠生发出这篇千古妙文。

莹净鱼枕冠，细观初何物。形气偶相值②，忽然而为鱼。
不幸遭网罟③，剖鱼而得枕。方其得枕时，是枕非复鱼。
汤火就模范，巉然冠五岳④。方其为冠时，是冠非复枕。
成坏无穷已，究竟亦非冠。假使未变坏，送与无发人。
簪导无所施，是名为何物。我观此幻身，已作露电观⑤。

而况身外物,露电亦无有。佛子慈闵故,愿受我此冠。

若见冠非冠,即知我非我。五浊烦恼中⑥,清净常欢喜。

【注释】

①鱼枕冠:以鱼枕骨作为装饰的头冠。

②值:遇到。

③网罟(gǔ):捕鱼或捕鸟的网具。

④巉(chán)然:形容高峭,陡削。

⑤露电:露水和闪电,均转瞬即逝。比喻人生短促。语本《金刚经》:"一切有为法,如梦幻泡影,如露亦如电,应作如是观。"

⑥五浊:佛教用语。犹言浊世。所谓五浊,指劫浊、见浊、烦恼浊、众生浊、命浊。指末法时期众生的各种生存状态。

【译文】

晶莹洁净的鱼枕冠,仔细观察最初是何物?形和气偶然合在一起,倏忽间就成了鱼。

不幸被人用渔网打捞上来,剖开鱼得到了枕骨。在人得到枕骨的时候,鱼枕就不再是鱼了。

人们把它放在模子里加热塑形,镶嵌在高高的头冠中。当它变成了头冠的时候,它就是冠而不再是枕骨。

形成毁坏不断地变化,最后它也不再是冠。假如它还没变坏,就把它送给一个没有头发的人。

簪子在头上没处插戴,此物该叫作什么呢?我看这身躯都是临时幻化而成,就像露水闪电一样。

更何况身外的东西,就连露水闪电也不是了。佛徒慈悲而同情,愿意接受我这个鱼枕冠。

如果他看这个冠不是冠,就知道我也不是我。处在五浊烦恼的尘世里,只有内心清净才能常常欢喜。

仆在黄冈时，戏作此等语十数篇，渐复忘之。元祐三年八月二十九日，同僚早出，独坐玉堂，忽忆此二首，聊复录之。翰林学士眉山苏轼记。

【译文】

我在黄冈时，戏作这类文字十几篇，慢慢都忘记了。元祐三年八月二十九日，同僚早出，我独自坐在翰林学士院中，忽然回忆起这两首，姑且记录下来。翰林学士眉山苏轼记。

观棋并引

【题解】

静静的午后，高山、流水、古松、棋声，这是多么令人心旷神怡的场景。苏轼自称并不懂棋，却能在旁边痴迷地看别人下棋。"胜固欣然，败亦可喜。"仅从这两句感悟中，就可看出，苏轼或许不精通棋艺，但是对棋道的理解已远非常人所能及。是非成败转头空，而自古至今，真正能看透的又有几人呢？

予素不解棋，尝独游庐山白鹤观①，观中人皆阖户昼寝②，独闻棋声于古松流水之间，意欣然喜之。自尔欲学，然终不解也。儿子过乃粗能者③，儋守张中日从之戏④，予亦隅坐，竟日不以为厌也。

五老峰前⑤，白鹤遗趾。长松荫庭，风日清美⑥。

我时独游，不逢一士。谁与棋者，户外屦二⑦。

不闻人声，时闻落子。纹枰坐对⑧，谁究此味。

空钩意钓，岂在鲂鲤。小儿近道，剥啄信指⑨。

胜固欣然，败亦可喜。优哉悠哉，聊复尔耳⑩。

【注释】

①白鹤观：位于庐山五老峰前，景色十分秀美。宋陈舜俞在《庐山记》中赞曰："庐山峰峦奇秀，岩壑深邃，林泉茂美，为江南第一。白鹤观复为庐山第一。"相传唐代开元年间，道士刘混成在这里骑鹤飞升。

②阖（hé）：关闭。

③儿子过：指苏过，字叔党，号斜川居士。能诗能文，而且擅长书法绘画，有其父之风，时人称之为"小东坡"。

④儋守张中：儋州太守张中，与苏轼友善，对苏轼颇多照顾，后因此被罢官。苏轼有诗相赠。

⑤五老峰：地处庐山东南。形如五老人并肩耸立，故有此名。

⑥风日：指风光，风景。

⑦屦（jù）二：两双鞋，指两个人。典出《礼记·曲礼》："户外有二屦，言闻则入，言不闻则不入。"

⑧纹枰：围棋棋盘。

⑨剥啄：拟声词。敲门声或下棋声。

⑩聊复尔耳：姑且如此而已。语出《晋书·阮咸传》："未能免俗，聊复尔耳。"

【译文】

我向来不懂棋道，曾经独自游历庐山白鹤观，观中的人都闭门午睡，只听到古松流水之间有下棋的声音，心中非常喜欢这种情趣。自此想要学棋，但终究不懂。儿子苏过粗通棋艺，儋州太守张中每天和他对弈，我也坐在一旁看棋，一整天也不觉得厌倦。

五老峰前，有白鹤飞升的遗迹。高大的松树遮蔽庭院，风景清静秀美。

我正在独自游玩，没碰到一个人。谁和谁在下棋呢，看到门外有两双鞋子。

听不到人的说话声,不时听到落子的声音。围着棋盘对坐,谁了解这其中的意趣呢?

钓鱼却不下鱼饵,渔翁之意哪里在鱼呢?我的小儿子接近棋道了,信手落子的声音不断响起。

赢了固然开心,输了也是可喜之事。多么悠闲自在啊,姑且如此而已。

如此小技,贩夫佣儿皆能擅场[①],而大聪明人,反而不解,欲学无路。慧业自有大小,造化别有予夺,可为一笑也。谭友夏

【注释】

①佣儿:僮仆,雇工。擅场:压倒全场。指技艺高超出众。

【译文】

这种小技艺,连贩夫僮仆都能技压全场,而有大聪明的人,反而不解,想要学习却没有找到路径。慧业本来就有大小,造化另有赐予和剥夺,可为之一笑。谭友夏

双石诗并引

【题解】

苏轼一生嗜石成癖,对奇石有着特别的情愫,并留下了许多咏石诗文。他在任扬州知州时,表弟程德孺知其有石癖,送给他两块英石(产于广东英德的一种石灰岩),一块绿色,一块白色。苏东坡看到这两块奇石,根据不久前任颍州知州时所做的梦,将这两块石头命名为仇池石。全诗情真意切,蕴意丰富,连续用典,刻画了苏轼沉浸赏石之中、痴迷忘我的形象。

至扬州获二石,其一绿色,冈峦迤逦①,有穴达于背;其一玉白,可鉴。渍以盆水,置几案间。忽忆在颖州日,梦人请住一官府,榜曰"仇池"。觉而诵杜子美诗曰:"万古仇池穴,潜通小有天。"乃戏作小诗,为僚友一笑。

【注释】

①迤逦:曲折连绵。

【译文】

到了扬州得到两块石头,其中一个绿色,冈峦连绵起伏,有洞穴通到背面;另一个像白玉,甚至可以当镜子。用水将石头浸渍盆中,放在几案间。忽然回忆起在颖州的时候,曾梦到有人请我住在一个官府中,门上题有"仇池"二字。醒来以后诵读杜子美的诗句:"万古仇池穴,潜通小有天。"于是戏作小诗,以博同僚朋友一笑。

梦时良是觉时非,汲水埋盆故自痴①。
但见玉峰横太白②,便从鸟道绝峨眉③。
秋风与作烟云意,晓日令涵草木姿。
一点空明是何处④,老人真欲住仇池⑤。

【注释】

①汲水埋盆:化自韩愈诗句,指人为的盆景景观。韩愈《盆池五首》之一:"老翁真个似童儿,汲水埋盆作小池。"

②玉峰:积雪的山峰。喻指石头晶莹剔透。太白:山名。

③鸟道:极险之山路,仅通飞鸟。李白《蜀道难》:"西当太白有鸟道,可以横绝峨眉巅。"

④空明:这里指绿石上的洞穴。

⑤老人：苏轼自指。

【译文】

梦中的美好醒来后发现是错的,将石头放进水盆作景我可真痴迷。

只见积雪的山峰横亘在太白山上,于是沿着崎岖的鸟道穿越峨眉山的险峰。

时而如秋风吹拂后的缥缈烟云,时而如清晨阳光映照下的草木苍翠。

石上透亮的洞穴究竟通往哪里呢? 老人我真想住在仇池啊。

仆所藏仇池石,希代之宝也①。王晋卿以小诗借观②,意在于夺。钱穆父、王仲至,以为不可许,独蒋颖叔不然。今日颖叔见访,亲睹此石之妙,遂悔前语。轼以谓晋卿岂可终闭不予者,若能以韩幹二散马易之者③,盖可许也。先生自记。

【注释】

①希代：稀世。

②王晋卿：王诜,字晋卿。能诗善画。

③韩幹：唐代画家。以擅画马著称。

【译文】

我所收藏的仇池石,是稀世的宝物。王晋卿写小诗来借其一观,有"夺宝"之意。钱穆父、王仲来了以后,认为不能答应,只有蒋颖叔不这样认为。今天颖叔来拜访我,亲眼目睹了此石之妙,于是后悔前面说的话。我认为难道会一直拒绝不给晋卿看,如果能用韩幹《二马图》来交换的话,大概可以答应。先生自记。

壶中九华诗 并引

【题解】

"壶中九华"，其实就是一个小假山，只有一尺之余。尺余之间，却有九座山峰，中间还玲珑剔透，真可谓壶里乾坤！但就是这样一个小小的赏石，使苏轼久久难忘，这次没有购买到，成了他极为遗憾的一件事。八年之后，苏轼从海外遇赦北还，路过湖口，还特意访问了赏石的下落，得知已为人取去，苏轼惋惜不已，于是自和前韵又作诗《予昔作〈壶中九华〉诗，其后八年，复过湖口，则石已为好事者买走，乃和前韵以自解云》。次年，黄庭坚路过湖口，李正臣持苏轼诗来拜访，当时苏轼已去世，石亦不可复见，黄庭坚遂也和苏轼诗作诗。苏过也曾作诗歌咏。一块赏石，能被苏轼这样牵挂，又为多位大诗人反复题咏，也算是荣幸之至了。

　　湖口人李正臣[1]，蓄异石九峰，玲珑宛转，若窗棂然[2]。予欲以百金买之，与仇池石为偶[3]，方南迁未暇也。名之曰壶中九华，且以诗记之：

　　清溪电转失云峰[4]，梦里犹惊翠扫空。

　　五岭莫愁千嶂外，九华今在一壶中。

　　天池水落层层见，玉女窗明处处通[5]。

　　念我仇池太孤绝，百金归买碧玲珑[6]。

【注释】

①湖口：今江西湖口，地处鄱阳湖之口，故得名。

②窗棂：即窗格，木窗框里或横或竖的格。

③仇池石：是苏轼收藏的两块赏石，见前文。

④电转：形容水流疾转的样子。

⑤玉女窗明处处通：形容石头如窗棂一样处处通透。

⑥碧玲珑：形容山石玲珑通透。

【译文】

湖口人李正臣藏有奇石，石上有九座山峰，玲珑剔透，像窗棂一样。我准备用百金购买它，和仇池石为伴，正好流放南方没有时间完成交易。赏石名为"壶中九华"，姑且写诗记录此事：

清溪如电蜿蜒疾转，高耸入云的山峰转瞬即逝，我在梦里还惊叹那满眼苍翠的山色。

不须忧愁南贬在五岭千嶂之外，九座山峰的奇观现在都缩于这块石中。

山石层叠如天池水落，山石玲珑如玉女窗棂。

想到我的仇池石太过孤单，想用百金买回这玲珑通透的山石和它相伴。

湖口民李正臣得奇石，九峰相倚。苏子瞻戏名曰"壶中九华"。又有老巫邹生，以三奇石，随高下体著成屏风三叠①，余戏名曰"肘后屏风叠"。他日湖中石百怪并出，当以此两石为祖云。二石色绀青，嵌孔贯穿②，击之铿铿。静而视之，嵚崟云雨之上，诸峰隐见，忽然疑于九十，犹五老峰之疑于五六也。揭而视俗，以求赏音③。吾见其支酱瓿于墙角也④，世有出尘之因，然后此石为潇洒缘尔。黄鲁直

【注释】

①高下体：高低的形状。

②嵌孔：洞孔。

③赏音：知音。

④支酱瓿：这里指他的文章用来支撑盛酱的小瓮。酱瓿，原指盛酱
　　的小瓮，后用为"覆酱瓿"之省，比喻著作的价值不为人所识，只
　　能用来盖酱瓿而已。

【译文】

湖口人李正臣得到一块奇石，有九峰互相倚靠。苏轼戏称为"壶中
九华"。又有老巫邹生，用三块奇石，随高低形状制成三叠屏风，我戏称
为"肘后屏风叠"。将来湖中各种怪石都出来，当以这二石为祖。二石
颜色绀青，洞孔贯穿其中，敲击它发出铿铿的声音。静静地看着它，高耸
险峻，超越云雨之上，诸峰若隐若现，忽然怀疑到底是九个山峰还是十个
山峰，犹如五老峰怀疑是五个还是六个。写出这篇文章让众人看，以便
寻求知音。我看见它在墙角用来支撑盛酱的小瓮，世上自有超尘脱俗的
契机，此石有洒脱之缘。黄鲁直

海石

【题解】

此诗作于元祐四年（1089），苏轼时在杭州，回忆起在文登时所见海
边的奇石"弹子涡"，于是写下这首《海石》，其中"我持此石归，袖中有
东海"一句，境界宏大而富有想象力，被黄庭坚赞誉为此诗的"句中眼"。

文登蓬莱阁下①，石壁千丈，为海浪所战②，时有碎裂，
淘洒岁久，皆圆熟可爱，土人谓此弹子涡也。取数百枚以养
石菖蒲，且作诗遗垂慈堂老人③。

蓬莱海上峰，玉立色不改④。孤根捍涛天⑤，云骨有破碎⑥。
阳侯杀廉角⑦，阴火发光采⑧。累累弹丸间，琐细成珠琲⑨。
阎浮一沤耳⑩，真妄果安在。我持此石归，袖中有东海。

垂慈老人眼，俯仰了大块⑪。置之盆盎中，日与山海对。

明年菖蒲根，连络不可解。倘有蟠桃生，旦莫犹可待⑫。

【注释】

①文登：即登州（治今山东蓬莱）。

②戕：冲击。

③垂慈堂老人：指杭州千顷广化院住持了性。俗姓朱，余杭人，精于医，善草书，与苏轼多有交往。

④玉立：傲然挺立。

⑤孤根：特立高耸之山崖。

⑥云骨：崖石。

⑦阳侯：传说中的波涛之神，借指波涛。屈原《九章·哀郢》："凌阳侯之泛滥兮，忽翱翔之焉薄。"

⑧阴火：海中生物所发之光。这里泛指海水而言。

⑨珠琲：珠串。多形容形似珠串的水珠等。

⑩阎浮：阎浮提的略称，亦作南瞻部洲。佛教泛指现实世界，人世间。沤：水中浮泡，喻虚空无常的世事。

⑪大块：世界，大自然。《庄子·齐物论》："夫大块噫气，其名为风。"

⑫倘有蟠桃生，旦莫犹可待：如果真有蟠桃的话，旦暮之间可以期待。传说蟠桃数千年才能生成，这里以旦暮可待称之，意为数千年也不过是旦暮之间。莫，通"暮"。

【译文】

登州蓬莱阁下，有千丈高的石壁，被海浪冲击，不时会有碎石落下，冲刷时间长了，这些石头都圆滑可爱，当地人称其为"弹子涡"。我拾取了几百枚来养石菖蒲，并写诗赠给垂慈堂老人。

蓬莱海上的山峰，傲然屹立山色不改。山崖受滔天巨浪冲刷，不时有崖石掉落破碎。

海浪将石块的棱角磨平，海水让它逐渐焕发光彩。弹丸大小的石头重重叠叠，细细密密排成珠串。

人世间不过是虚幻的水泡而已，真假果然存在吗？我带着这些石头回来，袖中仿佛装着东海。

在垂慈老人的眼中，俯仰之间看透了世界真相。将石头放置在盆盎中，每天能与山海相对。

等到第二年菖蒲生根，便连缀在一起无法分开。如果真有蟠桃生出的话，旦暮之间可以等待。

"我持此石归，袖中有东海。"山谷曰："此诗谓之句中眼，学者不知此妙韵，终不胜。"

【译文】

"我持此石归，袖中有东海。"黄庭坚说："这句诗便是诗歌的'句中眼'，学者不了解这其中的妙韵，终究不能超过。"

龙尾砚歌^①并引

【题解】

本诗作于元丰七年（1084）六月。从诗前小序可知，作此诗的缘由颇为有趣。因为苏轼曾在《凤味石砚铭》中有"苏子一见名凤味，坐令龙尾羞牛后"的诗句，由此引发了龙尾砚产地——歙县人的不满。因此又在方彦德的邀请下，写了这首诗来"少解前语"。

余旧作《凤味石砚铭》，其略云："苏子一见名凤味，坐令龙尾羞牛后。"已而求砚于歙^②，歙人云："子自有凤味，何以此为？"盖不能平也。奉议郎方君彦德，有龙尾大砚，奇甚。谓余若能作诗少解前语者，当奉饷。乃作此诗。

【注释】

①龙尾砚：以龙尾石所制之砚，又称歙砚。产地以婺源与歙县交界处的龙尾山为最优，为砚中上品。

②歙（shè）：歙县，地名。在安徽南部。以产徽墨、歙砚著名。

【译文】

　　我从前写过《凤咮石砚铭》，其中有一句大概说："苏子一见名凤咮，坐令龙尾羞牛后。"不久求砚于歙县，歙县人说："你自己已经有凤咮砚了，还要歙砚做什么？"大概内心愤愤不平吧。奉议郎方彦德，有一块龙尾大砚，非常奇特。对我说如果我能写诗稍微解释一下以前的语句，就将这块砚送给我。于是写了这首诗。

　　黄琮白琥天不惜①，顾恐贪夫死怀璧。

　　君看龙尾岂石材，玉德金声寓于石②。

　　与天作石来几时，与人作砚初不辞。

　　诗成鲍谢石何与③，笔落锺王砚不知④。

　　锦茵玉匣俱尘垢⑤，捣练支床亦何有⑥。

　　况嗔苏子凤咮铭，戏语相嘲作牛后⑦。

　　碧天照水风吹云，明窗大几清无尘。

　　我生天地一闲物，苏子亦是支离人⑧。

　　粗言细语都不择，春蚓秋蛇随意画⑨。

　　愿从苏子老东坡，仁者不用生分别。

【注释】

①黄琮白琥：古代祭祀所用的玉器。黄琮，黄色瑞玉。白琥，雕成虎形的白玉。祭祀西方时用。《周礼·春官·大宗伯》："以苍璧礼天，以黄琮礼地，以青圭礼东方，以赤璋礼南方，以白琥礼西方，以玄璜礼北方。"

②玉德：古谓玉有五德，后以言资质之美。

③鲍谢：南朝著名诗人鲍照、谢朓。

④锺王：魏晋书法家锺繇、王羲之。

⑤锦茵：以锦为砚垫。

⑥捣练：捣洗煮过的熟绢。

⑦作牛后：指苏轼诗句："苏子一见名凤味，坐令龙尾羞牛后。"

⑧支离：形容残缺而不中用。《庄子·人间世》："支离其形者，犹足以养其身，终其天年，况支离其德者乎？"

⑨春蚓秋蛇：比喻字写得不好，弯弯曲曲，像蚯蚓和蛇爬行的痕迹。出自《晋书·王羲之传》："子云近出，擅名江表，然仅得成书，无丈夫之气，行行若萦春蚓，字字如绾秋蛇。"此实为作《凤味砚铭》自解。

【译文】

黄琮白琥等祭器上天并不吝惜，只怕贪夫会为夺玉而死。

您看龙尾哪里是一般的石材呢，蕴含了玉的美德，发出的是金石之声。

龙尾石形成以来不知已经历多少时日，为人作砚最初毫不推辞。

鲍照、谢朓的诗歌佳，锺繇、王羲之的书法妙，与石砚都没有关系。

锦垫玉匣都落满尘垢，捣练支床也没有什么。

怎么能嗔怪苏子《凤味砚铭》，"作牛后"是戏语罢了。

青天映照水面风儿吹动云彩，明亮的窗户宽大的桌几清净无尘。

我只是生于天地间的无用之物，不过是个形体残缺的支离人。

说起话来不讲究粗言细语，写字也如同蚯蚓和蛇爬行一般随意。

希望随从苏子终老于东坡，仁者不会生发分别之心。

此序如此，他人则有患得之心，佞歆之不暇矣。观序读诗，乃得其妙。刘须溪

【译文】

此序这样写，他人就容易产生患得患失之心，不断地谄媚歆觎了。观序文，读其诗，才能感受到妙处。刘须溪

张近几仲有龙尾子石砚以铜剑易之①

【题解】

此诗作于元丰七年（1084），大约在苏轼离开黄州前后。张近，字几仲，开封人。进士及第，曾为大理正、发运使，累官显阁待制、直学士。周必大《跋东坡与张近帖》中云："（东坡）将自黄移汝，尝赋长篇，以铜剑易几仲龙尾子石砚。几仲作诗，送砚返剑。公又属和，卒以剑归之。"可见苏轼与张近二人不但交谊深厚，而且都颇有君子之风。

我家铜剑如赤蛇，君家石砚苍璧椭而洼。
君持我剑向何许，大明宫里玉佩鸣冲牙②。
我得君砚亦安用，雪堂窗下《尔雅》笺虫虾③。
二物与人初不异④，飘落高下随风花。
鞙緌玉具皆外物⑤，视草草《玄》无等差⑥。
君不见秦赵城易璧⑦，指图睨柱相矜夸⑧。
又不见二生姜换马⑨，骄鸣啜泣思其家。
不如无情两相与，永以为好譬之桃李与瑶华⑩。

【注释】

①子石：制砚用的上等端石。欧阳修《砚谱》："端石出端溪，色理莹润，本以子石为上。子石者，在大石中生，盖精石也。而流俗传讹，遂以紫石为上，又以贮水不耗为佳。"

②大明宫：唐代宫殿名。是唐代长安城三座主要宫殿（大明宫、太极宫、兴庆宫）中规模最大的一座。此处泛指宫殿。冲牙：一组玉佩中最下方的尖锥形玉饰。

③《尔雅》：我国古代最早的一部解释词义和名物的工具书。现存十九篇，其中有《释虫》《释鱼》等十六篇专释古代名物。

④二物：指石砚与铜剑。

⑤蒯缑：以蒯草绳缠绕剑柄。《史记·孟尝君列传》："冯先生甚贫，犹有一剑耳，又蒯缑。"司马贞《索隐》："言其剑无物可装，但蒯绳缠之，故云蒯缑。"玉具：用玉装饰的剑。

⑥视草：指古代皇帝起草诏书。

⑦秦赵城易璧：《史记·廉颇蔺相如列传》：秦昭王愿以十五城易赵王和氏璧。

⑧指图睨柱：赵惠文王遣相如奉璧奏秦王。相如看秦王无意偿还赵城，便持璧睨柱，欲以击柱。秦王恐其破璧，乃辞谢固请，召有司案图，指十五城给赵国。

⑨二生妾换马：指用爱妾换马。李玫《异闻实录》："酒徒鲍生，多畜声妓；外弟韦生，好乘骏马。一日，相遇。既饮酒，乃以女妓善四弦者换紫赤拨。忽有二人造席，便以妾换马作题联赋，折亭下旧叶书之，四韵讫而叶尽。韦生取红笺，献之二客。自称江淹、谢庄，行十余步而失。鲍既以妾换马，妾歌曰：'风飐荷珠难暂圆，多情信有短因缘。西楼今夜三更月，还照离人泣断弦。'"

⑩桃李与瑶华：《诗经·卫风·木瓜》："投我以木桃，报之以琼瑶。匪报也，永以为好也。投我以木李，报之以琼玖。匪报也，永以为

　　好也。"

【译文】

　　我家的铜剑如同赤色蛇一样灵动，你家的石砚似青璧椭圆而微凹。

　　你若拿着我的剑会去哪里呢，在大明宫里与玉佩冲牙发出的鸣响相配合。

　　我得到你的砚台又有什么用？在雪堂窗下读着《尔雅》注释虫虾之名。

　　铜剑与石砚对于人开始并无不同，如同随风飘落的花瓣各有归宿。

　　蒯草缠柄的剑和玉饰的剑都是身外之物，起草诏书或注解《太玄经》并无高低之分。

　　君不见秦赵两国用城池交换和氏璧，蔺相如指着地图瞪着柱子炫耀功绩。

　　又不见二生用妾来换马，马儿鸣叫小妾哭泣着思念家。

　　不如将砚与剑这无情之物互相交换，永结同好如同桃李与瑶华。

　　情思楚楚。

【译文】

　　情思动人。

古铜剑

【题解】

　　苏轼此诗描述的是一双古铜剑。在这首诗里，苏轼锋芒毕露，直抒胸臆，宣泄心中块垒，充满了逼人的豪气。

　　郭祥正家[①]，醉画竹石壁上，郭作诗为谢，且遗古铜剑二。
　　空肠得酒芒角出，肝肺槎牙生竹石[②]。

森然欲作不可回，吐向君家雪色壁。

平生好诗仍好画，书墙涴壁长遭骂^③。

不嗔不骂喜有余，世间谁复如君者。

一双铜剑秋水光^④，两首新诗争剑铓^⑤。

剑在床头诗在手，不知谁作蛟龙吼？

【注释】

①郭祥正：字功甫。有诗名。元丰八年（1085）七月，苏轼路过当涂，为其绘画。郭祥正写诗相谢，故苏轼写此诗。

②槎牙：错落不齐之状。此处形容心中郁闷不平。

③涴（wò）：被泥、油弄脏。

④秋水：这里形容剑光冷峻明澈。韦庄《秦妇吟》："匣中秋水拔青蛇，旗上高风吹白虎。"

⑤剑铓：剑锋。韩愈《送汴州监军俱文珍序》："冲天鹏翅阔，报国剑铓寒。"

【译文】

在郭祥正家里，酒醉后在墙壁上画竹石，郭祥正写诗表达谢意，并且赠送两把古铜剑。

酒入空肠人就现出棱角和锋芒，满腹不平产生画竹石的构想。

创作的想法强烈得无法阻止，挥毫洒向你家白色的墙壁。

平生喜好赋诗又喜好作画，写在墙上污染了墙壁经常遭人责骂。

你不怒不骂还高兴有余，世间还有谁会像你这般。

一双铜剑寒光如秋水，两首新诗似与宝剑争光芒。

宝剑挂在床头新诗捧在手中，不知是谁似蛟龙长啸？

起语奇凿。

【译文】

起语奇特有力。

武昌铜剑歌

【题解】

此诗作于元丰三年（1080）五月，是一首咏物诗。苏轼曾从在武昌为官的郑文手中得到一把铜剑，此剑来历颇奇，相传是江岸裂开所出。苏轼由此展开丰富的联想，写下这首想象丰富、意境瑰丽的神奇诗篇。正如汪师韩所云："全是《广异记》来，加之熔炼，遂成奇光异彩。岂后人臆说者所能仿佛其万一？"

供奉官郑文①，尝官于武昌。江岸裂，出古铜剑，文得之以遗予。冶铸精巧，非锻冶所成者。

雨余江清风卷沙②，雷公蹴云捕黄蛇③。

蛇行空中如枉矢④，电光煜煜烧蛇尾。

或投以块铿有声，雷飞上天蛇入水。

水上青山如削铁，神物欲出山自裂⑤。

细看两胁生碧花⑥，犹是西江老蛟血⑦。

苏子得之何所为，蒯缑弹铗咏新诗⑧。

君不见凌烟功臣长九尺⑨，腰间玉具高拄颐⑩。

【注释】

①供奉官：官职名称。宋代武职阶官。有东、西头供奉官，内侍阶官有内东头、内西头供奉官。

②雨余：雨过，雨后。

③捕黄蛇：据《广异记》载，从前渔者在江边见雷公追逐一条黄色小蛇，击杀之，化为剑。

④枉矢：星名。《史记·天官书》："枉矢，类大流星，蛇行而仓黑，望之如有毛羽然。"此言黄蛇在空中飞行，像流星似的。

⑤神物：指古铜剑。

⑥碧花：指碧色纹路。

⑦老蛟血：指许旌阳斩蛟事。传说东晋旌阳令许逊得仙术，曾于洪州（今江西）斩蛟。后世称许逊为许真君，又称许旌阳。

⑧蒯（kuǎi）缑：以草绳缠于剑把。弹铗：弹剑。

⑨凌烟：指凌烟阁。封建王朝为表彰功臣而建的高阁。唐太宗贞观十七年（643），图画开国功臣长孙无忌、杜如晦、魏徵等二十四人于凌烟阁，以为功业不朽之称。

⑩玉具：指宝剑。拄颐：支着下颌。形容剑长。

【译文】

供奉官郑文，曾经在武昌做官。江岸裂开，出来一把古铜剑。郑文得到后送给了我。铜剑冶铸得非常精巧，不是锻冶所能铸成的。

雨后的江流清澈大风卷起沙尘，雷公踏着云来追捕黄蛇。

黄蛇在空中飞行如同流星，电光追烧着蛇尾发出煜煜光焰。

有人投掷出石块发出铿然之声，雷公迅飞上天而蛇深潜入水。

水上青山如同被削去的铁，神物铜剑要出现青山自动裂开。

细看剑身两边有碧色的纹路，还浸染着西江老蛟留下的血吧。

苏子得到铜剑准备做什么？草绳缠在剑把上，弹剑咏唱新写的诗篇。

君不见凌烟阁图中的功臣有九尺之高，腰间的宝剑高悬几乎触到下颌。

以双刀遗子由，子由有诗，次其韵

【题解】

苏轼与苏辙兄弟情深，时常有礼物互赠。元丰元年，苏轼赠送双刀给苏辙，苏辙非常喜欢，在这年岁末写了《子瞻惠双刀》一诗。苏轼收到后，和了这首诗。汪师韩称这首诗"前路波翻云腾，曲折如意，更无有一闲字虱其间"（《苏诗选评笺释》）。

宝刀匣不见，但见龙雀环①。何曾斩蛟蛇，亦未切琅玕②。
胡为穿窬辈③，见之要领寒④。吾刀不汝问，有愧在其肝。
念此乃自藏，包之虎皮斑⑤。湛然如古井⑥，终岁不复澜。
不忧无所用，忧在用者难。佩之非其人，匣中自长叹。
我老众所易，屡遭非意干⑦。惟有王玄通⑧，阶庭秀芳兰。
知子后必大⑨，故择刀所便。屠狗非不用，一岁六七剜⑩。
欲试百炼刚⑪，要须更泥蟠⑫。作诗铭其背，以待知者看。

【注释】

①龙雀环：即龙雀鸟形状的刀环。龙雀，为传说中的神鸟。

②琅玕：玉器名。

③穿窬（yú）：打洞翻墙以行窃。《论语·阳货》："譬诸小人，其犹穿窬之盗也与！"

④要领：腰与颈。

⑤虎皮斑：有斑纹的虎皮。

⑥湛然：清澈的样子。

⑦非意干：意料之外的侵犯。

⑧王玄通：即王览，字玄通。魏晋时期大臣。以孝悌著称。按，王览

是王祥之弟,这里用以比喻苏辙。

⑨后必大:将来必定发达,意谓苏辙前途无量。

⑩剜(wán):磨损,损坏。

⑪百炼刚:精炼的钢铁。刘琨《重赠卢谌》:"何意百炼刚,化为绕指柔?"

⑫泥蟠:蟠曲在泥污中,指处在困厄之中的龙。比喻苏辙这样的俊杰。

【译文】

宝刀的匣子已经不见,只有龙雀刀环还在。何曾斩杀过蛟蛇,也没有切过琅玕这样的玉器。

为何打洞翻墙的窃贼,见了它腰颈都感到寒意。我这把宝刀不问候你,内心也会感到愧疚。

考虑到这些就好好珍藏,用有斑纹的虎皮包裹它。清澈如同古井之水,终年都不兴起波澜。

不忧虑没有被使用的机会,忧虑的是被谁使用。如果佩带宝刀的不是合适的人,宝刀只有在匣中长叹。

我年纪老迈被众人所轻慢,经常遇到意料之外的侵犯。只有王玄通这样的孝悌之人,如同阶庭之中生出的芳兰。

知道你日后必定会发达,所以赠送这把刀。屠狗不是不能用,一年便会磨损六七次。

想要用它来试百炼的精钢,关键要等待像你这样蟠曲在泥污中的俊才。将这首诗刻在刀背上,等待智者来验证。

铁拄杖①并叙

【题解】

此诗作于元丰三年(1080),当时在黄州。这是一首咏物诗,作者描述了一根来历颇为奇特的铁手杖,并想象自己拄着铁杖四处访道求仙的神奇见闻，表现了丰富的想象力与慕道之心。

　　柳真龄，字安期，闽人也。家宝一铁拄杖，如椰栗木[②]，牙节宛转天成，中空有簧，行辄微响。柳云得之浙中，相传王审知以遗钱镠[③]，镠以赐一僧。柳偶得之，以遗余，作此诗谢之。

【注释】

①拄杖：手杖，拐杖。

②椰栗木：木名。可作杖。

③王审知：字信通。五代时，后梁太祖加拜其为中书令，封闽王。钱镠：字具美。昭宗时任镇海镇东军节度使，拥兵两浙。唐亡，受后梁太祖之封，为吴越国王。

【译文】

　　柳真龄，字安期，是福建人。他家里珍藏着一根铁拄杖，看上去像椰栗木，拄杖的各部分仿佛自然生成，里面中空有弹簧，走路的时候就会发出细微的声音。柳真龄说是从浙中得到，相传是王审知赠给钱镠，钱镠将其赐给一个僧人。柳真龄偶然得到它后，将这根铁拄杖送给我，我作此诗以表谢意。

　　柳公手中黑蛇滑[①]，千年老根生乳节。

　　忽闻铿然爪甲声，四坐惊顾知是铁。

　　含簧腹中细泉语[②]，迸火石上飞星裂。

　　公言此物老有神，自昔闽王饷吴越。

　　不知流落几人手，坐看变灭如春雪[③]。

　　忽然赠我意安在，两脚未许甘衰歇。

便寻辙迹访崆峒④,径度洞庭探禹穴⑤。

披蓁觅药采芝菌,刺虎鏓蛟摋蛇蝎⑥。

会教化作两钱锥⑦,归来见公未华发。

问我铁君无恙否⑧,取出摩挲向公说。

【注释】

①黑蛇:指铁拄杖。

②细泉语:指拄杖中弹簧的声音。

③春雪:春天消融的雪。

④崆峒:山名。在甘肃平凉西。传说乃神仙所居。也称空同。《庄子·在宥》:"闻广成子在于空同之上,故往见之。"

⑤禹穴:在浙江绍兴之会稽山。传说为夏禹葬地。《史记·太史公自序》:"二十而南游江淮,上会稽,探禹穴。"

⑥鏓(cōng):用矛戟击刺。摋(chuò):刺,戳。

⑦两钱锥:锥子。《说苑·杂言》:"扬刃离金斩羽契铁斧,此至利也,然以之补履,曾不如两钱之锥。"

⑧问我铁君无恙否:用《桂苑丛谈》事,李德裕赠僧方竹杖,及再见,问:"杖无恙否?"曰:"已规而漆之矣。"

【译文】

柳公手中黑蛇般的铁拄杖滑落,宛如千年老根生出的乳节。

忽然听到爪甲叩击铿然作响,四座惊顾发现是铁拄杖。

杖中有弹簧行走时发出细泉般的微响,击在石上迸出火花四溅。

柳公说这根拄杖古老神奇,从前闽王将它送给吴越王钱镠。

中间不知流落过几人之手,坐看世事变灭如同春雪消融。

忽然将它赠我有何深意,我的两脚还不甘心衰老歇着。

追寻前人的脚步寻访崆峒,直渡洞庭湖探求禹穴。

披荆斩棘寻找芝兰仙药，刺虎击蛟刺戳蛇蝎。

应该将铁拄杖化成两钱锥子，归来时看见你还没有白发。

问我"铁君"是否无恙，取出来摩挲着和你诉说。

《铁拄杖》诗雄奇，使太白复生，所作不过如此。平时士大夫作诗咏物，诗常不及物。此诗及铁拄杖，均为瑰玮惊人也。黄鲁直

【译文】

《铁拄杖》诗雄奇，纵使李太白再生，所写的诗也不过如此。平时士大夫作诗咏物，诗中常没有写到物。此诗和铁拄杖，都瑰玮惊人。黄鲁直

瓶笙诗①并引

【题解】

从诗前小序可推知，这首诗作于元符三年（1100）八月。当时苏轼在廉州，闻知被授舒州团练副使，移永州安置。此诗乃离开廉州前饯别宴上而作。

庚辰八月二十八日，刘几仲饯饮东坡②。中觞闻笙箫声③，杳杳若在云霄间。抑扬往返，粗中音节。徐而察之，则出于双瓶，水火相得，自然吟啸，盖食顷乃已。坐客惊叹得未曾有，作《瓶笙诗》记之。

【注释】

①瓶笙：以瓶煮茶，微沸时瓶口发声如同吹笙，故称。

②饯饮：以酒饯别。

③中觞：宴饮之中。陶潜《游斜川》："中觞纵遥情，忘彼千载忧。"

【译文】

　　庚辰八月二十八日，刘几仲以酒饯别东坡。宴饮之中忽然听到笙箫声，依稀仿佛在云霄间一样。抑扬往返，大体上切合音节。慢慢观察，发现声音出自两个煎茶的水瓶，水火相得益彰，发出了自然的吟啸声，大概一顿饭的工夫才停下。坐客都惊叹没有听过这样的声音，写这首《瓶笙诗》来记录。

　　孤松吟风细泠泠①，独茧长缫女娲笙②。

　　陋哉石鼎逢弥明③，蚯蚓窍作苍蝇声④。

　　瓶中宫商自相赓⑤，昭文无亏亦无成⑥。

　　东坡醉熟呼不醒，但云作劳吾耳鸣。

【注释】

①泠泠（líng）：声音悦耳、悠扬。

②独茧：相传仙人园客养蚕得茧大如瓮，一茧缫丝数十日才尽。以此指个大、丝长之茧。女娲笙：传说笙簧始作于女娲。《礼记·明堂位》疏："女娲氏，风姓，承庖牺制度，始作笙簧。"

③弥明：轩辕弥明。唐元和中衡山道士，曾在长安与刘师服、侯喜作"石鼎联句"，造句奇警。

④蚯蚓窍作苍蝇声：化自韩愈《石鼎联句》中弥明的诗句："时于蚯蚓窍，微作苍蝇鸣。"

⑤宫商：五音中的宫音和商音，此泛指乐音。赓（gēng）：连续。

⑥昭文无亏亦无成：语出《庄子·齐物论》："有成与亏，故昭氏之鼓琴也；无成与亏，故昭氏之不鼓琴也。"苏轼以此比喻瓶笙乐音出

　　于天然。昭文,古代善于鼓琴的人。

【译文】

　　如同风吹孤松发出的悦耳之音,吹奏女娲笙连绵不绝如同从独茧中缫丝。

　　弥明所做石鼎联句真是粗俗,他竟然比喻成蚯蚓洞里的苍蝇声。

　　瓶中发出宫商之音连续不断,如同昭文在鼓出天然的琴声。

　　东坡喝醉熟睡叫不醒,只说自己劳作辛苦所以耳鸣。

饮器

【题解】

　　博学如苏轼,尚不知道此器为何物,说明此物要么非常古老,要么用途极为有限,所以不为人知。

　　胡穆秀才遗古铜器,似鼎而小,上有两柱,可以覆而不蹶①。以为鼎则不足,疑其饮器也。胡有诗,答之。

　　只耳兽啮环,长唇鹅擘喙②。

　　三趾下锐春蒲短③,两柱向张秋菌细。

　　君看翻覆俯仰间,覆成三角翻两髻④。

　　古书虽满腹,有古篆五字不可识。苟有用我亦随世。

　　嗟君一见呼作鼎,才注升合已漂逝。

　　不如学鸱夷⑤,尽日盛酒真良计。

【注释】

　　①蹶:跌倒,倒地。

　　②擘(bò):分开,剖裂。

③春蒲：春日的水边植物。

④两髻（jì）：盘在头顶或脑后的发髻，这里指铜器上的两根柱子。

⑤鸱（chī）夷：盛酒器。《汉书·游侠传》："鸱夷滑稽，腹如大壶，尽日盛酒，人复借酤。"

【译文】

胡穆秀才送给我一件古铜器，形状像鼎但是小一些，上面有两个柱子，可以翻过来也不会倒地。用来做鼎则太小，怀疑是饮酒器。胡秀才有诗，我写诗作答。

一只耳朵的猛兽嘴里咬着环，长长的嘴唇如同鹅喙被剖开。

三趾尖锐像春天的蒲草一样短，两个柱子伸展如同秋菌一样细。

你看将它倒过来翻转之后，倒立成三角形两个柱子也翻过来了。

古书虽然满腹，上有古篆五个字，不可识别。如果我能被任用也会随世俗而行。

可叹你一看见便称它为鼎，刚注了升合之水就已溢出。

不如去学鸱夷，整天装酒真是好办法。

药玉滑盏①

【题解】

《药玉滑盏》于元祐六年（1091）十月作于颍州。从小序可知，这是苏轼为了赏月，邀请朋友前来聚会而特意写的一首诗。本是寻常的邀请诗，苏轼却写得极为生动有趣，将几个朋友的特点都融进来，戏谑不断，展现了呼朋唤友之乐。

独酌试药玉滑盏，有怀诸君子。明日望夜，月庭佳景不可失，作诗招之。

镕铅煮白石，作玉真自欺。琢削为酒杯，规模定州瓷②。

荷心虽浅狭,镜面良渺弥③。持此寿佳客,到手不容辞。

曹侯天下平④,定国岂其师⑤。一饮至数石,温克颇似之⑥。

风流越王孙⑦,诗酒屡出奇。喜我有此客,玉杯不徒施。

请君诘欧阳⑧,问疾来何迟。呼儿扫月榭⑨,扶病及良时。

【注释】

①药玉:石料经药物煮炼后,色泽光润,称为药玉。现在多称"料玉"。

②定州瓷:是宋代定州窑所烧的瓷器,规模宏大,是北宋五大名窑之一。

③渺弥:旷远。

④曹侯:当是曹姓友人,苏轼招请的客人。

⑤定国:于定国,西汉时期官员。《汉书·于定国传》:"定国食酒至数石不乱。"

⑥温克:指醉酒以后也能蕴藉自持。《诗经·小雅·小宛》:"人之齐圣,饮酒温克。"

⑦越王孙:指赵令畤,初字景贶,苏轼为之改字德麟,自号聊复翁。是宋太祖次子燕懿王赵德昭玄孙,因赵德昭曾被封为越王,所以称赵令畤为越王孙。

⑧欧阳:欧阳兄弟(欧阳叔弼、欧阳季默),都是苏轼好友。

⑨月榭:赏月的台榭。

【译文】

独自用药玉滑盏饮酒,不禁怀想诸位君子。明天是十五月圆之夜,月光笼罩庭院的佳景不可错失,写诗招请大家。

将铅熔化和白石一起煮,说是作玉真是在自欺啊。又琢又削制成酒杯,样式模仿定州瓷而来。

如同荷中心的杯盖虽然浅狭,但如镜的表面真令人有旷远之感。拿着此杯向佳客祝寿,拿到手里可不容推辞。

曹侯是天下最平和的人,于定国难道是他的老师?饮酒数石之多,依然温和自持的样子非常像他。

风流潇洒的越王之孙赵令畤,他的诗和酒都屡屡出人意料。非常高兴我有这样的客人,玉杯不会白白被用。

请君替我责问欧阳兄弟,为什么探问疾病来得这么迟?我叫儿子打扫赏月的台榭,带病也要赶上赏月的良时。

夜烧松明火

【题解】

《夜烧松明火》一诗作于苏轼在海南时。苏轼在《记海南作墨》中曾记其在用松烟煤制墨时,不慎引发了火灾,差点连房子都烧了。灭火后,还剩下一车松明,便用来照明。此诗所叙,应该便是用这些松明来照明之事。

岁暮风雨交,客舍凄薄寒。夜烧松明火,照室红龙鸾①。
快焰初煌煌,碧烟稍团团②。幽人忽富贵,缲帐芬椒兰③。
珠煤缀屋梢,香涴流铜盘④。坐看十八公⑤,俯仰灰烬残。
齐奴朝爇蜡⑥,莱公夜长叹⑦。海康无此物,烛尽更未阑。

【注释】

①龙鸾:形容松明火焰如同龙飞凤舞一般。

②团团:指松烟凝结、聚合的样子。

③缲帐:泛指床帐。

④香淆（yì）：即松脂。

⑤十八公：指松。松字拆开为十、八、公三个字，所以有此称。

⑥齐奴：晋代大富豪石崇的小名。爨（cuàn）蜡：石崇和王恺斗富，曾以蜡代薪。

⑦莱公：即寇准，其被封为莱国公。少年富贵，生活奢华。据《宋史·寇准传》记载："家未尝爇油灯，虽庖匽所在，必然炬烛。"

【译文】

岁末风雨交加，在客舍中凄凉地感受到微微寒意。晚上用松枝点燃照明，照得满室如同红色龙凤在飞舞。

火焰开始时非常明亮，青烟凝聚缭绕不断。我这个幽隐之人忽然变成富贵人家，床帐中充满椒兰的香气。

松明火产生的松烟积在屋顶，燃下的松脂都流在铜盘之中。坐在那里看着松明火，俯仰之间便燃烧殆尽只剩残灰。

石崇白天用蜡代替柴火做饭，而寇准夜点蜡烛整夜不息。海康这个地方没有这些东西，蜡烛燃尽了长夜还没有尽。

　　淆，音诣，松沥也。出《本草注》。

【译文】

淆，音诣，就是松沥。出自《本草注》。

石炭①并引

【题解】

本文作于元丰元年（1078）十二月，苏轼时在徐州。苏轼派人辛苦寻获的煤矿，后来被称为烈山矿。那里煤炭资源丰富，直到二十世纪七十年代才因地下水多而停止开采，持续九百年之久，可谓造福一方民众。

彭城旧无石炭②。元丰元年十二月，始遣人访获于州之西南白土镇之北③，以冶铁作兵④，犀利胜常云。

君不见前年雨雪行人断，城中居民风裂骭⑤。

湿薪半束抱衾裯⑥，日暮敲门无处换。

岂料山中有遗宝⑦，磊落如磬万车炭⑧。

流膏迸液无人知⑨，阵阵腥风自吹散。

根苗一发浩无际，万人鼓舞千人看。

投泥泼水愈光明⑩，烁玉流金实精悍。

南山栗林渐可息⑪，北山顽矿何劳锻⑫。

为君铸作百炼刀⑬，要斩长鲸为万段。

【注释】

①石炭：即煤炭。

②彭城：徐州的古名。

③白土镇：地名。今属安徽萧县。

④作兵：制造兵器。

⑤骭（gàn）：胫骨，即小腿骨。

⑥衾裯（chóu）：被褥、床帐等卧具。《诗经·召南·小星》："抱衾与裯。"

⑦遗宝：指煤炭。

⑧磊落：众多的样子。《后汉书·蔡邕列传》："连衡者六印磊落。"磬（yī）：黑色美石。

⑨流膏迸液：谓炭质极美，有膏油流出。

⑩投泥泼水愈光明：言石炭含油量大，掺泥泼水火烧得更旺。

⑪栗林：栗木树林。

⑫顽矿：难炼的矿石。

⑬百炼刀：经过多次精炼的钢刀。

【译文】

彭城过去没有石炭。元丰元年十二月,我才派人在徐州西南白土镇的北边发现矿藏,用来冶铁制造兵器,锋利超过一般的兵器。

你没看到前年下雪行人很少了,城中居民感受到寒风刺骨。

用一袭衾裯只能换半捆湿柴,黄昏时四处敲门都没有地方换取。

哪里想到山中有遗留的煤炭,数量极多的黑色美石能装满上万车。

煤质极美无人知晓,腥味一阵阵被风吹散。

一旦开挖煤炭浩然无边,成千上万的人纷纷跑来观看。

石炭掺泥泼水烧得更旺,火力之猛可使金玉消镕。

再不用去南山栗树林中砍伐,北山难炼的矿石也无需费力锻造。

为您铸成百炼的钢刀,能够将长鲸砍成无数段。

　石炭难状,乃能如此语状之。陆君启

【译文】

石炭的形状很难描述,竟然能这样用语言来描述它。陆君启

次韵周穜惠石铫①

【题解】

所谓石铫,是周穜赠给苏轼的一把石铫壶。宋代饮茶时的煮水用具一般用"铫",又叫"吊子"。口大有盖,上有吊柄,通常是金属所制。因此,陶制的石铫可谓别具一格,品起茶来另有一番风味。苏轼对周穜赠送的"石铫"赞赏有加,即便苏轼被贬流徙途中,始终舍不得将石铫丢弃,一直带在身边。后来,清代乾隆年间画家尤荫曾根据本诗之意画了一幅《东坡石铫壶图》,一直流传至今。

铜腥铁涩不宜泉，爱此苍然深且宽。

蟹眼翻波汤已作②，龙头拒火柄犹寒。

姜新盐少茶初熟，水渍云蒸藓未干。

自古函牛多折足③，要知无脚是轻安。

【注释】

①周種：字仁熟。神宗熙宁九年进士。元祐初，因苏轼举为郓州教授。石铫（yáo）：陶制的小烹器。

②蟹眼：螃蟹的眼睛。指水初沸时泛起的小气泡。

③函牛：能容纳一头牛，指大鼎。《淮南子·诠言训》："夫函牛之鼎沸而蝇蚋弗敢入。"高诱注："函牛，受一牛之鼎也。"

【译文】

铜腥铁锈都不适宜制成铫壶煮水，喜欢这个青黑色的石铫又深又宽。

气泡冒出茶汤已经煮沸，龙头雕饰的曲柄隔热还不烫手。

茶初熟时放入新姜和一点盐，水气蒸腾石铫颜色如未干的苔藓。

自古函牛的大鼎长足容易折断，要知道无脚的石铫才最安稳。

次韵黄夷仲茶磨①

【题解】

宋代茶文化兴盛，即便是磨茶的器具——茶磨也相当讲究。此诗是苏轼唱和友人的茶磨诗，除了介绍煮茶用具的历史演变，苏轼还特别赞扬了湖南衡山一带出产的上好石磨。同时感叹茶臼和茶碾的遭遇如同人生"有伸屈"。显然，苏轼借物咏怀，从中悟出了人生哲理。

前人初用茗饮时，煮之无问叶与骨②。

浸穷厥味臼始用，复计其初碾方出。

计尽功极至于磨，信哉智者能创物。

破槽折杵向墙角，亦其遭遇有伸屈③。

岁久讲求知处所④，佳者出自衡山窟⑤。

巴蜀石工强镌凿，理疏性软良可咄。

予家江陵远莫致，尘土何人为披拂⑥。

【注释】

①黄夷仲：黄廉，字夷仲。诗人黄庭坚的族叔。茶磨：宋代制茶的工
　　具。主要将茶饼磨为茶末，是点茶法的重要器具。

②无问：不论。骨：茶骨，此指茶叶梗。

③伸屈：伸直与屈曲。比喻进和退，得意和失意。

④讲求：研究，研习。

⑤佳者出自衡山窟：指湖南衡山所产的石磨上佳。

⑥披拂：吹拂，拂拭。

【译文】

古人刚开始喝茶的时候，不论叶子和叶梗都放在一起煮。

逐渐穷尽其味开始使用茶臼，又想方设法发明了茶碾。

费尽心思发明了茶磨，智者真能够创造新事物。

破旧茶臼和断折的茶杵被扔到墙角，它的遭遇也如同人生有进有退。

时间长了知道研究产地，上好的茶磨都出自衡山石窟。

巴蜀石工用当地石材勉强雕凿的茶磨，纹理粗疏质地软脆真让人
讥嘲。

我远谪江陵没办法求得茶磨，茶具上的尘土什么人来拂拭呢？

　　体物精妙，是《茶经》好注疏也。谭友夏

【译文】

体察事物精妙，这是《茶经》的好注疏。谭友夏

椰子冠①

【题解】

苏轼再贬儋州的时候，苏辙也几乎同时由筠州（治今江西高安）远谪雷州（治今广东海康），两人隔海相望，书信和礼物不断。海南岛盛产椰子，善于创新的苏轼不但用椰子酿酒，还用椰子壳制作帽子。苏过曾经将这种帽子寄给苏辙，苏辙收到后，写了《过侄寄给椰子冠》诗，苏轼便写了《椰子冠》这首和诗。诗中凸显了他不以远谪为意，而以"违时"傲然自许的品格。

过尝寄冠与叔子由，子由诗云："衰病秋来半是丝，幅巾缁撮强为仪。垂空旋取海棕子，束发真成老法师。变化密移人不悟，坏成相续我心知。茅檐竹屋南溟上，亦似当年廊庙时。"余和其韵。

天教日饮欲全丝②，美酒生林不待仪③。

自漉疏巾邀客醉④，更将空壳付冠师。

规模简古人争看，簪导轻安发不知⑤。

更着短檐高屋帽⑥，东坡何事不违时⑦。

【注释】

①椰子冠：用椰子壳制作的帽子。

②日饮：每日饮酒。西汉大臣袁盎调任吴王刘濞丞相时，因为吴王骄横，侄儿袁种因此劝袁盎每天喝酒，借醉酒来摆脱祸患。后以

"袁盎日饮"指饮酒避事,免除是非。丝:袁盎,字丝。

③仪:指仪狄,传说中酒是她发明的。

④漉(lù):过滤。疏巾:据《宋书·隐逸传》记载,陶潜取头巾滤酒,
滤毕,又把头巾戴上。

⑤簪(zān)导:固定帽子的簪子。

⑥短檐高屋帽:俗称"东坡帽"。当时不少士人模仿东坡戴的筒高
檐短、顶部高高隆起的帽子,又称"子瞻帽""子瞻样"。

⑦违时:不合时宜。

【译文】

苏过曾经将椰子冠寄给叔父子由,子由写了一首诗:"衰病秋来半是
丝,幅巾缁撮强为仪。垂空旋取海棕子,束发真成老法师。变化密移人
不悟,坏成相续我心知。茅檐竹屋南溟上,亦似当年廊庙时。"我和其韵
写了这首诗。

老天让我像袁盎一样每天喝酒是想保全我,美酒产生于椰树林,无
须劳驾酿酒的仪狄。

自己用头巾滤酒邀请酒友们一起痛饮,又将剩下的椰子壳交给专做
帽子的匠师。

帽子式样简单古拙大家争相观看,簪戴起来轻便舒适头发都感觉不到。

又戴那种短檐筒的高顶帽,东坡做的哪一件事不是不合时宜啊。

龟冠

【题解】

苏轼在海南时,虽然是贬谪之身,但还是有不少人慕其学识而来,其
中便包括江阴士人葛延之。他不远万里渡海前来拜访,除了献给苏轼他
发明的龟冠外,还停留了一个月之久,专门向苏轼请教写文章的方法。可
见,学识和人格的魅力是永恒的。

余在儋耳^①，葛延之自江阴往访，以亲制龟冠为献。余爱之，而赠以诗云：

南海神龟三千岁，兆叶朋从生爱喜^②。

智能周物不周身，未免人钻七十二。

谁能用尔作小冠，岣嵝耳孙创其制^③。

今君此去宁复来，欲慰相思时整视。

【注释】

①儋耳：古地名。今海南儋州。

②叶（xié）：同“协”，相合。朋从：同类相从。语出《周易·咸》卦九四爻辞：“憧憧往来，朋从而思。”

③岣嵝：山名。位于今湖南衡阳北部，是衡山七十二峰之一。这里比喻相传曾做岣嵝县令的葛洪。耳孙：玄孙之孙。因远祖称“鼻祖”，故玄孙之孙称耳孙。

【译文】

我在儋州时，葛延之从江阴前来拜访，将亲自制作的龟冠献给我。我非常喜爱，赠给他一首诗：

南海神龟寿命长达三千岁，占卜得到与朋友心意相通的卦象心里很欢喜。

它的智慧能周知万物不能保全自身，不能免除被人七十二钻的命运。

谁能用你来作成小冠，原来是葛洪的耳孙发明了这种样式。

现在你这次离开还会再来吗，想安慰相思便不时整理看看龟冠。

妙刺。

【译文】

绝妙的讽刺。

谢陈季常惠一搨巾^①

【题解】

这首诗是苏轼贬谪黄州期间所写,作于元丰五年(1082)五月。写诗的缘起很简单,就是感谢老友陈季常赠送他一块头巾之事。事虽琐细,此诗却小中见大,除了感谢友人的美意外,还融合了多则与头巾相关的典故,抒发了苏轼壮志难酬的郁闷之情以及心怀国事的炽热情怀。

夫子胸中万斛宽^②,此巾何事小团圆。
半升仅漉渊明酒^③,二寸才容子夏冠^④。
好带黄金双得胜^⑤,可怜白纻一生酸^⑥。
臂弓腰箭何时去,直上阴山取可汗。

【注释】

①搨巾:头巾。

②万斛:极言容量之多。古代以十斗为一斛,南宋末年改为五斗。

③漉(lù):过滤。

④子夏冠:指小冠。典出《汉书·杜钦传》:"钦恶以疾见诋,乃为小冠,高广财(才)二寸,由是京师更谓钦为'小冠杜子夏'(杜钦,字子夏)。"

⑤黄金双得胜:指得胜环,用头巾裹着黄金制的成对的环形饰物。一般是打仗凯旋之人佩戴。

⑥白纻:白色纻麻制的衣服。古代士人未得功名时所穿的衣服。

【译文】

夫子的胸中有万斛之宽，这块头巾怎么才这么小的一团。

陶渊明用葛巾滤酒不过才半升，杜子夏的小冠也才二寸。

凯旋之人喜欢佩戴黄金打造的成对得胜环，可怜白衣士子一生辛酸。

何时带着臂弓和腰箭出发，径直上阴山捉拿可汗。

谢人惠云巾方舄①

【题解】

这两首诗都是苏轼为感谢友人赠送礼物而写。不论是云巾，还是方舄，苏轼都能巧妙地将相关典故嵌入，读起来十分自然又妙趣横生。

燕尾称呼理未便②，剪裁云叶却天然③。

无心只是青山物，覆顶宜归紫府仙④。

转觉周家新样俗⑤，未容陶令旧名传⑥。

鹿门佳士勤相赠⑦，黑雾玄霜合比肩⑧。

【注释】

①云巾：古代的一种巾帽，青翅燕尾，形制飘逸如云，多为士人所戴。
　方舄（xì）：方形的复底鞋。

②燕尾：指云巾分叉如同燕尾的形状。

③云叶：犹云片，云朵。

④紫府：传说中神仙住的地方。

⑤周家新样：指后周武帝发明了新头巾。《隋书·礼仪志》："故事，
　用全幅皂而向后幞发，俗人谓之幞头。自周武帝裁为四脚，今通
　于贵贱矣。"

⑥陶令：指陶渊明。曾任彭泽县令，故名。陶渊明曾取下头上的葛巾滤酒。

⑦鹿门佳士：指皮日休。因其曾隐居鹿门山，自号鹿门子。皮日休曾赠纱巾与陆龟蒙，并写有《赠天随子纱巾》。

⑧玄霜：厚霜。

【译文】

用燕尾来称呼感觉有所不便，剪裁成云朵的形制却极为天然。

本来只是无心的山野之物，盖在头顶却如同住在紫府中的仙人。

反觉周武帝的新头巾比较俗气，不如陶渊明的葛巾流传广。

您像鹿门佳士一样殷切地赠送，头巾如同黑雾和玄霜一样轻薄透明。

　　头巾起后周。皮袭美《赠天随子纱巾》诗云："掩敛乍疑裁黑雾，轻明浑似带玄霜。"

【译文】

　　头巾起自后周。皮日休在《赠天随子纱巾》诗中说："掩敛乍疑裁黑雾，轻明浑似带玄霜。"

　　胡靴短靿格粗疏①，古雅无如此样殊。

　　妙手不劳盘作凤②，轻身只欲化为凫。

　　《魏风》褊俭堪羞葛③，楚客豪华可笑珠④。

　　拟学梁家名解脱⑤，便于禅坐作跏趺⑥。

【注释】

①靿（yào）：鞋筒。

②妙手：指技艺高超之人。凤：凤头鞋。鞋头以凤为饰者。

③褊俭:《诗经·魏风·葛屦》序:"《葛屦》,刺褊也。魏地狭隘,其
　民机巧趋利,其君俭啬褊急。"

④楚客豪华可笑珠:《史记·春申君列传》:"赵使欲夸楚,为玳瑁簪,
　刀剑室以珠玉饰之,请命春申君客。春申君客三千余人,其上客
　皆蹑珠履以见赵使。赵使大惭。"

⑤梁家:指梁武帝。相传梁武帝发明"解脱履"。

⑥跏趺:佛教徒坐禅姿势之一。双腿盘坐。又叫趺坐。

【译文】

胡靴鞋筒较短样子粗陋,不如这双方鞋样古雅特别。

技高的妙手不劳烦做凤头鞋,轻捷得只想飞升化成凫鸟。

《魏风》用葛屦来讽刺褊俭,楚客穿豪华珠鞋讥笑赵使的珠玉之饰。

打算学梁武帝穿上解脱履,方便以跏趺坐的姿势修禅。

　晋永嘉中,有凤头鞋。武帝作解脱履。

【译文】

晋永嘉年间,流行凤头鞋。梁武帝发明了解脱履。

欧阳晦夫遗接䍠、琴枕,戏作此诗谢之

【题解】

此诗作于苏轼北归途中,苏轼经过廉州时,遇到时为石康令的欧阳
晦夫。欧阳晦夫是对东坡有知遇之恩的欧阳修之子,与苏轼相善。故人
劫后重逢,自然百感交集。欧阳晦夫赠送苏轼接䍠和琴枕,苏轼写了这
首诗表达谢意,同时表达了对欧阳修的怀念。

　携儿过岭今七年,晚途更着黎衣冠①。

白头穿林要藤帽，赤脚渡水须花缦②。

不愁故人惊绝倒③，但使俚俗相恬安。

见君合浦如梦寐，挽须握手俱汍澜④。

妻缝接䍦雾縠细⑤，儿送琴枕冰徽寒。

无弦且寄陶令意⑥，倒载犹作山公看⑦。

我怀汝阴六一老⑧，眉宇秀发如春峦。

羽衣鹤氅古仙伯，炎炎两柱扶霜纨。

至今画像作此服，凛如退之加渥丹⑨。

尔来前辈皆鬼录，我亦带脱巾攲宽⑩。

作诗颇似六一语，往往亦带梅翁酸⑪。

【注释】

①黎衣冠：黎人的衣服冠帽。

②花缦：即花鬘，用作身首饰物的花串。

③绝倒：大笑而倾倒。

④汍（wán）澜：流泪、哭泣的样子。

⑤接䍦（lí）：古代一种垂纱风帽。雾縠（hú）：薄雾般的轻纱。

⑥陶令意：陶渊明的意趣。《宋书·隐逸传》："潜不解音声，而畜素琴一张，无弦。每有酒适，辄抚弄以寄其意。"

⑦山公：山简，字季伦。西晋名士，山涛之子。平时嗜酒恣肆。《晋书·山简传》："时有童儿歌曰：'山公出何许，往至高阳池。日夕倒载归，酩酊无所知。'"

⑧六一老：即"六一居士"欧阳修。

⑨退之：即韩愈，字退之。渥丹：润泽光艳的朱砂。多形容红润的面色。

⑩攲（qī）：倾斜，不正。

⑪梅翁：即梅尧臣。所谓"梅翁酸"，是因为梅尧臣姓"梅"，梅子味

酸,故作戏谑之语。

【译文】

携带着儿子来到岭南已经七年,晚年归途中更穿着黎人的衣冠。

白头老翁穿过树林要戴藤帽,赤着脚过河需要带着花缦。

不担心故人惊讶地大笑倾倒,只要俚俗能使彼此恬淡安宁。

在合浦见到你真如在梦中,摸着胡须握着手都双泪直流。

妻子缝的垂纱风帽像轻纱一样细软,儿子送的形如古琴的竹枕十分清凉。

琴枕无弦暂且寄托如陶渊明一样的意趣,倒在车中如醉酒的山简。

我怀念汝阴的六一老人,眉宇间神采焕发如同春天的山峦。

穿着羽衣鹤氅如同古代仙人,头巾高耸如柱撑起如霜的纱绢。

直到现在他的画像还是这样的衣服,神威凛凛如同面色红润的韩愈。

近来前辈凋零都在鬼录簿中,我也衰老瘦削以致衣带脱落、头巾歪斜。

作诗颇似六一居士的诗风,只是往往也带有一些梅翁的酸味。

因晦夫念及文忠,悠然今昔之感。

【译文】

因为欧阳晦夫想到欧阳文忠,产生了今昔对比的悠然感慨。

玉带

【题解】

元丰七年(1084)四月,苏轼离开黄州前往杭州,途经润州(镇江)时,在金山寺和元长老(佛印)相遇,结为知交好友,留下许多轶闻趣事。这首《玉带》诗便是两人某次打赌,苏轼将玉带输掉以后所写。

以玉带施元长老，元以衲裙相报①，次韵。

病骨难堪玉带围，钝根仍落箭锋机②。

欲教乞食歌姬院③，故与云山旧衲衣。

此带阅人如传舍④，传留到我亦悠哉。

锦袍错落真相称⑤，乞与佯狂老万回⑥。

【注释】

①衲裙：僧人的衣裳。

②钝根：佛教语。意为根器愚钝，难以领悟佛法，与"利根"相对。

③欲教乞食歌姬院：《北梦琐言》："裴休尝披毳衲衣，于歌姬院持钵乞食，自言曰：'不为俗情所染，可以说法度人。'"

④传舍：古时供行人休息住宿的驿舍。

⑤锦袍：指衲衣，僧衣。由多种颜色的布块缝缀而成。

⑥万回：唐代僧人，俗姓张。高宗时得度，武则天时诏入内道场，曾赐给万回禅师锦袍玉带。

【译文】

我将玉带施舍给元长老，他以一套僧衣作为回报，次其韵写诗。

多病的身躯难以承受玉带的包围，秉性愚钝难以领悟迅捷如箭的机锋。

想让我到歌姬院中乞讨食物，所以把僧人的旧衲衣给了我。

这条玉带阅尽世人如同驿站迎来送往，流传到我这里也走了久远的时光。

衲衣布块错落真和我相称，就请把玉带送给你这个装疯的老万回。

佛印禅师，法名了元，饶州人①。公久与之游。时住持润州金山寺。公赴杭过润，为留数月。一日值师挂牌，与弟子入室。公便服入方丈见之②。师曰："内翰何来？此间无坐处。"公戏云："暂借和尚四大③，用作禅床。"师云："山僧有一转语④，内翰言下即答，当从所请。如稍涉拟议，所系玉带愿留以镇山门。"公许之，便解玉带置几上。师云："山僧四大本无，五蕴非有，内翰欲于何处坐？"公拟议未即答，师急呼侍者，云："收此玉带，永镇山门。"公笑而与之。

【注释】

①饶州：地名。今江西鄱阳。

②方丈：寺院住持的居室。

③四大：佛教以地、水、火、风为四大。认为四者分别包含坚、湿、暖、动四种性能，人身即由此构成。因亦用作人身的代称。

④转语：佛教语。禅宗谓拨转心机，使之恍然大悟的机锋话语。

【译文】

佛印禅师，法名了元，是饶州人。苏公和他交往时间很长。当时佛印禅师在润州金山寺作住持。苏公前往杭州，路过润州，为了佛印逗留了几个月。一天碰上禅师挂牌，和弟子在室内。苏公穿着便服进入方丈室见禅师。禅师说："内翰来做什么？这里没有坐的地方。"苏公开玩笑说："暂借和尚的四大，来作禅床。"禅师说："我有一个转语，内翰如果能立刻回答，当答应你的请求。如果稍微思考，你系的玉带请留下来，用来镇山门。"苏公答应了，便解下玉带放在几案上。禅师说："我本没有四大，也没有五蕴，内翰想在哪里坐？"坡公思考没能立即回答，禅师急忙呼叫侍者，说："收起这条玉带，永镇山门。"坡公笑着给了他。

乞数珠赠南禅湜老

【题解】

　　这首诗是苏轼北归路过虔州,重游崇庆院时所作。苏轼在南迁时便曾游赏过崇庆院,并写了《虔州崇庆禅院新经藏记》。此次故地重游,自然有着无限感慨。题中的"湜老"就是惟湜和尚,是崇庆禅院的长老。苏轼写完此诗后,意犹未尽,又按照此韵写了《再用数珠韵赠湜老》。

　　从君觅数珠,老境仗消遣①。未敢转千佛,且从千佛转②。
　　儒生推变化,《乾》策数大衍③。道士守玄牝④,龙虎看舒卷⑤。
　　我老安能为,万劫付一喘⑥。默坐阅尘界,往来八十返。
　　区区我所寄,蹙缩蚕在茧⑦。适从海上回,蓬莱又清浅。

【注释】

①老境:老年的阶段。

②未敢转千佛,且从千佛转:意为自己对于佛法的理解还很浅薄。

③大衍:用大衍之数推演卦。《周易·系辞上》:"大衍之数五十。"《周易》占蓍过程都是从大衍之数开始。正如王弼所云:"演天地之数,所赖者五十也。"

④玄牝:道家指孳生万物的本源,比喻道。《老子》第六章:"谷神不死,是谓玄牝。"

⑤龙虎:炼丹中指铅和汞,这里借指道教的炼丹术。

⑥万劫:极言时间之长。佛教以世界由成到毁为一劫。《法苑珠林》:"佛世尊说一小劫者,名为一劫;二十小劫,亦名一劫;四十小劫者,亦名一劫;六十小劫,亦名一劫;八十小劫,名一大劫。"

⑦蹙缩:退缩。

【译文】

向长老您索要数珠,我老了以后靠它来消遣。我对佛法理解浅薄还不敢去转千佛,姑且跟着千佛转。

儒生探求世间万物的变化,《乾》卦用大衍之数来推演。道士持守着万物大道,在炼丹术中又见生命的呼吸吐纳。

我已年老还能做什么呢,万劫也不过是一息之间。静默端坐看尘界的起灭,来来回回八十次往返。

我寄身在这小小世界,如同蚕缩困在茧中。刚从海上返回,蓬莱仙山的海水又清又浅。

虽是旧语,用得语员。 刘须溪

【译文】

虽然说的是旧话,但用得自然。 刘须溪

鹤叹

【题解】

这是一首咏物诗,苏轼借鹤感叹自己的命运多舛,表达自己像鹤一样清高傲岸,却在仕途上进退两难,羡慕鹤还能有退却的余地。

园中有鹤驯可呼,我欲呼之立坐隅①。

鹤有难色侧睨予②,岂欲臆对如鹏乎③。

我生如寄良畸孤④,三尺长胫阁瘦躯⑤。

俯啄少许便有余,何至以身为子娱。

驱之上堂立须臾⑥,投以饼饵视若无。

戛然长鸣乃下趋，难进易退我不如。

【注释】

①隅：一旁，角落。

②侧睨（nì）：斜视、轻视的样子。

③臆对：以心应对，犹心心相印。语出贾谊《鵩鸟赋》："鵩乃叹息，举首奋翼，口不能言，请对以臆。"

④畸孤：孤独，孤单。

⑤阁：通"搁"。放置，搁置。

⑥须臾：一会儿。

【译文】

园中有鹤驯养得可以呼唤，我想喊它站在我的身边。

鹤显得十分为难斜眼看我，难道要我像贾谊对鵩鸟一样猜测吗？

我寄生在这里十分孤单，三尺长腿撑着纤瘦的躯体。

俯身啄食少许便足够了，何必用身体来供你娱乐。

赶到上堂竘立了一会儿，用饼饵投喂它就像没看见一样。

忽然长鸣一声就飞了下去，它的难进易退是我比不上的。

　　立意不愧古人。全首味之，似有一段风气缠其笔端，作者听之而已。谭友夏

【译文】

　　立意无愧于古人。全首诗品味下来，似有一段风气萦绕笔端，作者任其自然抒发罢了。谭友夏

五色雀

【题解】

五色雀是一种羽毛艳丽的珍禽,海南人俗称之"丹凤""小凤凰"。其实苏轼此前在罗浮山的时候便已经见过,没想到在海南又遇到了它。这种鸟羽毛具五色,绚烂美丽,叫声铿锵,为当地人所喜爱。此鸟知天气雨晴,大旱时它出现则下雨,久雨时它出现则转晴,故被当地人视为能带来吉祥的瑞鸟。谪居此地的东坡先生看到这种瑞鸟,开心之余,也不由心有所盼,故作此诗赞美之,喜爱之情溢于笔端。

海南有五色雀,常以两绛者为长①,进止必随焉,俗谓之凤凰。云久旱而见辄雨,潦则反是②。吾卜居儋耳城南③,尝一至庭下,今日又见之进士黎子云及其弟威家。既去,吾举酒祝之曰:"若为吾来者,当再集也。"已而果然,乃为赋诗。

【注释】

①长:首领。

②潦(lào):同"涝"。雨水过多,与"旱"相对。

③儋耳:古郡名。今海南儋州。

【译文】

海南有一种五色雀,常以两翅红色者为首领,行动一定紧紧相随,俗称凤凰。传说如果久旱它出现就会下雨,如果久雨它出现就会转晴。我住在儋州城南,曾经在庭院看见过一次,今日又在进士黎子云和他弟弟黎子威家里看到。鸟飞走后,我举酒祈祷说:"如果是为了我而来,应该会再飞来。"没多久果然又遇到了,于是为它赋诗。

粲粲五色羽①,炎方凤之徒②。青黄缟玄服③,翼卫两绒朱。

仁心知闵农④,常告雨霁符⑤。我穷惟四壁,破屋无瞻乌。

惠然此粲者,来集竹与梧。锵鸣如玉佩,意欲相嬉娱。

寂寞两黎生⑥,食菜真癯儒⑦。小圃散春物,野桃陈雪肤。

举杯得一笑,见此红鸾雏。高情如飞仙,未易握粟呼。

胡为去复来,眷眷岂属吾⑧。回翔天壤间⑨,何必怀此都⑩。

【注释】

①粲粲:羽毛艳丽的样子。

②炎方:炎热之地。

③缟:白色。

④闵:通"悯"。怜悯,同情。

⑤霁:指天气放晴。

⑥两黎生:指黎子云、子威兄弟。

⑦癯(qú)儒:消瘦的儒生。

⑧眷眷:顾念,依恋不舍。王粲《登楼赋》:"情眷眷而怀归兮,孰忧思之可任。"

⑨天壤:犹言天地。

⑩此都:指诗人居住的地方。

【译文】

　　有着艳丽的五色羽毛,五色雀是炎热之地的凤鸟啊。羽毛青黄白黑错杂,两翼则是红色。

　　有仁心知道同情农民的辛苦,经常告诉人们下雨或天晴的预兆。我家徒四壁,屋子破烂连瞻望的乌鸦都没有。

　　欣喜看到这么漂亮的五色雀,飞来栖于竹枝与梧桐树上。它的鸣叫声如玉佩一样铿锵,想和我嬉戏娱乐。

　　海南儋州的黎氏兄弟，因吃野菜清贫而消瘦。小菜园里春意盎然，白色的野桃已经挂枝头。

　　举起酒杯开怀一笑，因为见到这红色的小凤雏。超越世俗如同飞仙一样，不是拿着米就能叫来的。

　　为什么飞走又回来，难道是对我有所眷恋吗？翱翔于天地之间吧，又何必怀念这个地方。

　　罗浮有五色雀，以绛羽为长，余皆从之东西。俗云："有贵人入山则出。"余安道有诗云："多谢珍禽不随俗，谪居犹作贵人看。"余过南华亦见之。先生自记。

【译文】

　　罗浮山有五色雀，以羽毛红色的为首领，其余的都跟着它飞。当地有俗语说："有贵人进山，五色雀就出现。"余安道有诗说："多谢珍禽不随俗，谪居犹作贵人看。"我经过南华山时也见到了这种五色雀。先生自记。

涪州得山胡次子由韵①

【题解】

　　嘉祐四年（1059）十月，苏轼、苏辙兄弟服母丧期满后，与父亲苏洵再度出蜀，前往京师开封。船过涪州时，看到了名为"山胡"的鸟，苏辙作《山胡》诗："山胡拥苍毣，两耳白茸茸。野树啼终日，黔山深几重。啄溪探细石，噪虎上孤峰。被执应多恨，筠笼仅不容。"苏轼则次韵相酬，写下这首以理趣见长的《涪州得山胡次子由韵》，结尾"故巢何足恋，鹰隼岂能容"充满了豪气，既是鼓励弟弟要走出故土，去施展抱负，也是在勉励自己。

终日锁筠笼②,回头惜翠茸③。谁知声嚯嚯④,亦自意重重。夜宿烟生浦,朝吟日上峰。故巢何足恋,鹰隼岂能容。

【注释】

①山胡:鸟名。又名山呼、珊瑚。善于鸣叫,能作百鸟的声音,非常动听。

②筠(yún)笼:鸟笼。

③翠茸:翠绿的羽毛。这里借指鸟。

④嚯嚯(huò huò):鸟叫的声音。

【译文】

整天关在鸟笼中,回头爱惜地看着这只翠鸟儿。谁知鸟儿的声声鸣叫中,也似包含了重重情意。

晚上住在烟雾缭绕的水边,早晨在日头照耀的山峰上吟诵。旧巢有什么值得留恋的,鹰隼哪里能容得下呢?

山胡善鸣,出黔中。

【译文】

山胡鸟善于鸣叫,出自黔中。

乌嘴

【题解】

乌嘴是苏轼在海南时所养的一只狗,用来看家护院,深得苏轼喜爱。后来北归时,乌嘴陪着苏轼一路渡海回到中原。从文中所描述的特征来看,有人认为乌嘴便是中国原生的松狮犬。

　　予来儋耳,得吠狗^①,曰乌嘴,甚猛而驯。随予迁合浦,过澄迈,泅而济^②,路人皆惊。戏为作此诗。

　　乌喙本海獒^③,幸我为之主。食余已瓠肥^④,终不忧鼎俎。
昼驯识宾客,夜悍为门户。知我当北还,掉尾喜欲舞^⑤。
跳踉趁僮仆^⑥,吐舌喘汗雨。长桥不肯踏,径度清深浦。
拍浮似鹅鸭,登岸剧虓虎^⑦。盗肉亦小疵,鞭箠当贳汝^⑧。
再拜谢恩厚,天不遣言语。何当寄家书,黄耳定乃祖^⑨。

【注释】

①吠狗:看守门户的狗。

②泅:游泳。

③獒:一种体形较大、凶猛的家犬。《左传·宣公二年》:"公嗾夫獒焉,明搏而杀之。"

④瓠(hù)肥:指肥而壮。

⑤掉尾:摇尾。

⑥跳踉:跳跃。

⑦虓(xiāo)虎:咆哮怒吼的老虎。虓,虎吼。

⑧贳(shì):宽纵,赦免。

⑨黄耳:晋人陆机养的一条狗,非常忠诚可靠,曾翻山越岭、跋涉千里之遥,往返为陆机传递家书。

【译文】

　　我来到儋州后,养了一只看家狗,叫"乌嘴",十分凶猛又驯服。跟着我迁到合浦,过澄迈,自己能游泳而渡,路人都很惊讶。为它戏写了这首诗。

　　乌嘴本来是海边的一只獒犬,幸运地遇到我作了它的主人。吃点剩余的东西已经又肥又壮,也不用担心被煮了吃掉。

　　它白天非常驯服能够识别宾客,晚上则凶悍地看护家院。知道我要北归,摇着尾巴开心地想要跳舞。

跳跃着追逐僮仆,吐着舌头喘气汗如雨下。过河的时候不肯走大桥,直接从清澈的深水里游了过去。

在水里拍浮如同鹅鸭,登岸立刻如同咆哮怒吼的老虎。喜欢偷肉只是小毛病,赦免你的错误不用鞭子打你。

拜了又拜表达感恩的谢意,上天没有赐你说话的能力。什么时候让你帮着寄家书,黄耳一定是你的祖先吧。

马券①

【题解】

苏轼先后两次得到天子赏赐的良马,第二次得到赏赐,是因为将要前往杭州任太守。他觉得一匹马足够了,正好他的门生李方叔落第返乡,家境穷困,于是便转赠给李方叔一匹马,并连相关凭证一起转送,以便将来售卖之用。苏轼此举得到了苏辙和黄庭坚等人的赞誉,他们均有诗文记其事。

元祐元年,予初入玉堂②,蒙恩赐玉鼻骍③。今年出守杭州,复沾此赐。东南例乘肩舆,得一马足矣。而李方叔未有马,故以赠之。又恐方叔别获嘉马,不免卖此,故为出公据④。四年四月十五日轼书。

【注释】

①马券:即马的凭证。

②玉堂:指翰林院。北宋太宗淳化年间,赐翰林"玉堂之署"。后来便用玉堂代称翰林院。

③玉鼻骍（xīng）：白鼻赤毛的马。

④公据：官府的凭据。

【译文】

元祐元年，我刚进入翰林院，蒙恩赏赐给我一匹玉鼻骍。今年外放任杭州太守，又获赐一匹马。东南地区一般乘坐肩舆，有一匹马足够了。而李方叔还没有马，所以赠给了他。又担心李方叔另外得到好马，免不了会卖掉这匹马，所以给他开具官府的凭据。元祐四年四月十五日苏轼书。

翰林苏子瞻所得天厩马①，其所从来甚宠，加以妙墨作券，此马价应十倍。方叔豆羹常不继②，将不能有此马，御以如富贵之家。辄曰："非良马也。"故不售。夫天厩虽饶马③，其知名绝足亦时有之尔④，岂可求赐马尽良也？或又责方叔受翰林公之惠，当乘之往来田间，安用汲汲索钱⑤？此又不识痒痛者，从傍论砭疽尔。甚穷亦难忍哉！使有义士能捐二十万，并券与马取之，不唯解方叔之倒悬⑥，亦足以豪矣！众不可，忽遇人中磊磊者，试以予书示之。鲁直跋。

【注释】

①天厩：指朝廷的马厩。

②豆羹：指粗劣食物。

③饶：富有。

④绝足：指千里马。

⑤汲汲：形容急切的样子。

⑥倒悬：缚住人的双脚并将之倒挂。比喻处于困苦之中。《孟子·公孙丑上》："当今之时，万乘之国行仁政，民之悦之，犹解倒

悬也。”

【译文】

翰林苏子瞻所获朝廷马厩中的马，一直都极受宠爱，加上苏轼妙笔所写马券，这匹马应该售卖十倍之价。方叔豆羹都常喝不到，没法养这匹马，牵着马去富贵的人家求售。都说："不是良马。"所以没有卖出。虽然朝廷马厩中有很多马，其中有名的千里马也不时会有，但岂能要求所赐的马都是良马？有人又指责李方叔受苏公的恩惠，应当乘马往来于田间耕作，怎么能急切地求钱呢？这又是不知道痒痛的人，从一旁议论针刺治疗痛疽吧。太穷也难以忍受啊！如果有义士能捐出二十万，将马券和马都拿走，不但能够解除方叔的困苦，也足以称得上豪迈！众人都没办法，如果忽然遇到志向远大的豪杰之士，请试着拿我的这封信给他看。鲁直跋。

舍铜龟子文①

【题解】

苏轼借着施舍铜龟子之事，阐明了事物"乐久存而悲速坏"的道理。

苏州报恩寺重造古塔②，诸公皆舍所藏舍利。予无舍利可舍，独舍盛舍利者，敬为四恩、三有舍之③。故人王颐为武功宰，长安有修古塔者，发旧葬得之④，以遗余，余以藏私印⑤。成坏者有形之所不免，而以藏舍利则可以久存，藏私印或以速坏。贵舍利而贱私印，乐久存而悲速坏，物岂有是哉。余其并是舍之。

【注释】

①铜龟子：铜制的龟形匣子。

②报恩寺：古寺名。三国吴赤乌年间始建，俗称北寺。

③四恩：佛教中指父母恩、众生恩、国王恩、三宝恩。三有：佛教语。
　　包括欲有、色有、无色有。佛教认为，三界之生死境界有因有果，
　　故谓之"有"。

④旧葬：指古墓。

⑤私印：私人所用的印章。

【译文】

　　苏州报恩寺重修古塔，各位都把自己所藏的舍利施舍给报恩寺。
我没有舍利可施舍，就只施舍了盛装舍利的龟形铜盒，恭敬地为四恩、
三有施舍。老朋友王颐任武功县令时，长安有修古塔的人，挖掘古墓得
到这个铜盒。王颐把它转送给我，我用它来收藏自己的印章。成坏是
有形的东西不可避免的，而用这盒子收藏舍利就可以长久保存，如果用
它来藏私印就可能很快损坏。人们以舍利为贵，而以私印为贱，久存让
人高兴，而速坏让人悲哀，事物难道有这样的分别吗？我决定把它们一
并舍去。

　　便自彻底树议。

【译文】

　　便从最根本处树立议论。

笏记①

【题解】

　　在这篇不长的致谢辞中，苏轼向君主表达了自己的无限忠诚之心与
感恩之情。

升荣秘殿^②，列职西清。并此光华，付之衰朽。此盖伏遇皇帝陛下，刚健纯粹，缉熙光明^③。曲搜已弃之材，将建无穷之业。顾惭浅陋，将何补于盛明^④。惟有朴忠^⑤，誓不回于生死。臣无任感天荷圣，激切屏营之至^⑥。

【注释】

①笏（hù）：古代大臣上朝拿着的手板，用玉、象牙或竹片制成，上面可以记事。

②秘殿：宫廷秘阁。苏轼当时被升为翰林学士，负责起草诏书等。

③缉熙：光明。《诗经·大雅·文王》："穆穆文王，于缉熙敬止。"

④盛明：指昌明之世。

⑤朴忠：朴实忠诚。

⑥屏营：惶恐。一般作为谦辞用于信札中。

【译文】

擢升臣进入朝堂秘阁，位列于西清显贵之职。将这样的荣光，付于我这样的老朽之人。这都是由于幸运遇到皇帝陛下，刚健纯粹，光明无比。想尽办法搜罗已遗弃之材，将建无穷的大业。只是自惭浅陋，对盛明之世有何补益。只有朴实忠诚，无论生死誓不变心。臣无法胜任这无比的天恩，激切惶恐到了极点。

谢赐对衣金带马表^①

【题解】

这是一封感谢君主赏赐的谢表，内容无非是感谢圣恩，表达自己的忠诚之心。有趣的是，这封谢表中有两句话"匪伊垂之，而带有余""非敢后也，而马不进"，据说是苏轼十岁时模仿欧阳修《谢赐对衣金带马表》所写，当时得到了父亲的盛赞，父亲预言将来有一天苏轼会用到这句话。

　　锡之上驷②，敢忘致远之劳；佩以良金，无复忘腰之适。执鞭请事③，顾影知惭④。恭惟皇帝陛下禹俭中修，尧文外焕。长辔以御，率皆《四牡》之良⑤；所宝惟贤，岂徒三品之贵。出捐车服，收辑事功。而臣衰不待年，宠常过分。枯赢之质⑥，匪伊垂之，而带有余；敛退之心，非敢后也，而马不进⑦。徒坚晚节，难报深恩。

【注释】

①对衣：指上衣下裳。金带：金饰的腰带。

②上驷：上等的骏马。

③请事：请命大事。

④顾影：看到影子。

⑤《四牡》：《诗经·小雅》中诗篇名。《诗序》以为慰劳使臣到来之诗。据《仪礼》载，此诗乃燕飨通用的乐歌。

⑥枯赢：枯瘦赢弱。

⑦非敢后也，而马不进：语出《论语·雍也》。鲁哀公十一年，齐鲁交战，鲁军后撤，孟之侧殿后，在将要进入城门时，他鞭马说："不是我敢于殿后，是马不前进。"以见不自居有功。这里借用其语，表示自己如老骥伏枥，进取不已的决心。

【译文】

　　赐我上等马匹，怎敢忘了跑远路。佩戴上好的金带，不会忘了腰身的舒适。拿着马鞭请命大事，看到鞭的影子就知道惭愧。皇帝陛下内学禹的节俭，外用尧的文治。用长长的缰绳驾驭天下，都像《四牡》诗所吟诵的那样美好；重要的是任人唯贤，哪只因为三品官位高贵。赐予的是车马服饰，为的是收辑事功。臣已经老了，受宠却常常过度。枯瘦羸弱的身体，不是自己有意垂下带子，是带子本身有余；收敛求退之心，不是敢于殿后，是马不前进。只愿坚守晚年的气节，也难以报答深厚的圣恩。

先生年十岁，见欧阳公《谢赐对衣金带马表》而诵之①。老苏曰②："汝可拟作一联。"曰："匪伊垂之带有余，非敢后也马不进。"老苏喜曰："此子他日当自用之。"

【注释】

①欧阳公：指欧阳修。

②老苏：指苏轼的父亲苏洵。

【译文】

先生十岁的时候，见到欧阳修的《谢赐对衣金带马表》而诵读。苏洵说："你可以模拟写一联。"苏轼说："匪伊垂之带有余，非敢后也马不进。"苏洵高兴地说："这个孩子将来会自己用到这些话。"

万石君罗文传

【题解】

这是一篇游戏文字，罗文实际上是一种歙砚的名字，在文中被拟人化，成为虚拟的人名。苏轼运用丰富的想象力，绘声绘色地描绘了罗文的经历，其中所蕴含的讽刺之情极为明显。罗文富有才华，刚正不阿，因此遭人嫉恨，最后悲惨而死，这一遭遇与苏轼是有些相近的，从中可以看出作者对朝廷不重视人才的郁闷之情。

　　罗文，歙人也①。其上世常隐龙尾山，未尝出为世用。自秦弃诗书，不用儒学，汉兴，萧何辈又以刀笔吏取将相②，天下靡然效之③，争以刀笔进④。虽有奇产，不暇推择也。以故罗氏未有显人。

【注释】

①歙（shè）：地名。今安徽歙县，以产砚出名。

②刀笔吏：指掌文案的官吏。刀笔，指写文章。古代在竹简上刻字记事，用刀子刮去错字，因此把有关文字的事称为"刀笔"。

③靡然：相随从的样子。

④进：指任官，出仕。

【译文】

　　罗文，歙县人。祖辈常隐居在龙尾山，未曾有人出来为官。自秦朝抛弃诗书，不用儒学，汉代兴起后，萧何等人又以刀笔吏的身份拜将封相，天下的士人才跟风效仿，争先恐后通过写文章求出仕。虽然有奇才，但来不及推举选拔。所以罗氏没有出现显达之人。

　　及文，资质温润，缜密可喜，隐居自晦①，有终焉之意②。里人石工，猎龙尾山，因窟入，见文块然居其间③，熟视之，笑曰："此所谓邦之彦也④，岂得自弃于岩穴耶？"乃相与定交，磨砻成就之⑤，使从诸生学，因得与士大夫游，见者咸爱重焉。

【注释】

①自晦：自隐才能，不使声名彰著。

②终焉：安身终老。

③块然：孤独、孤立的样子。

④邦之彦：国家的优秀人才。

⑤磨砻（lóng）：磨砺、打磨、切磋。

【译文】

到了罗文这里，资质温润，心思细密令人喜爱，隐居起来韬光养晦，有安身终老的打算。同乡的石工，到龙尾山采石，通过山洞进去，发现罗文孤独地住在里面，石工仔细地审视他，笑着说："这是人们所说的国家英才啊，怎么能自弃于岩穴呢？"于是与他结交，磨砺打造他，让他跟一些读书人学习，罗文因此能够和士大夫交游，见到罗文的人都很喜爱敬重他。

武帝方向学①，喜文翰②，得毛颖之后毛纯③，为中书舍人。纯一日奏曰："臣幸得收录，以备任使。然以臣之愚，不能独大用。今臣同事，皆小器顽滑，不足以置左右，愿得召臣友人罗文以相助。"诏使随计吏入贡④，蒙召见文德殿。上望见，异焉。因玩弄之，曰："卿久居荒土，得被漏泉之泽，涵濡浸渍久矣，不自枯槁也。"上复叩击之，其音铿铿可听。上喜曰："古所谓玉质而金声者，子真是也。"使待诏中书，久之，拜舍人。

【注释】

①向学：专意于学问。

②文翰：文章笔墨之事。

③毛颖：毛笔的别称。因韩愈寓言《毛颖传》以笔拟人，而得此称。

④计吏：职官名。郡国掌管计簿、并负责赴朝廷汇报政绩的官员。

【译文】

汉武帝正专意学问，喜爱文章笔墨，访得毛颖的后代毛纯，任命他为中书舍人。有一天毛纯上奏说："臣很幸运被收录，以备任用差遣。但以臣的愚钝，不能单独承担重要的使命。现在臣的同事，都是心胸狭窄、顽固奸猾的人，不能让他们留在您身边，希望能够招来臣的朋友罗文相助。"武帝就下令让罗文跟随计吏进京入见，罗文在文德殿被召见。皇上看见罗文，感到很特别。于是把玩欣赏，说："你在荒山野岭住了那么久，能够承蒙山野泉水的润泽，熏陶浸润很久了吧，容貌也不干枯。"皇上又叩击他，发出动听的铿铿声。皇上高兴地说："古人所谓玉质而金声，你真是这样的啊。"命他在中书省待诏，过了很久，又拜为舍人。

　　是时，墨卿、楮先生皆以能文得幸[1]，而四人同心，相得欢甚，时人以为文苑四贵。每有诏命典策，皆四人谋之，其大约虽出于上意[2]，必使文润色之，然后琢磨以墨卿，谋画以毛纯，成以受楮先生，使行之，四方远夷无不达焉[3]。上尝叹曰："是四人者，皆国宝也。然重厚坚贞，行无瑕玷，自二千石至百石，吏皆无如文者。"命尚方以金作室[4]，以蜀文锦为荐褥赐之，其后于阗进美玉，上使以玉作小屏风赐之，并赐高丽所献铜瓶为饮器。亲爱日厚，如纯辈不敢望也。

【注释】

①楮（chǔ）：纸的代称。楮为一种落叶乔木，楮皮可制纸，故有此代称。

②上意：君主的意愿。

③远夷：边远地区。

④尚方：古代掌管供应制造帝王所用器物的官署。

【译文】

　　这时,墨卿、楮先生都因能写文章受到宠幸,而四个人同心协力,相处得很融洽,当时的人称他们为"文苑四贵"。每有诏令典策,都是四个人共同谋划,诏书大体虽出自君主之意,但一定让罗文润色,然后让墨卿琢磨,毛纯谋画,写成之后交给楮先生,将诏令发布,四方边远地区没有不能传达到的。皇上曾经感叹说:"这四个人,都是国家的珍宝。而论起厚重坚贞,品行无瑕玼,上自二千石的高官,下至百石的小吏,都没有能比得上罗文的。"皇上命尚方用黄金建造屋室,用蜀地织锦做成褥垫赏赐给他,后来于阗进献美玉,皇上派人用玉作了个小屏风赐给他,并且赏赐他高丽所献的铜瓶作为饮器。亲近宠爱日益深厚,如毛纯等人都不敢奢望。

　　上得群才用之,遂内更制度,修律历,讲郊祀,治刑狱,外征伐四夷①。诏书符檄礼文之事②,皆文等预焉。上思其功,制诏丞相御史,曰:"盖闻议法者,常失于太深;论功者,常失于太薄。有功而赏不及,虽唐虞不能以相劝。中书舍人罗文,久典书籍③,助成文治,厥功茂焉。其以歙之祁门三百户封文④,号万石君,世世勿绝。"

【注释】

①四夷:指四方边远之地。

②符檄:官符移檄等文书的统称。

③书籍:文书。诏命典策等。

④祁门:地名。隶属于今安徽黄山。

【译文】

皇上得到众多的人才任用他们,在内改革制度,修订律历,讲究郊祀,治理刑狱,对外则征伐四方边远之地。诏书官符移檄等文书之类,都是罗文等人参与。皇上想到他的功劳,向丞相御史下诏,说:"听说议论条法的人,常失于苛责太深;议论功劳的人,常失于太刻薄。如果有人立功而没有得到奖赏,即便是唐虞也不能劝说。中书舍人罗文,长期掌管诏命典策,协助成就国家文治,功劳巨大。以歙地祁门三百户封赏给罗文,号为万石君,世世代代永不废除。"

　　文为人有廉隅①,不可犯,然搏击非其任②。喜与老成知书者游,常曰:"吾与儿辈处,每虑有玷缺之患③。"其自爱如此,以是小人多轻疾之。或谮于上曰:"文性贪墨,无洁白称。"上曰:"吾用文掌书翰,取其便事耳。虽贪墨,吾固知。不如是,亦何以见其才。"自是,左右不敢复言。

【注释】

①廉隅:比喻端方不苟的行为、品性。

②搏击:攻击、争斗。

③玷缺:白玉上的斑点、缺损。比喻缺点和过失。

【译文】

　　罗文为人方正,不可侵犯,然而也不擅长与人争斗。他喜欢与老成持重知书达礼的人交往,常常说:"我与年轻人相处,往往担心有被他们的缺点玷污的危险。"他自爱到这种地步,因此小人们多轻视、痛恨他。有人在皇上面前进谗说:"罗文天性贪墨,没有洁白的美誉。"皇帝说:"我用罗文掌管文章翰墨,图的是方便行事罢了。即便罗文贪墨,我本来就知道了。不这样,又如何看出他的才能呢?"从此以后,皇帝身边的人不敢再说什么了。

　　文体有寒疾,每冬月侍书①,辄面冰不可运笔②。上时赐之酒,然后能书。元狩中,诏举贤良方正,淮南王安举端紫③,以对策高第,待诏翰林,超拜尚书仆射④,与文并用事。紫虽乏文采,而令色尤可喜,以故常在左右,文浸不用⑤。上幸甘泉,祠河东,巡朔方,紫常扈从,而文留守长安禁中。上还,见文尘垢面目,颇怜之。文因进曰:"陛下用人,诚如汲黯之言'后来者居上耳'⑥。"上曰:"吾非不念尔,以尔年老,不能无少圆缺故也。"左右闻之,以为上意不悦,因不复顾省⑦。文乞骸骨伏地,上诏使驸马都尉金日磾翼起之⑧。日磾,胡人,初不知书,素恶文所为,因是挤之殿下,颠仆而卒⑨。上悯之,令宦者瘗于南山下⑩。

【注释】

①侍书:指写文书。

②面冰:面部冰冷。

③端紫:为端溪紫石砚所取的拟人化的名字。

④超拜:越级升授官职。

⑤浸:逐渐地。

⑥汲黯:西汉名臣。字长孺。为人耿直,好直谏廷诤。汉武帝称其为
　　"社稷之臣"。

⑦顾省:顾念省察。

⑧金日磾(dī):西汉大臣。字翁叔,本是匈奴王休屠的儿子。受汉
　　武帝宠幸,赐姓金。数十年无过失,拜车骑将军。

⑨颠仆:跌倒。

⑩瘗(yì):掩埋,埋葬。

【译文】

　　罗文身体有寒疾,每到冬季写文书时,就面部冰冷没办法运笔。皇上不时赐给他热酒,然后才能书写。元狩年中,下诏选举贤良方正,淮南王刘安举荐端紫,端紫以对策高中,待诏翰林,越级升为尚书仆射,和罗文一起行事。端紫虽然缺少文采,但巧言令色特别惹人喜爱,所以经常侍奉在皇帝身边,罗文渐渐不被重用。皇上幸临甘泉,祭祀河东,巡视朔方,端紫常作为扈从,而罗文被留守在长安宫中。皇上回到长安,看见罗文尘土满面,心中十分爱怜。罗文趁机进言说:"陛下用人,真像汲黯所说的'后来者居上'。"皇上说:"我不是不顾念你,因为你年纪大了,不可能没有少许缺陷的缘故。"身边的人听了,以为皇上不喜欢罗文了,于是不再顾念他。罗文跪在地上乞求辞官回乡,皇上下诏让驸马都尉金日磾从旁边把他扶起来。金日磾是胡人,素来不读书,一向厌恶罗文的所作所为,于是趁机把他挤到殿下,罗文跌倒在地上死了。皇上怜悯他,命宦官把他葬在南山下。

　　子坚嗣。坚资性温润,文采缜密,不减文,而器局差小①。起家为文林郎,侍书东宫。昭帝立,以旧恩见宠。帝春秋益壮②,喜宽大博厚者,顾坚器小,斥不用。坚亦以落落难合于世③,自视与瓦砾同。昭帝崩,大将军霍光以帝平生玩好器用、后宫美人置之平陵④。坚自以有旧恩,乞守陵,拜陵寝郎。后死,葬平陵。

【注释】

①器局:器量格局。

②春秋:年龄。

③落落:形容孤高,与人合不来。

④平陵：汉昭帝刘弗陵墓。在今陕西咸阳西北。

【译文】

罗文的儿子罗坚承袭了爵位。罗坚天性温润，文采缜密，水平不在罗文之下，只是心胸气度差一些。最初任文林郎，后担任太子的侍书。昭帝即位后，因为旧恩被宠信。昭帝长大之后，喜欢性情宽厚、襟怀博大的人，考虑到罗坚器量狭小，贬斥不用。罗坚也因落落寡合难容于世，便把自己看得与瓦砾一样。昭帝死后，大将军霍光把昭帝生前的玩好器用、后宫美人都安置在平陵。罗坚自认为有旧恩，便请求守陵，拜为陵寝郎。后来去世后，也埋葬在平陵。

自文生时，宗族分散四方。高才奇特者，王公贵人以金帛聘取为从事舍人，其下亦与巫医书算之人游①，皆有益于其业，或因以致富焉。赞曰：

罗氏之先无所见，岂《左氏》所称罗国哉②？考其国邑，在江汉之间，为楚所灭，子孙疑有散居黟歙间者③。呜呼！国既破亡，而后世犹以知书见用，至今不绝，人岂可以无学术哉！

【注释】

①书算：书写推算。

②《左氏》：即《左传》，全称《春秋左氏传》。相传为春秋时鲁国史官左丘明撰。罗国：春秋时小国。初在今湖北宜城县境，后迁于湖北枝江、湖南湘阴等地。

③黟（yī）歙：地名。黟县、歙县。位于安徽南部。徽墨、歙砚为其特产。

【译文】

从罗文活着的时候，宗族子弟就分散到四面八方。其中有奇特高才的，王公贵族用金帛聘用为从事舍人，才能低的也和巫医、能写会算的人一起交游，都对其家业有帮助，有的因此而致富。赞曰：

罗氏的祖先难以考证，难道便是《左传》中所称的罗国吗？考察它的国邑，位于江汉之间，后来被楚国所灭，子孙有可能散居于黔、歙之间。呜呼！国家已经破亡，而后代还以知书被任用，到现在没有中断，人哪里可以不学无术呢！

以功受封，而其身不能以善终，犹然学术之过也。

【译文】

凭借功劳受封，而其自身不能善终，仍然是学术的过错。

家藏雷琴①

【题解】

《家藏雷琴》原为东坡赠给好友陈季常的小文。雷琴是古代的名琴，深受古琴爱好者的喜爱，许多名人都有相关的诗文。从文中可以看出，苏轼对雷琴进行了非常仔细地观察，并细心揣摩，终于发现雷琴"声出于两池间，其背微隆，若薤叶然"，所以琴声余韵袅袅，这正是雷琴"最不传之妙"。

余家有琴，其面皆作蛇腹纹②，其上池铭云③："开元十年造，雅州灵开材。"其下池铭云："雷家记八日合。"不晓其"八日合"为何等语也？其岳不容指④，而弦不㪇，此最琴之妙,而雷琴独然。求其法不可得,乃破其所藏雷琴求之。琴声出于两池间,其背微隆,若薤叶然⑤,声欲出而隘,徘回不去⑥,乃有余韵,此最不传之妙。

【注释】

①雷琴:唐代琴工雷威所制作的古琴。

②蛇腹纹:古琴上的横鳞断纹,状如蛇腹下的横鳞,故称。

③池:琴池,位于琴的背面,多为题刻之处。

④岳:古琴瑟部件。琴面上用以架高琴弦,约高出琴面四五分的坚木,称作"岳山"(又称"临岳")。

⑤薤(xiè):多年生草本植物。叶丛生,细长中空,断面为三角形。

⑥徘回:盘旋往返。

【译文】

我家有一张琴,琴面上都是蛇腹纹路,上池的铭文是:"开元十年造,雅州灵开材。"下池的铭文是:"雷家记八日合。"不知道这个"八日合"是什么意思。它的岳山部件虽容不下手指,而琴弦却不散,这是琴最妙的地方,而只有雷琴才是这样。想弄清这种方法而不可得,就破开所藏的雷琴以探求之。原来琴声出于两池之间,其背微微隆起,像薤叶一样,声音欲传出而受到阻碍,盘旋不离开,才有余韵,这种结构最是不传之妙。

定然讨出一段理致来。

【译文】

一定要讨论出一段义理情致来。

书王进叔所蓄琴

【题解】

苏轼在文中分析了王进叔所藏琴的特别之处，与通常辨析琴的标准有差异，但琴声却极美妙，而且该琴已经出现了古琴所特有的"蛇蚹纹"。

知琴者以谓前一指，后一纸为妙，以蛇蚹纹为古[①]。进叔所蓄琴，前几不容指，而后劣容纸[②]，然终无杂声，可谓妙矣。蛇蚹纹已渐出[③]，后日当益增，但吾辈及见其斑斑焉[④]，则亦可谓难老者也[⑤]。元符二年十月二十三日，与孙叔静皆云。

【注释】

①蛇蚹纹：即蛇腹纹。如蛇腹下的横鳞断纹，通常要使用很长时间才会出现。

②劣：勉强。

③渐出：渐渐显出。

④斑斑：指纹路明显的样子。

⑤难老：长寿，多用祝寿之辞。

【译文】

懂琴的人认为琴以前面能容一根手指，后面能容一张纸为妙，以有蛇蚹纹的为古老。进叔所收藏的琴，前面几乎容不下手指，而后面勉强能容一张纸，然而终究没有一点杂音，可称为妙音了。蛇蚹纹也已渐渐显出，以后会越来越多，只等我们能看到它上面的明显纹路时，也可以称得上长寿的了。元符二年十月二十三日，和孙叔静都说过。

文与可琴铭

【题解】

本篇是苏轼为文与可古琴所写的铭文,虽然简短,却连用了数个形象的比喻,将难于形容的音色进行了巧妙地描述,令人印象极为深刻。

文与可家有古琴,予为之铭曰:"攫之幽然[①],如水赴谷。醳之萧然[②],如叶脱木。按之噫然[③],应指而长言者似君。置之枵然[④],遗形而不言者似仆。"与可好作楚词,故有"长言似君"之句。醳释同。邹忌论琴云:"攫之深,释之愉。"此言为指法之妙尔。

【注释】

①攫(jué):抓取。

②醳(shì):通"释",释放。

③噫(yī)然:表示悲痛或叹息。

④枵(xiāo)然:空虚的样子。

【译文】

文与可家藏有古琴,我为它写了一篇铭文:"用力抓取琴弦发出幽然的声音,如同流水落入深谷。放开琴弦声音萧然,如同树叶从枝头脱落。拨动琴弦发出叹息声,随手指应声发出长音同您一样。置放在那里看上去很虚空,超脱形骸一声不响如同我一样。"与可喜欢作楚辞,所以有"长言似君"之句。"醳"字与"释"字同。邹忌论琴说"抓起时弦很紧,而放开时却很轻快。"这是说的指法之妙。

还是"长言"似子瞻。陆君启

【译文】

还是"长言"像苏轼。陆君启

琴非雅声

【题解】

与文学方面的造诣相比,苏轼在音乐上的论述并不多,但已足以显示其深厚的修养。他曾经多次为琴曲填词,还说过:"琴曲有《瑶池燕》,其词不协,而声亦怨咽,变其词作《闺怨》"。此外,苏轼还著有《杂书琴事》十三则,专门谈论与琴有关的事情,《琴非雅声》就是其中的一则。在当时人看来,琴是古人所传,自然也就是古代的"雅声",却忽视了历史上外来音乐的冲击与影响。苏轼不但指出琴音在古代就是"民间"音乐(即所谓郑、卫之音),而且分析了唐代以来胡部音乐对本土音乐的影响与冲击,表现了他丰富的学识与对音乐的深入了解。

世以琴为雅声①,过矣! 琴,正古之郑、卫耳②。今世所谓郑、卫者,乃皆胡部③,非复中华之声。自天宝中,坐、立部与胡部合④,自尔莫能辨者。或云今琵琶中有独弹,往往有中华郑、卫之声,然亦莫能辨也。

【注释】

①雅声:雅正之乐。《白虎通·礼乐》:"乐尚雅何? 雅者,古正也。所以远郑声也。"

②郑、卫:春秋战国时郑、卫两国的民间音乐。因不同于雅乐,被儒家斥为"乱世之音",后泛指淫靡的音乐。

③胡部:唐代掌管胡地音乐的机构,亦指胡乐。胡乐从西凉一带传

入，当时称"胡部新声"。

④坐、立部：唐代宫廷燕乐的两种。据《新唐书·礼乐十二》记："堂下立奏，谓之立部伎；堂上坐奏，谓之坐部伎。"后省称为"立部"与"坐部"，如白居易《立部伎》诗："立部贱，坐部贵。坐部退为立部伎，击鼓吹笙和杂戏。"

【译文】

世人以为琴演奏的就是雅正之乐，错了！琴音，正是古代的郑、卫之音。今世所说的郑、卫之音，竟然都是胡部音乐，不再是中华本土的音乐。自从唐玄宗天宝年间，坐、立二部与胡部合并，从那以后就不能分辨了。有人说现在的琵琶演奏中有独弹，往往有中华本土郑、卫之音，但其实也无法分辨。

琴贵桐孙①

【题解】

本文为苏轼于元丰四年谪居黄州任团练副使时作。文中分析了桐树树枝坚实而根部虚空的特点，可见是天生的制琴材料。

凡木本实而末虚②，惟桐反之。试取小枝削，皆坚实如蜡，而其本皆中虚空。故世所以贵孙枝者，贵其实也。实，故丝中有木声。

【注释】

①桐孙：桐树新生的小枝。

②本实：根部坚实。

【译文】

大凡树木都是根部坚实而树梢虚空，只有桐树与此相反。试着拿一根小枝用刀削，都坚实像蜡一样，而它的根部都是中间虚空的。因此世人珍视小枝的原因，是看重它的坚实。因为坚实，所以弦丝中有木声。

　　因忆桐封①，或亦取诸此。

　　古琴有阴阳材，盖桐木面日者为阳，背日者为阴。不论新旧桐木，置之水上，阳必浮，阴必沉，反覆不易。阳材琴旦浊而暮清，晴浊而雨清；阴材琴旦清而暮浊，晴清而雨浊。

【注释】

①桐封：指周成王桐叶封弟之典。据《史记·晋世家》记载，叔虞为周成王的胞弟，叔虞与成王玩耍，成王把一桐叶剪成类似玉圭的形状，对叔虞说："把这个封给你。"后来便封叔虞于唐，史称"桐叶封弟"。

【译文】

　　于是想到了"桐叶封弟"，或许也取诸此理。

　　古琴有所谓阴材、阳材，大概桐木朝太阳的为阳材，背对太阳的为阴材。不论新旧桐木，放置在水上，阳材一定会浮在水面，阴材一定下沉，反复实验也不会变。阳材制成的琴早上低沉而傍晚清澈，晴天低沉而雨天清澈；阴材所制的琴则早晨清澈而傍晚低沉，晴天清澈而雨天低沉。

桑叶揩弦①

【题解】

　　对于古琴来说，琴弦的保养非常重要。苏轼这里记录了用桑叶擦拭琴弦的保养方法。据现代研究，桑叶中的某些物质具有抗凝作用，用来擦拭琴弦确实是不错的方法，这是古人在长期实践中总结的经验。

　　琴弦旧则声暗，以桑叶揩之，辄复如新，但无如其青何②。

【注释】

①揩（kāi）：擦拭，拭抹。

②无如其青何：对留下的青色无可奈何，没有办法。

【译文】

　　琴弦旧了声音就浊暗，用桑叶擦拭它，就又像新的一样，只是对擦后出现的青色没有办法。

　　《三礼图》曰①："琴本五弦，曰宫、商、角、徵、羽。文王琴增二弦，曰少宫、少商，弦最清也。"

【注释】

①《三礼图》：本名《三礼图集注》。为流传至今解释中国古代礼制并附有图象的典籍。宋聂崇义撰。五代周显德中，他奉命参定郊庙、祭玉等礼制，因采取东汉以来郑玄、阮谌、夏侯伏朗、张镒、梁正和隋代开皇官撰的六种《三礼》旧图，重加考订，定为《集注》，加以图说。

【译文】

　　《三礼图》记载："琴本来由五弦组成，叫宫、商、角、徵、羽。文王琴增加了两根弦，叫少宫、少商，弦发出的音最清亮。"

砚德

【题解】

　　苏轼虽然是论砚台，却从中领悟出"二德难兼"的道理，颇具辩证思维。

砚之发墨者必费笔①,不费笔则退墨②,二德难兼,非独砚也。大字难结密③,小字常局促;真书患不放④,草书苦无法。茶苦患不美,酒美患不辣。万事无不然,可一大笑也。

【注释】

①发墨:谓砚石磨墨易浓而显出光泽。

②退墨:即不易发墨。墨淡而无光泽。

③结密:字的结构紧密。

④真书:楷书。也称正书。

【译文】

发墨的砚台一定费笔,不费笔的砚就不易发墨,两种砚德难以兼备,不光是砚如此。大字的结构难以紧密,小字则常常很局促;楷书只怕放不开,草书又苦于没法度。茶苦患不美,酒香却怕不辣。万事无不如此,可大笑一场。

"端石莹润,惟铓者发墨①;歙石多铓,腻理者特佳。"此君谟论砚也②。物之奇者,必异其类,若于同群中觅奇迈士,又何可得? 钱彦林

【注释】

①铓(máng):光芒,光泽。

②君谟:指蔡襄,字君谟。宋代著名书法家。

【译文】

"端石晶莹润泽,有光泽的易于发墨;歙石大多有光泽,纹理细腻的特别好。"这是蔡君谟讨砚的观点。奇特的事物,一定和同类不同,如果在同类中寻觅奇迈之士,又怎么能得到呢? 钱彦林

端砚

【题解】

本文一名"书唐林夫惠砚"，是感谢朋友唐林夫赠砚之情而写。从砚形入手，悟到了眼前做事也要为将来打算的道理。

行至泗州，见蔡景繁附唐林夫书信，与予端砚一枚、张遇墨半螺[①]。砚极佳，但小而凸，磨墨不甚便。作砚者意待数百年后，砚平乃便墨耳[②]。一砚犹须作数百年计，而作事乃不为明日计，可不谓大惑耶？

【注释】

①张遇：宋代制墨名家。油烟墨的创始者，以制"供御墨"而闻名。

②便墨：方便磨墨。

【译文】

走到了泗州，见到蔡景繁附唐林夫的书信，和给我的一枚端砚、张遇墨半螺。砚台极佳，但小而凸，磨墨不是很方便。作砚的人大概想着等到几百年后，砚台平了才方便磨墨吧。一枚砚台尚须作几百年的筹划，而作事竟然不为第二天考虑，怎能不让人大惑不解呢？

古砚皆心凹，后稍正平，未有凸者。始自唐彦猷作红丝辟雍砚[①]，心高凸，观墨色则凸高增浮泛之势，援毫则非便也。米元章[②]

【注释】

①唐彦猷（yóu）：唐询，字彦猷，北宋大臣。曾任谏议大夫。喜爱收藏

砚台,著有《砚录》。其首创的凸心砚,在嘉祐年间成为一种时尚。

②米元章:即米芾。初名黻,字元章,人称米南宫。北宋书画家。因举止颠狂,又称米颠。行草得王献之笔意,用笔俊迈,与蔡襄、苏轼、黄庭坚并称"宋四家";画山水人物,多用水墨点染泼墨法,自成一家。

【译文】

古砚都是凹心的,后来稍微平正,没有凸出来的。从唐彦猷制作红丝辟雍砚开始,砚心高凸,观察墨色则凸高,增加了浮泛之势,运笔则并不方便。米元章

吕道人砚①

【题解】

吕砚是五代时吕道人所制的名砚,流传到宋代已经非常稀少,所以苏轼无意中买到了便宜的吕砚,得意和珍爱之情溢于言表。据说就在买砚回家途中,苏轼遇到大雨,并写出了千古名词《定风波·莫听穿林打叶声》。

泽州吕道人沉泥砚②,多作投壶样。其首有"吕"字,非刻非画,坚致可以试金。道人已死,砚渐难得。元丰五年三月七日,偶至沙湖黄氏家,见一枚。黄氏初不知贵,乃取而有之。

【注释】

①吕道人:五代时山西泽州人。善于制砚,其制的砚被称吕砚,又称"泽砚"。

②沉泥砚:即澄泥砚,用经过澄洗的细泥加工烧制而成。

【译文】

泽州吕道人制的澄泥砚,大多做成投壶的样子。砚首有"吕"字,不是刻画上去的,坚固细密得可以用来试金。吕道人死了以后,这种砚台渐渐难得。元丰五年三月七日,偶然到沙湖黄氏家里,看到一枚这种砚台。黄氏开始不知道它的贵重,我就买了它。

吕道人陶砚,以别色泥于其首纯作"吕"字,内外透。后人效之,有缝不透也。其理坚重与凡石等。以历青火油之坚响渗入三分许,磨墨不乏。其理与方城石等。米元章

【译文】

吕道人陶制的砚台,用其他颜色的泥在砚首单写一个"吕"字,内外通透。后人效仿他这么做,但是中间有缝不通透。纹理厚重和普通的石头差不多。用历青火油之坚响渗入三分多,磨墨不少。其纹理和方城石差不多。米元章

汪少微砚①

【题解】

本文介绍的是苏轼家藏的歙砚,上面有款识和铭文,是少见的名砚。

予家有歙砚,底有款识云②:"吴顺义元年③,处士汪少微。"铭云:"松操凝烟,楮英铺雪,毫颖如飞④,人间五绝。"所颂者三物尔,盖所谓砚与少微为五耶?

【注释】

①汪少微：五代南唐的砚工。后被赐国姓李，改名李少微。曾被召封为砚务官，专门主持给宫廷制作官砚事务。

②款识：题名，落款。

③吴顺义元年：五代十国时期十国中的吴国所用年号。为杨行密所建，又称"杨吴"。

④"松操凝烟"几句：谓松树的节操凝为烟墨，楮木之浆制成白纸，兔毫制的毛笔写字如飞。这里赞颂墨、纸、笔，所以下文说"所颂者三物"。

【译文】

我家有一方歙砚，底部有落款说："吴顺义元年，处士汪少微。"铭文说："松枝的节操凝为烟墨，楮木之浆制成白纸，兔毫制的毛笔写字如飞，这是人间五绝。"但所颂只有三件东西，大概加上砚和少微共为五绝吧？

吴汪少微砚，李文靖奉使江南得之①。巩获于其孙，盖作风字样，收水处微损，以漆固之。子瞻作《清虚居士真赞》②，取以为润笔③。今去国万里，然与砚俱乎？吴说以笔工得子瞻书吴砚铭④，览之怅然。王定国

【注释】

①李文靖：李沆，字太初，谥号"文靖"。北宋时期名相、诗人。

②《清虚居士真赞》：即《王定国真赞》。王巩（定国）自谓清虚居士。

③润笔：请人作诗文书画的酬劳。

④吴说：制笔世家。所制笔被称为"吴说笔"，苏轼非常欣赏。

【译文】

吴国汪少微砚，是李文靖奉令出使江南时所得。我从他孙子手里得

到,上面有"风"字样,收水处略有破损,用漆固定。苏轼作《清虚居士真赞》,以这块砚台作为润笔费。现在苏轼在万里之外,还和砚台在一起吗?吴说因为制笔精良得到苏轼写的《吴砚铭》,看到它感到惆怅。

王定国

名僧令休砚

【题解】

文房四宝中,砚的使用时间最为长久。古砚绝非只是书写的工具,而是蕴含着丰富文化内涵的传统手工艺品。以"名僧令休砚"为例,苏轼为之着迷,不仅因为这方砚台是上好的歙砚,而且砚台上留下的款识让他心醉不已。特别是对于僧人令休,苏轼很是好奇,却始终不得其详。

黄冈主簿段君玙,尝于京师佣书人处得一风字砚[1]。下有刻云:"祥符己酉,得之于信州铅山观音院,故名僧令休之手琢也。明年夏于鹅湖山刻记。"钱易希白题其侧[2],又刻"荒灵"二字。砚盖歙石之美者。己酉至今七十四年,令休不知为何僧也?禅月、贯休,信州人,令休岂其兄弟与?尝以问铅山人,而"荒灵"二字,莫晓其意。段君以砚遗余,故书此数纸以报之。元丰六年冬至日书。

【注释】

①佣书人:又叫书人、书手、书工等,指依靠给别人写字、抄书谋生。

风字砚:古砚名。无两足支撑的箕形砚,形如风字。

②钱易:字希白。为吴越王钱俶之子,钱惟演从弟。能文善书,精于绘画。著有《南部新书》等。

【译文】

黄冈主簿段玙,曾在京师代写书信的人那里得到一方风字砚。下边刻着:"祥符己酉,得之于信州铅山观音院,故名僧令休之手琢也。明年夏于鹅湖山刻记。"钱易,字希白,在侧面有题字,还刻着"荒灵"的字样。砚是歙石中极美的。己酉年距现在已经七十四年了,令休不知是什么样的僧人?禅月、贯休都是信州人,令休难道是他们的兄弟吗?我曾向铅山人问过此事,而"荒灵"二字,没有人知道是什么意思。段君把砚送给了我,所以写了这几张字以回报他。元丰六年冬至日书。

富阳令冯君,尝为黄冈①,故获此书于段。元祐五年四月十八日复见之,时为钱塘守。

【注释】

①尝为黄冈:曾经在黄冈为官。

【译文】

富阳县令冯君,曾在黄冈为官,所以从段君手中得到这些书法作品。元祐五年四月十八日又见到他,当时任钱塘太守。

许敬宗砚①

【题解】

俗言道:"爱屋及乌。"反过来也一样。许敬宗是唐代有名的奸臣,为人所不齿,连带他曾用过的砚台也被人遗弃,即便到了苏轼所处的时代,已经过去四百多年了,那块砚台也成了名贵的古砚,依然没有改变被唾弃的遭遇。苏轼不禁感叹:砚台又有何罪,却无辜受牵连。

都官郎中杜叔元君懿,有古风字砚,工与石皆出妙美。

相传是许敬宗砚,初不甚信。其后杭人有网得一铜匣于浙江中者,有"铸成许敬宗"字,与砚适相宜②,有容两足处,无毫发差,乃知真敬宗物也。君懿尝语余:"吾家无一物,死,当以此砚作润笔,求君志吾墓也。"君懿死,其子沂归砚请志,而余不作墓志久矣,辞之。沂乃以砚求之于余友人孙莘老③,莘老笑曰:"敬宗在,正堪砍以饲狗耳,何以其砚为?"余哀此砚之不幸,一为敬宗所辱,四百余年矣,而垢秽不磨。方敬宗为奸时,砚岂知之也哉?以为非其罪,故乞之于孙莘老为一洗之。匣今在唐氏,唐氏甚惜之,求之不可得。砚之美既不在匣,而上有敬宗姓名,盖不必蓄也。

【注释】

①许敬宗:字延族,唐代大臣。因支持立武则天为后,而官运亨通,曾任宰相之职。但其人品为后世所不齿,被视为唐代奸臣。

②相宜:相合,相配。

③孙莘老:孙觉,字莘老。举进士,累官至龙图阁学士。明经术义理之学,尤长于《春秋》,论议精严。

【译文】

都官郎中杜叔元君懿,有一方古老的风字砚,工艺和石质都极妙美。相传是许敬宗的砚,开始不太相信。后来杭州有人在钱塘江中网到一个铜匣,上有"铸成许敬宗"字样,和砚正好相配,有容纳两足的地方,不差毫发,才知真是许敬宗的东西。君懿曾对我说过:"我家没有一件贵重东西,我死后,就以此砚作润笔费,请您给我写墓志铭。"君懿死后,他的儿子杜沂要把砚送给我,请我写墓志铭,而我早就不写墓志铭了,就推辞了。杜沂就拿着砚去求我的朋友孙莘老,莘老笑着说:"敬宗如果还活着,正好杀了他喂狗,要他的砚干什么呢?"我哀叹此砚的不幸,一旦被敬宗所玷污，过了四百多年，而垢秽还不能洗刷掉。当敬宗为奸臣时，砚台难道会知道吗？我认为不是砚台的罪过，所以请求孙莘老为此砚洗去耻辱。铜匣现在收藏在唐家，唐氏很珍惜它，求之而不可得。砚台的美既然不在匣上，而匣上又有许敬宗的姓名，所以是不必收藏的。

莘老绝不能书，故有"饲狗"之语。然人弃我取，长公特为此砚吐气矣。

【译文】

孙莘老肯定不会写，所以有"饲狗"这样的话。但是人弃我取，长公只不过为这块砚出了一口气。

书凤咮砚①

【题解】

苏轼与凤咮砚颇有渊源，除了本文外，还写过多篇相关的诗文，而他在《凤咮砚铭》中的一句"苏子一见名凤咮，坐令龙尾羞牛后"，本意是在赞颂凤咮砚，却不小心贬低了龙尾砚，由此引发了龙尾砚产地歙县人的不满。为此苏轼还写了一首《龙尾砚歌》，试图去补偿这种遗憾。

建州北菀凤凰山②，山如飞凤下舞之状。山下有石，声如铜铁，作砚至美，如有肤筠然③，此殆玉德也④。疑其太滑，然至益墨。熙宁五年，国子博士王颐始知以为砚，而求名于余。余名之曰凤咮，且又戏铭其底云："坐令龙尾羞牛后。"歙人甚病此言。余尝使人求砚于歙，歙人云："何不只使凤咮石？"卒不得善砚。乃知名者，物之累，争媚之所从出也⑤。或曰："石不知，恶争娼也？"余曰："既不知恶争娼，则亦不知好美名矣。"

【注释】

①凤咮（zhòu）：凤凰的嘴。

②北苑：指北苑御焙园，位于今福建建瓯东北，有"北苑贡茶名冠天下"之誉。因该园地处闽都北部，故称"北苑"。

③筠（yún）然：像竹子的青皮一样。

④玉德：古谓玉有五德，后常以比喻素质之美。

⑤娼（mào）：嫉妒。

【译文】

　　建州北苑的凤凰山，山的形状像飞凤向下盘旋飞舞。山下有一种石头，声音如铜铁，用来制作砚非常好，表面润泽如青竹皮，这大概便是玉的品德吧。本来怀疑它太光滑，但是却很能发墨。熙宁五年，国子博士王颐才知道用来制砚台，而请我起名字。我给它起名叫"凤咮"，而且又在底部戏题铭文说："坐令龙尾羞牛后。"歙县人很不喜欢这话。我曾让人到歙县求砚，歙县人说："为什么不只用凤咮石砚？"最终没能得到好砚。才知道名声，是事物的牵绊，是嫉妒产生的根源。有人说："石头没有知觉，怎么会争妒呢？"我说："既然不知道厌恶嫉妒，也就不懂得喜好美名了。"

　　说得争娼、好恶淡甚。人处此，亦若石焉？其可谓至人也已矣。

【译文】

　　将嫉妒、好恶说得十分淡然。人处于这种境地，也像石头一样吗？他可以说是至人了。

青州石末砚①

【题解】

石末砚从唐代开始出现,柳公权对于青州石末砚尤其推崇,苏轼在文中对柳公权的观点不太认同。不过,当时推崇青州石末砚的并不止柳公权,其他如欧阳修也非常欣赏,并说"其善发墨非石砚之比"。事实上,砚的好坏很难有绝对标准,可能与使用者个人的习惯喜好有很大关系,只能说仁者见仁、智者见智了。

柳公权论砚,甚贵青州石末,云"墨易冷"②。世莫晓其语。此砚青州甚易得,凡物耳,无足珍者。盖出陶灶中,无泽润理。唐人以此作羯鼓腔③,与定州花瓷作对,岂砚材乎?砚当用石,如镜用铜,此真材本性也。以瓦为砚,如以铁为镜。人之待瓦铁也微,而责之也轻,粗能为墨、照影,便称奇物,其实岂可与真材本性者同日而论哉?

【注释】

①石末砚:砚的一种。是以石末为原材料,经人工陶制而成。

②墨易冷:《旧唐书·柳公权传》记载:"(公权)常评砚,以青州石末为第一,言墨易冷,绛州黑砚次之。"

③羯(jié)鼓:一种打击乐器。从西域传入,盛行于唐开元、天宝年间。《通典·乐四》:"羯鼓正如漆桶,两头俱击。以出羯中,故号羯鼓,亦谓之两杖鼓。"

【译文】

柳公权谈论砚,非常推崇青州石末砚,说"墨易冷"。世人都不懂这句话的意思。这种砚在青州很容易得到,是非常普通的东西,不值得珍藏。大概因为它出于陶灶中，没有润泽的纹理。唐人用它作羯鼓腔，与定州花瓷相配，哪里是砚材呢？制砚应当用石，就像制镜要用铜一样，这才是真材本性。用瓦制砚，如同用铁制镜一样。人们把瓦铁都看得很轻微，对它们的要求也很低，大略能磨墨、照影，便称为奇物，实际上哪里能与真材本性的东西同日而语呢？

世之耳食者①，往往中此病，得此论大快。

【注释】

①耳食：用耳饮食，不知其味。比喻不加省察，轻信传闻。

【译文】

世上轻信传闻的人，往往患有这种毛病，得到这个结论大快人心。

购砚

【题解】

苏轼爱好文房四宝，尤其是砚台。其中和砚台相关的铭文就有二十多篇，此外还有不少诗文涉及砚台。不过，从这段充满禅意的文字来看，东坡居士并未执着于物。

或谓居士："吾当往端溪①，可为公购砚。"居士曰："吾两手，其一解写字②，而有三砚，何以多为？"曰："以备损坏。"居士曰："吾手或先砚坏。"曰："真手不坏。"居士曰："真砚不损。"绍圣二年十月腊日轼。

【注释】

①端溪：水名。以产砚出名。所产砚台被称为端溪砚或端砚，为砚中上品。

②解：知道，明白。

【译文】

有人对居士说："我要前往端溪，可以帮您买砚。"居士回答："我有两只手，其中一只手能够写字，而有三块砚了，要那么多干什么呢？"回答说："以备损坏。"居士说："我的手可能比砚台坏得还要早。"回答说："真手是不会坏的。"居士回答："真正的砚不会损坏。"绍圣二年十月腊日苏轼。

公集砚铭二十九，而此铭不载。余于秀州项子荆家见之，盖手书真迹也。乃知老仙遗墨流失人间者不少。陈眉公

【译文】

苏公文集中收录了二十九篇砚铭，而这篇铭文没有收入。我在秀州项子荆家见到它，应该是亲手书写的真迹。由此才知道老仙遗墨流失在人间的有不少。陈眉公

墨品三则

【题解】

这里收录了苏轼论墨的三篇小文，多是从墨出发，阐发一些生活哲理。如第一篇中，苏轼通过自己蓄墨几百块、差强人意者却不过一二的现象，说明不能求全责备，吹毛求疵。"世间佳物，自是难得。"欲求过高，本就是人的"不会事"，要懂得知足常乐。

予蓄墨数百挺①，暇日辄出品试之，终无黑者，其间不过一二可人意，以此知世间佳物自是难得。茶欲其白②，墨欲其黑。方求黑时嫌漆白，方求白时嫌雪黑，自是人不会事也③。

【注释】

①挺：量词。块。

②白：古代茶讲究以色浅为上品。

③会事：懂事。

【译文】

我收藏的墨有数百块，闲暇时就取出品试，总是没有足够黑的，其间不过一二块能使人满意，由此可知世间的好东西本是难得的。茶希望越白越好，墨希望越黑越好。要求黑时嫌漆白，要求白时嫌雪黑，本就是人们不明白啊。

茶欲其白，常患其黑，墨则反是。然墨磨隔宿则色暗①，茶碾过日则香减②，颇相似也。茶以新为贵，墨以古为佳，又相反也。茶可于口，墨可于目。蔡君谟老病不能饮，则烹而玩之。吕行甫好藏墨而不能书，则时磨而小啜之③。此又可以发来者之一笑也。

【注释】

①隔宿：经过一夜。

②香减：指香味变淡。

③小啜：稍微喝一点。

【译文】

茶希望它是白色的,常怕它黑,墨则与此相反。然而墨研磨后隔夜颜色就变暗,茶碾后隔天香味就变淡,非常相似。茶以新鲜为贵,墨以古旧为好,又是相反的。茶能悦口,墨可养眼。蔡君谟年老有病不能饮茶,就烹茶赏玩。吕行甫喜欢藏墨但不善书法,就有时研磨后稍喝一点儿。这又可以让后人为之一笑了。

　　司马温公尝曰①:"茶与墨政相反②。茶欲白,墨欲黑;茶欲重,墨欲轻;茶欲新,墨欲陈。"予曰:"二物之质诚然,然亦有同者。"公曰:"谓何?"予曰:"奇茶妙墨皆香,是其德同也;皆坚,是其操同也。譬如贤人君子,妍丑黔皙之不同③,其德操韫藏④,实无以异。"公笑以为是。

【注释】

①司马温公:即司马光,字君实。编修《资治通鉴》。卒赠太师、温国公,谥文正。

②政:正。

③妍:美丽,美好。黔:黑色。皙:泛指白色。

④韫藏:收藏。引申为实质,本质。

【译文】

　　司马温公曾说:"茶和墨正相反。茶要白,墨要黑;茶要重,墨要轻;茶要新,墨要陈。"我说:"二物的性质确实如此,但也有相同之处。"公说:"是什么?"我说:"奇茶妙墨都香,这是它们的品德相同;都坚实,这是它们的节操相同。譬如贤人君子,外貌美丑黑白不同,他们的德操本质,实际上并无不同。"公笑了,认为我说的对。

反覆究诘,郁生奇趣①。

【注释】

①郁生:凝聚山川灵气而生。

【译文】

反复探究诘问,累积而生发出奇趣。

试墨书

【题解】

张怀民是苏轼在黄州时的好友,二人曾一同夜游承天寺。这篇《试墨书》提及张怀民送给苏轼两块墨,可见二人关系密切。

世人论墨,多贵其黑,而不取其光①。光而不黑,固为弃物;黑而不光,索然无神采,亦复何用。要使其光清而不浮,湛湛如小儿目精②,乃为佳也。怀民遗仆二枚,其阳云"清烟煤法墨",其阴云"道卿既黑而光",殆如前所云者。书以报之。

【注释】

①光:有光泽。

②湛湛:清澈明净的样子。目精:眼睛。

【译文】

世人评论墨,多以黑为贵,而不取其有光泽。有光泽而不黑,本来就是可弃之物;黑而没有光泽,便索然无味没神采,也没什么用。要让它的光泽清而不浮,清明如同小孩的眼睛,才是好墨。怀民送我两枚,其阳面刻着"清烟煤法墨",阴面刻为"道卿既黑而光",大概和前面所说的道理一样。写了这些文字回应他。

凡形容物象,必研入底里,令人一见跃然。

【译文】

凡是形容物象,一定要穷究到深处和根本,让人一看到便被打动。

过柳仲远试墨

【题解】

虽然题目中有"试墨",但文中其实并无"试墨"情况的详细描述,只是"试墨"前琐事的记录。

昨日有人点第一纲龙团①,香味十倍常茶。如使诸葛鼠须笔②,金阑子入手③,似有锋刃,惟此物似之。元祐八年三月十八日,过柳仲远试墨,书此。此墨云"文公桧齬腊④",不知其所谓也。

【注释】

①龙团:"龙凤团茶"的简称,是北宋的贡茶。饼状,上有龙纹,故称。龙凤团茶每年上贡有十纲,第一纲叫"试新",属于极品贡茶。

②诸葛:宋代有名的制笔世家。鼠须笔:用鼠须制作的一种名笔。

③金阑子:不详,从上下文来看,当是诸葛笔中的名品。

④齬(wú)腊:当指子年十二月。元李冶《敬斋古今黈》:"东坡蓄墨,墨文有'文公桧齬腊墨'六字者,且自言不知其所谓。予以为

此亦易晓,文公桧当是作者之姓名;鼫腊,则所造之岁月。鼫,鼠也,谓岁阳值子,腊,则十二月也。"

【译文】

昨天有人点了第一纲龙团茶,香味超过普通茶十倍。如同用诸葛鼠须笔,金阑子握在手中,像有锋刃,只有此物与其相似。元祐八年三月十八日,拜访柳仲远试墨,写了此文。此墨叫"文公桧鼫腊",不知什么意思。

金阑子亦未详,想是诸葛笔名。

【译文】

金阑子也不了解是何物,推想是诸葛笔的名称。

石墨

【题解】

所谓石墨,实际上是早期较为原始的墨,用天然石炭制成,使用时在砚石上磨成粉,再加入水,混成墨汁后便可书写。文中所谓的"石烛烟",实际上便是石油燃烧后的黑烟。沈括在《梦溪笔谈》中的这些记载,也是世界上最早关于石油的记载。

陆士衡与士龙书云[①]:"登铜雀台,得曹公所藏石墨数瓮,今分寄一螺。"《大业拾遗记》[②]:"宫人以蛾绿画眉[③]。"亦石墨之类也。近世无复此物。沈存中帅鄜延[④],以石烛烟作墨,坚重而黑,在松烟之上。曹公所藏,岂此物也耶?

【注释】

①陆士衡:陆机,字士衡,西晋著名文学家、书法家。士龙:陆云,字

士龙,曾任清河内史,故世称"陆清河"。文才与陆机齐名,合称"二陆"。

②《大业拾遗记》:又名《隋遗录》《南部烟花录》,是宋代传奇小说。作者不可考。

③蛾绿:古代妇女画眉用的青黑颜料。亦借指墨。

④沈存中:即北宋大科学家沈括,字存中。晚年著《梦溪笔谈》。鄜(fū)延:治所在延州(今陕西延安)。沈括曾兼任鄜延路经略安抚使。

【译文】

陆机给陆云写信说:"登铜雀台时,得到了曹公所收藏的数瓮石墨,现在分寄给你一螺。"《大业拾遗记》中记:"宫人用青黑颜料画眉。"也是石墨之类的东西。近代不再有这些东西了。沈括主掌鄜延时,用石烛烟作墨,坚实而且很黑,在松烟之上。曹公所收藏的,难道就是这种东西吗?

上古无墨,竹挺点漆而书①。中古方以石磨汁,或云是延安石液②。至魏晋时,始有墨丸③,乃漆烟松煤夹和为之,所以晋人多用凹心砚者,欲磨墨贮瀋耳④。《洞天清录》

【注释】

①竹挺:指细直的竹竿。

②延安石液:即现在所说的石油。据《梦溪笔谈》记载,石液(石油)燃烧后产生的黑烟制成的墨,比当时最好的松烟墨都好用。沈括命人大量制造,并把其命名为"延川石液"。

③墨丸:古墨的一种,因为形圆如丸得名。

④瀋(shěn):墨汁。

【译文】

上古没有墨,用竹竿沾漆来写字。中古才用石磨汁,有人说是延安

石液。到了魏晋时期,才出现了墨丸,乃是用漆烟、松煤混在一起制成,所以晋人多用凹心的砚,是想要磨墨贮存汁。《洞天清录》

李廷珪墨二则

【题解】

李廷珪是五代南唐时的制墨名家。他出身制墨世家,祖父、父亲都是有名的墨工。廷珪不断改进制墨技术,创制了"廷珪墨",造型精美,便于保存,号称"天下第一品"。据说宋代自太祖开始,皇帝的诏书都用"廷珪墨"。因此,市场上很难买到李氏父子所造的墨。宣和年间,竟出现"黄金可得,李氏之墨不可得"的奇缺现象。了解了这一背景,苏轼对于"廷珪墨"的珍爱程度也就不难理解了。

吾蓄墨多矣,其间数丸云是廷珪造。虽形色异众[①],然岁久乱真者多。有人蓄此墨再世[②],一日遇重病,医者庞安时愈之,不取一钱,独求此墨。已而转遗予,求书数幅。安时,蕲水人。

【注释】

①异众:与众不同。

②再世:两代。

【译文】

我收藏的墨很多,其中几丸据说是李廷珪所造。虽然外形颜色都与众不同,但因年代久了乱真的太多。有人收藏这几丸墨已经两代了,一天患了重病,医生庞安时治好了他,不肯取一文钱,只要此墨。不久又将此墨转送给我,求我写几幅字。庞安时,是蕲水人。

昨日有人出墨数寸，仆望见之，知其为廷珪也①。凡物莫不然，不知者如鸟之雌雄，其知之者如乌鹄也②。

【注释】

①廷珪：指李廷珪墨。

②鹄：鸿鹄，即天鹅。

【译文】

昨天有人拿出几寸墨，我远远看到了，便知道它是廷珪墨。事物没有不这样的，不了解的如鸟的雌雄难以分辨，了解的如乌鸦和天鹅一样分得很清楚。

书别造高丽墨

【题解】

高丽墨来自朝鲜半岛，自唐代起就成为贡品，宋代人也很喜欢用高丽墨，留下的相关诗文和记载为数不少。苏轼也用高丽墨，但是进行了改良。本文记载的便是他将高丽墨和潘谷墨混在一起重新制作的轶事。

余得高丽墨，碎之，杂以潘谷墨，以清悟和墨法剂之为握子①，殊可用。故知天下无弃物也，在处之如何尔。和墨惟胶当乃佳，胶当而不失清和，乃为难耳。清悟墨胶水寒之，可切作水精胳也②。

【注释】

①清悟：北宋蜀地僧人。曾经遇到异人传授制墨的方法。苏轼有《书清悟墨》记其事。剂之为握子：指将混合后的墨坯切成若干

剂子,再制成成品。

②水精:水晶。

【译文】

我得到高丽墨后,将其弄碎,杂入潘谷墨,用清悟教的和墨法把它做成剂子,特别好用。因此可知天下没有可弃的东西,在于如何处置它而已。和墨只有胶合适才好,胶合适而不失清和,才是困难的。清悟制墨用的胶加水冷却,可以切成水晶一样透明的小块。

书所造油烟墨

【题解】

苏轼有过亲自制墨的实践经历。善于观察的他,即便面对这样的"小道"也未曾停止过思考,分析油烟墨为何发白,并得出了符合逻辑的结论。

凡烟皆黑,何独油烟为墨则白? 盖松烟取远①,油烟取近,故为焰所灼而白耳。予近取油烟,才积便扫,以为墨皆黑,殆过于松煤,但调不得法②,不为佳墨。然则非烟之罪也。

【注释】

①取远:取烟的地方离火比较远。

②得法:适当,合宜。

【译文】

凡是烟都是黑色的,为什么唯独油烟制墨就发白? 大概因为松烟取烟处离火焰远,油烟取烟处离火焰近,所以被火焰烧得发白了。我近取油烟,刚积不多便扫下来,以为墨都很黑,几乎超过松烟,只是调治不得法,就制不出好墨。这样看来并非烟的问题。

雪堂义墨①

【题解】

所谓义墨,实际上便是各种墨和在一起的混合墨。从文中来看,这种雪堂义墨是用友人所赠的十余种墨混合而成的。

元祐二年十二月二十一日,驸马都尉王晋卿,致墨二十六丸②,凡十余品。杂研之,作数十字,以观其色之深浅。若果佳,当捣合为一品③,亦当为佳墨。予昔在黄州,邻近四五郡皆送酒,予合置一器中,谓之"雪堂义樽"。今又当为"雪堂义墨"耶?

【注释】

①义墨:混合墨。

②致:赠送。

③一品:一种。

【译文】

元祐二年十二月二十一日,驸马都尉王晋卿,赠送墨二十六丸,共十多种。把它们杂在一起研磨,写了几十个字,以观察其颜色的深浅。如果真好,就捣碎混合做成一种,也应当是好墨。我从前在黄州时,邻近四五郡都送酒来,我把它们混合放在一只酒器中,称之为"雪堂义樽"。如今又要做"雪堂义墨"了吧?

书海南墨二则

【题解】

此文记述了苏轼与金华墨工潘衡一起研究作墨,制造质量上乘的墨。虽然此文叙述的几乎都是制墨过程中的琐事,但行文中的自得之意一望可知。据说,潘衡回到杭州后,这种以"东坡"命名的墨虽然价格比别人的贵两三倍,却十分畅销。

金华潘衡初来儋耳①,起灶作墨,得烟甚丰②,而墨不甚精。予教其作远突宽灶③,得烟几减半,而墨乃尔。其印文白"海南松煤""东坡法墨",皆精者也。常当防墨工盗用印,使得墨者疑耳。此墨出灰池中未五日,而色已如此,日久胶定④,当不减李廷珪、张遇也⑤。元符二年四月十七日。

【注释】

①金华:县名。宋属婺州,今浙江金华。潘衡:以制墨、售墨为业。《儋县志·地舆志》记载:"东坡先生在儋耳,令潘衡造墨……其法,每觔用金花胭脂数饼,故墨色艳发,胜用丹砂也。"

②丰:很多。

③远突:烟囱距灶较远。突,烟囱。

④胶定:指墨锭晾干。古代制墨将烟料与胶相合制成墨锭,而后晾干。

⑤张遇:宋代著名墨工。

【译文】

金华的潘衡初来儋州时,起灶作墨,得到的烟很多,而墨却不佳。我教他在宽灶的远处作烟囱,烟几乎减少了一半,而墨就像现在这样好了。墨上有印文"海南松煤""东坡法墨",都是精良的好墨。常要防备墨工盗用印章,使买墨的人疑心。这种墨出灰池不到五天,颜色便已经如此,时间长了墨锭晾干后,应该不会次于李廷珪、张遇所制的墨。元符二年四月十七日。

　　此墨吾在海南亲作，其墨与廷珪不相下。海南多松，松多故煤富，煤富故有择也。

【译文】

　　这种墨是我在海南亲自制作的，质量和李廷珪作的不相上下。海南多松树，松树多因此煤就丰富，煤丰富因此就有选择余地。

记海南作墨

【题解】

　　本文作于元符二年（1099）腊月。作为文人，苏轼不但收藏诸多好墨，而且留有多篇相关文字。本文记述的是其在海南期间自己作墨的趣事，虽然墨灶失火，差点就烧了房子，但苏轼似乎并未受到惊吓，而是惦记自己的这些墨和剩余的松明。其中"仍以遗人，所不知者何人也"一句，看似平常，却蕴含了无限惆怅、寂寥之情。

　　己卯腊月二十三日，墨灶火发①，几焚屋，救灭，遂罢作墨。得佳墨大小五百丸，入漆者几百丸②，足以了一世。仍以遗人，所不知者何人也。余松明一车③，仍以照夜。二十八日二鼓，作此纸。

【注释】

①墨灶：作墨所用的灶台。

②入漆：制墨的一道工序，即加入脂漆，可使墨有光亮。

③松明：即松枝。燃烧可以照明，称为"松明"。苏轼所作应该是"松烟墨"，松明是制墨的重要原料。

【译文】

己卯年腊月二十三日,作墨的灶台失火,几乎烧了房子,救灭后,就不再作墨了。得好墨大小共五百丸,加入脂漆的几乎上百丸,足够一生写字用了。还可以送人,不知道送给谁。剩松枝一车,还可用来夜间照明。二十八日二鼓,书此纸。

偶然记事,而风韵最饶。王圣俞

【译文】

随意记录琐事,却风韵最丰饶。王圣俞

墨磨人

【题解】

文中记载了数则与好墨有关的轶事,都是为物所感,堪称爱墨成癖之人。

阮生云①:"未知一生当着几纲屐②?"吾有佳墨七十枚,而犹求取不已,不近愚耶。

【注释】

①阮生:指晋朝的阮孚,字遥集,阮咸之子。为人放纵不羁,酷好饮酒,是饮酒史上所谓"兖州八伯"之一。

②纲(liǎng):计算鞋的量词,相当于"双"。《说文》:"纲,履两枚也。"

【译文】

阮孚说:"不知一生会穿几双鞋?"我已有七十枚好墨了,却还在搜求不已,不是近于愚蠢了吗?

　　石昌言蓄李廷珪墨^①，不许人磨。或戏之云："子不磨墨，墨将磨子。"今昌言墓木拱矣^②，而墨固无恙。

【注释】

①石昌言：即石扬休，字昌言，眉州眉山人。北宋大臣。进士出身，与苏轼父子相熟，以好墨而著称。

②墓木拱矣：坟墓上的树木已有两手合抱那么粗了。指人已经死了很久。

【译文】

石昌言收藏李廷珪墨，不许人研磨。有人跟他开玩笑说："你不磨墨，墨将要磨你。"现在昌言坟墓上的树都有两手合抱粗了，而墨仍然完好。

　　李公择见墨辄夺，卿相间抄取殆遍^①。近有人从梁、许来，云悬墨满室，此亦通人之一蔽也^②。余尝有诗戏之云："非人磨墨墨磨人。"此语殆可凄然云。

【注释】

①抄取：强取。

②通人：学识渊博的人。

【译文】

李公择看见墨就抢夺，卿相间几乎都被他强取过。最近有人从梁、许前来，说他满屋子悬挂的都是墨，这也是学识渊博的人的一种毛病。我曾写诗戏弄他说："非人磨墨墨磨人。"这话几乎让人觉得凄凉。

　　达者每因之致慨，至人遂于此成能。

【译文】

通达者常常因之发出感慨，至人便从这里成就。

书孙叔静诸葛笔①

【题解】

苏轼好笔，在其北归后，曾列了四件喜事：饮官法酒、烹团茶、烧牙香、用诸葛笔。其中"用诸葛笔"明列其中，由此可见他对于诸葛笔的喜爱。

久在海外，旧所赍皆腐败②，至用鸡毛笔③。拒手狞劣，如魏元忠所谓骑穷相驴脚摇镫者④。今日忽于孙叔静处用诸葛笔，惊叹曰此笔乃尔蕴藉耶⑤！

【注释】

①诸葛笔：诸葛氏所制的笔。诸葛氏是跨唐宋两代的制笔世家，极负盛名。

②赍（jī）：携带。

③鸡毛笔：用鸡毛制成的笔，价格较为低廉。

④魏元忠：原名魏真宰，字元忠，唐代大臣。历仕高宗、武后、中宗三朝，两度出任宰相。

⑤蕴藉：含而不露。

【译文】

长期处于海外，旧时所带的笔都朽坏了，以至于用鸡毛笔。不伏手且低劣无力，就像魏元忠说的骑穷相驴双脚摇镫一样。今天忽然在孙叔静处用诸葛笔，惊叹说此笔竟如此妥帖啊！

今日于叔静家饮官法酒①,烹团茶②,烧牙香③,用诸葛笔,皆北归喜事。先生自记。

【注释】

①官法酒:按官府规定的配方酿造的酒。

②团茶:宋代用圆模制成的茶饼。

③牙香:用多种香料研末制成的香。

【译文】

今天在叔静家饮官法酒,烹团茶,烧牙香,用诸葛笔,都是北归的喜事。先生自记。

诸葛笔

【题解】

宣州诸葛笔历史悠久,不少文人墨客夸赞不已。不止苏轼喜欢,梅尧臣也称赞其为海内第一,欧阳修也有诗夸赞:"软硬适人手,百管不差一。"(《圣俞惠宣州笔戏书》)

宣州诸葛氏笔,擅天下久矣①。纵其间不甚佳者,终有家法②。如北苑茶、内库酒、教坊乐,虽敝精疲神,欲强学之③,而草野气终不可脱。

【注释】

①擅:独揽,占有。

②家法:指诸葛家特有的法度。

③强学:勉强效仿。

【译文】

宣州诸葛氏制的笔，称雄天下已很久了。即使其中不太好的，也终究有其家特有的法度。如同北苑茶、内库酒、教坊乐一样，即使弄到精神疲惫，也要勉强仿效，而草野之气终究无法摆脱。

按：唐宣州诸葛氏一姓，世传其业，治平嘉祐前有得诸葛氏笔者，率以为珍玩。

【译文】

按：唐代宣州诸葛氏家族，世代相传制笔，治平嘉祐前有得到诸葛氏笔的，都视为珍玩。

散卓笔①

【题解】

散卓笔实际上是诸葛氏所制笔中的一种，因为极为流行，所以在当时被视为诸葛笔的代名词。从文中可知，当时仿制的笔为数不少，但都只能做到形似而已。

散卓笔，惟诸葛能之。他人学者，皆得其形似，而无其法，反不如常笔②。如人学杜甫诗，得其粗俗而已。

【注释】

①散卓笔：又称诸葛笔，是宣州诸葛氏所制的一种笔。蔡绦《铁围山丛谈》："宣州诸葛氏，素工管城子，自右军以来世其业，其笔制散卓也。"

②常笔：普通的笔。

【译文】

　　散卓笔，只有诸葛家能做。其他效仿的，都只能做到形似，实际未得其法，反而不如普通的毛笔。就像有人学杜甫的诗，仅能学到他的粗俗而已。

　　宣城诸葛高系散卓笔，大概笔长寸半，藏一寸于管中，出其半。削管洪纤与半寸相当①。其撚心用栗鼠尾②，不过三株耳。但要副毛得所，则刚柔随人意，则最善笔也。黄鲁直

【注释】

　　①洪纤：大小，粗细。

　　②撚（niǎn）心：搓捻笔心。

【译文】

　　宣城诸葛高所制作的散卓笔，大概笔长一寸半，其中一寸藏于笔管中，露出来半寸长。削管粗细和半寸相当。用栗鼠尾搓捻笔心，不过三株。只要配合的毛合适，就刚柔随人意，是最好的笔。黄鲁直

吴说笔①二则

【题解】

　　文中所言"吴说笔"，是宋代的名笔。尤其可贵的是，在当时都用散毫时，"吴说笔"依然坚持自己的风格和家法，可见其对于自己技艺的强烈信心。

　　笔若适士大夫意，则工书人不能用。若便于工书者，则

虽士大夫亦罕售矣②。屠龙不如履豨③,岂独笔哉！君谟所谓"艺益工而人益困",非虚语也。吴政已亡,其子说颇得家法。

【注释】

①吴说:宋代著名的制笔工匠,其家族世代制笔。

②罕售:很少售卖。

③履豨(xī):谓检验猪的肥瘦。豨,猪。

【译文】

笔如果合于士大夫的心意,那么擅长书法的人就不能用。如果便于擅长书法的人,那么即使是士大夫也极少售卖。屠龙之技还不如检验猪的肥瘦,岂止是制笔这样吗！蔡君谟所说的"手艺越精而人越穷困",不是虚言啊。吴政已去世了,他的儿子吴说颇得家传之法。

去国八年,归见中原士大夫,皆用散毫作无骨字①。买笔于市,皆散软一律。惟广陵吴说,独守旧法。王定国谓往还中无耐久者②,吴说笔工而独耐久,吾甚嘉之。

【注释】

①无骨字:柔媚的字体。

②往还:交往。

【译文】

离开京师八年,回来见到中原士大夫,都用散毫笔写柔媚的字体。到市场上买笔,都一律散软。只有广陵的吴说,仍保持旧的制笔法。王定国说交往的人没有耐久的,吴说制笔精良而且还能耐久,我非常赞赏他。

郎奇笔

【题解】

郎奇是宋代的制笔名家,其制作的笔在士人中十分流行,苏轼在科举时用的便是这种笔。

仆应举时,常用郎奇笔,近岁不复有,不知奇之存亡。今日忽于鲁直处得之。鲁直云:"奇中风十许年,近忽无恙。此笔不当供答义人[①],当与作赋人用也[②]。"

【注释】

①答义人:回答科考经义的人。

②赋人:作赋之人。一般形容文思泉涌。

【译文】

我参加科举考试时,曾用郎奇笔,近年来不再有了,不知郎奇是否还在世。今日忽然在鲁直处得到此笔。鲁直说:"郎奇中风十多年,近来忽然好了。此笔不应当给科考回答经义的人,应当给作赋的文人用。"

在当日已作此分别。

【译文】

在当时便已经作这样的分别。

钱塘程奕笔

【题解】

宋代的制笔业竞争也很激烈,为了吸引购买,不少商家都纷纷出新笔、出奇笔。可惜的是,虽然外形出新较为容易,但如何真正做到与人手相合才是最难的。

近年笔工,不经师匠^①,妄出新意,择毫虽精,形制诡异^②,不与人手相谋。独钱塘程奕所制,有三十年先辈意味,使人作字不知有笔,亦是一快。吾不久行,当致数百枝而去,北方无此笔也。

【注释】

①师匠:老师的指导。

②诡异:指奇怪的样子。

【译文】

近年来的笔工,不经过老师的指导,随意想出新花样,选择笔毫虽然很精心,但形制奇怪,与人手不相适应。只有钱塘程奕所制的笔,有三十年前先辈的遗风,使人写字时感觉不到笔的存在,也是一件愉快的事。我不久就要远行,应当买几百枝带去,北方没有这种笔。

南兔毫^①

【题解】

毛笔是我国独有的传统书写工具。它以柔软刚健、富有变化的书写特点,成为传承中华文化的文房用具。苏轼专门写笔的文章就有近二十篇,从笔的制作、使用到保存,都有记录。《南兔毫》文字不长,也无甚深意,但从作者能慢慢积累数十张兔皮,并特意拿到城里去制笔来看,其对笔的重视与喜爱不问可知。

　　余在北方食獐兔，极美。及来两浙江淮，此物稀少，宜其益珍。每得食，率少味及微腥，有鱼虾气。聚其皮数十，以易笔于都下②。皆云此南兔，不经霜雪，毫漫不可用。乃知此物本不产陂泽间也。

【注释】

①兔毫：用兔毛制成的笔，亦可泛指毛笔。

②易：本为交换，这里指把兔毛制成毛笔。

【译文】

　　我在北方吃獐兔，味道极美。等来到两浙、江淮一带，这种獐兔稀少，更觉得其珍贵。每次吃到，大都味淡而且有些腥气，散发出鱼虾的气味。我收藏了数十张兔皮，想在城里制成毛笔。都说这是南方兔子，不曾经历霜雪，其毛散乱不能用。我才知道这种獐兔原本不产于南方的湖泽之间。

熟毫二则

【题解】

　　苏轼有不少文章都以毛笔为题，将自己的用笔体验和与毛笔有关的轶事都记录下来。本文则是从笔毫的角度，描述了对熟毫、生毫的体会。

　　近日都下笔①，皆圆熟少锋，虽软美易使，然百字外力辄衰，盖制毫太熟使然也。鬻笔者既利于易败而多售②，买笔者亦利其易使。唯诸葛氏独守旧法，此又可喜也。

【注释】

①都下：京师。

②鬻（yù）：售卖。

【译文】

近来京师的笔，都圆熟少笔锋，虽然软美好使，但写百字后力量就衰竭了，大概因为制笔毫过熟才使它这样疲软的。卖笔的人以容易用坏而多卖获利，买笔的人也从它的好使中获得便利。只有诸葛氏独守制笔旧法，这又是一件可喜之事。

系笔当用生毫，笔成，饭甑中蒸之①，熟一斗饭乃取出②。悬水瓮上，数月乃可用。此古法也。

【注释】

①饭甑：一种蒸饭的炊具，一般是用木条箍成。

②熟一斗饭：指蒸熟一斗饭的工夫。

【译文】

系笔应当用生毫，笔做成后，放在饭甑中蒸它，大约蒸熟一斗饭的工夫就取出。悬挂在水瓮上，数月后才能用。这是制笔的古法。

藏笔

【题解】

本文记载了杜叔元保存笔的方法。任何事情只要做到极致，便是独一无二的存在。从文中来看，杜叔元所总结的胶笔方法十分有效，不但永远不会有虫蠹之忧，而且润软不燥，可谓"善藏"！

杜叔元君懿善书①，学李建中法②。为宣州通判，善待诸葛氏,如遇士人,以故为尽力,常得其善笔。余应举时,君懿以二笔遗予,终试笔不败。其后二十五年,余来黄州,君懿死久矣,而见其子沂,犹蓄其父在宣州所得笔也,良健可用。君懿胶笔法:每一百枝,用水银粉一钱上,皆以沸汤调,研如稀糊。乃以研墨胶笔,永不蠹,且润软不燥也。非君懿善藏,亦不能如此持久也。

【注释】

①杜叔元:字君懿,北宋士人。曾为宣州通判。善书法绘画。

②李建中:字得中,自号"岩夫民伯"。北宋书法家。曾任西京留司御史台等职,人称"李西台"。

【译文】

杜叔元君懿擅长书法,学李建中的笔法。他做宣州通判时,对诸葛氏很好,就像对待读书士子一样,因此诸葛氏愿为他尽力,他常能得到诸葛氏做的好笔。我应考时,君懿送我两支笔,直到考试结束笔也未用坏。又过了二十五年,我来到黄州,君懿已去世很久了,见到他的儿子杜沂,还保存着他父亲在宣州得到的笔,弹性足而好用。君懿胶笔的方法是:每一百支笔,用水银粉一钱以上,都用滚开的水调好,研成稀糊状。就用这种研制的墨胶笔,永远不会被虫蛀,而且润泽柔软不干燥。如果不是君懿善于藏笔,也不能保存得如此持久。

把笔①

【题解】

对于书法者而言,握笔的姿势十分重要,历来相关的经验不少。苏轼在这里介绍了欧阳修和柳公权的观点,特别是欧阳修的"当使指运而腕不知"，最得要领。

把笔无定法，要使虚而宽②。欧阳文忠公谓余："当使指运而腕不知。"此语最妙。方其运也，左右前后，却不免欹侧③。及其定也，上下如引绳④，此之谓笔正。柳诚悬之语良是⑤。

【注释】

①把笔：即握笔。

②要：关键。

③欹（qī）侧：倾斜，歪斜。

④引绳：牵拉绳子。形容笔直。

⑤柳诚悬：柳公权，字诚悬。唐代书法家。

【译文】

握笔没有定法，关键在于虚而宽。欧阳修告诉我说："应当让手指运笔而手腕感觉不到。"这话说得最妙。当运笔时，左右前后，却不免倾斜。等到稳定不动时，上下便如牵拉绳子一样，这就叫作笔正。柳公权的话的确不错。

宪宗见柳公权书迹，爱之。公权曰："用笔在心，心正则笔正。"上默然改容，知其以笔谏也。

【译文】

唐宪宗看到柳公权的书法真迹，非常喜欢。柳公权说："用笔在心，心正则笔正。"皇上立刻变得严肃起来，知道柳公权是在用笔进行劝谏。

六合麻纸

【题解】

文中提及了扬州"蜀冈",其得名与蜀地相关。宋代祝穆《方舆胜览》记载:"旧传地脉通蜀,故曰蜀冈。"由此人们认为蜀冈上的水井也与蜀地水脉相连,故而井水也与蜀水相似。以此类推,苏轼将蜀冈两边的六合造纸与成都浣花溪的造纸相提并论,也是理所当然的了。

　　成都浣花溪水①,清滑胜常,以沤麻楮作笺纸②,紧白可爱。数十里外,便不堪造,信水之力也。扬州有蜀冈③,冈上有大明寺井,知味者以谓与蜀水相似。西至六合④,冈尽而水发,合为大溪。溪左右居人亦造纸,与蜀产不甚相远。自十年以来,所产益多,工亦益精。更数十年,当与蜀纸相乱也⑤。

【注释】

①浣花溪:溪水名。位于成都西郊,是锦江的支流。

②笺纸:一种经过装饰或加工的纸张,主要用于书画、书信或诗稿,精美雅致,为文人雅士喜爱。

③蜀冈:唐时扬州城西北高地。

④六合:宋县名。在今江苏六合。

⑤相乱:互相混杂,意为不相上下。

【译文】

　　成都浣花溪的水,清滑超过一般的水,用沤制的麻和楮树皮来制作笺纸,紧实雪白十分可爱。但数十里之外,就不能造纸了,的确是水的作用。扬州有蜀冈,冈上有大明寺井,懂水的人认为和蜀水相似。向西到六合,冈的尽头有水涌出,合成大溪。溪两岸住的人也造纸,和蜀地产的纸差不多。十年以来,纸的产量越来越多,工艺也更精湛了。再过数十年,就会和蜀纸不相上下了。

布头笺①

【题解】

此文可与《六合麻纸》对照来读,上篇说因为蜀冈与蜀地水脉相连,所以造出来的纸也相似。本篇则说到另一种纸——布头笺,六合与蜀地都造,但相差甚远。如此看来,造纸的质量除了与"水力"相关外,还有多方面的原因。

川笺取布机余经不受纬者治作之②,故名布头笺。此纸冠天下,六合人亦作,终不佳。

【注释】

①布头笺:又称"绢纹宣""布纹宣"。宋代创制的一种纸,主要用织布剩下的经线制成。

②川笺取布机余经不受纬者:谓川笺是取织布机上无法再用的经线制成的。织布机竖线为经线,横线为纬线。若经线有余而无纬线与之交织时,则将剩余的经线剪下来,用来造纸。川笺,四川所制的笺纸。

【译文】

川笺是取织布机上多余的经线制作而成,所以叫布头笺。这种纸冠于天下,六合人也造这种纸,但终究不如川笺好。

六合纸自晋已用①,乃蔡侯渔网遗制也②。网,麻也,人因而用木皮。油拳不浆③,湿则硾能如浆④,然不耐久。唐人

以浆硾六合幔麻纸书经，明透，岁久水濡不入。纸细无如川纸，故诏敕用，而禁臣下上表，不得僭也。米元章

【注释】

①六合纸：一种混料纸。以麻、破布、桑皮等为原料，因产于江苏六合而得名。

②蔡侯：即蔡伦，东汉宦官。曾被封为龙亭侯，故称蔡侯。他改进了造纸术，总结前人用缣帛造纸的经验，创造了用树皮、麻头及破布、渔网造纸之法，人称"蔡侯纸"。

③油拳：油拳纸的简称。又称藤纸。因产于余杭由拳山附近而得名。

④硾（chuí）：捣，敲打。

【译文】

六合纸自晋代已经使用，是蔡伦渔网造纸方法的延续。渔网，是由麻织成，人因此使用树皮。油拳纸不成浆，湿了以后捣捶能够像纸浆一样，但是不耐久。唐人以纸浆捣六合幔麻纸写经，明透，时间长了纸也不会被水浸湿。纸的细致没有比得上川纸的，所以专门用以书写诏敕，而禁止臣下上表使用，不许僭越。米元章

海苔纸①

【题解】

所谓"海苔纸"并非用海苔来制纸，而是以海苔为纸，主要见于海边的居民，与古代中原地区在兽骨、竹简等上面刻字是一样的道理。

昔人以海苔为纸，今无复有。今人以竹为纸，亦古所无有也。

【注释】

①海苔纸：用海苔当纸。王嘉《拾遗记》中记载："南人以海苔为纸。"

【译文】

从前的人以海苔为纸，现在不再有了。今人以竹作纸，也是古时候所没有的。

唐人有生纸、熟纸①，熟纸妍妙辉光②，生纸非有丧不用。退之与陈素书云："《送孟郊序》用生纸写。"言急于自解不暇择耳③。

【注释】

①生纸：未经煮捶或涂蜡等工序的纸，多用于丧事或草稿。熟纸：经过煮捶或涂蜡等加工的纸，富有光泽。

②妍妙：精美，精妙。

③自解：自我辩解。

【译文】

唐代人有生纸和熟纸之分，熟纸精美有光泽，生纸不是丧事不会使用。韩愈给陈素的书信中说："《送孟郊序》用生纸写。"是说急于为自己辩解而没有时间选择纸张。

书岭南纸

【题解】

苏轼说自己"平生无嗜好"，其实此老的爱好实在太多，不过笔墨纸砚确实是他的心头好。文人才子，空有满腹妙文，却无佳纸笔供其怡情之用，实在是遗憾，难怪苏轼为此感叹不已。

砚细而不退墨^①，纸滑而字易燥，皆尤物也^②。吾平生无嗜好，独好佳笔墨。既得罪谪岭南，凡养生具十无八九^③，佳纸笔行且尽，至用此等，将何以自娱？为之慨然^④。书付子过。

【注释】

①不退墨：墨汁不易干涸。

②尤物：珍奇之物。《左传·昭公二十八年》："夫有尤物，足以移人。"

③养生具：养性怡情的物品。

④慨然：感慨的样子。

【译文】

砚台质地细腻而不影响墨汁润泽，纸面光滑而墨迹容易干燥，砚和纸都是珍贵之物。我平生没有什么嗜好，只是喜欢好的笔墨。现在获罪被贬谪岭南，凡是能够养性怡情的物品大都没有了，好的纸笔也快用完了，到了用这种纸笔的时候，我将用什么来娱乐自己呢？为此感慨不已。写信给儿子苏过。

余自谓此字不恶，然后世观之，必疑其为模本也。先生自跋。

【译文】

我自认为这些字不差，但是后世的人看到它们，一定怀疑它们是模本。东坡先生自跋。

书郑君乘绢纸^①

【题解】

在纸张发明之前，绢和帛等丝织物也是一种重要的书画工具。不过，由于制造不易，价格昂贵，普通人多承担不起。

仆谪居黄州，郑元舆君乘亦官于黄。一日，以此纸一轴，求仆书。云："有故人孟阳，酷好君书，属予多为求之。"仍出孟君书数纸。其人亦善用笔，落笔洒然^②，虽仆何以加之。郑君言其意勤甚，殆不可不许。后数日，适会中秋，仆与客饮江亭，醉甚，乃作此数纸，时元丰四年也。明日视之，乃绢也。然古者本谓绢纸，近世失之云。

【注释】

①郑君乘：郑元舆，字君乘，福建人。进士出身，时在黄州为官。

②洒然：洒脱的样子。

【译文】

我谪居黄州时，郑元舆君乘也在黄州做官。一天，他拿一轴这种绢纸，向我求字。说："有朋友孟阳，酷爱您的书法，嘱托我多为他求几幅。"便取出孟君所写的几张纸。孟阳也善于用笔，落笔很洒脱，即使是我又怎能超过他。郑君说他的情意很诚恳，大概没法不答应。后来过了几天，正好遇到中秋，我和客人们在江亭饮酒，醉得厉害，就写了这几张纸，当时是元丰四年。第二天看，竟然是绢。然而古代本就称为绢纸，近代才不这样称呼。

古镜

【题解】

宋代金石收藏之风甚盛,苏轼的不少好友都耽于此道。苏轼在金石方面的收藏并不算丰盛,这或许和他仕途起伏、经济不宽裕有一定关系。苏轼收藏的古镜只有一面,就是本文提及的在古黄州城得到的古镜。

元丰四年正月,余自齐安往岐亭①,泛舟而还。过古黄州,获一镜。周尺有二寸,其背铭云:"汉有善铜出白阳,取为镜,清如明月,左龙右虎辅之。"其字如菽大②,杂篆隶,甚精妙。白阳,疑南阳白水之阳也。其铜黑色如漆,其背如刻玉。其明照人微小,旧闻古镜皆然,此道家聚形之法也。

【注释】

①岐亭:地名。位于今湖北麻城。
②菽:豆的总称。

【译文】

元丰四年正月,我从齐安前往岐亭,坐着船返回。路过古黄州城时,得到了一面镜子。镜子周长一尺二寸,背面有铭文:"汉代有好铜出自白阳,取来做成镜子,清澈如同明月,左右有龙虎相辅。"字都像豆粒一样大,杂有篆书和隶书,非常精妙。白阳,怀疑就是南阳白水之南。它的铜黑色如漆,它的背面就像雕刻而成的玉。它照出来的人影非常小,以前听说古镜都是这样,这是道家的聚形之法。

目之明量可周天壤①,而域于眦中②。物之有光者,以聚不以散也。钱彦林

【注释】

①周：环绕。天壤：天地。

②域：限制。

【译文】

眼睛之明能够环视天地，却限于眼眶之中。物体有光，因为聚集而不是分散。钱彦林

灵璧石①

【题解】

宿州灵璧石被称为古代四大名石之首，早在商周时期便已闻名。苏轼曾经数次来到宿州和灵璧，本文所记是苏轼从黄州前往汝州，途经宿州时所作。此次灵璧之行，苏轼不仅欣赏了当地园林美景，还留下以"丑石风竹"换取灵璧石的趣事。

灵璧出石，然多一面。刘氏园中砌台下，有一株独巉然②，反覆可观，作麋鹿宛颈状③。东坡居士欲得之，乃画临华阁壁作丑石风竹。主人喜，乃以遗予。居士载归阳羡。元丰八年四月六日。

【注释】

①灵璧石：著名的观赏石。产于安徽灵璧。

②巉（chán）然：高峭陡削的样子。

③宛：弯曲。

【译文】

灵璧盛产观赏石，但多是单面。刘氏园中的砌台下，有一块灵璧石

高峭陡削，反复可观，很像是麋鹿弯曲脖颈的样子。东坡居士想得到这块奇石，于是就在临华阁的墙壁上画了丑石风竹。主人非常高兴，就将石头给了我。居士载着此石回到了阳羡。元丰八年四月六日。

金錞①

【题解】

金錞是古代的一种铜制乐器，常用来和鼓相配合。苏轼此文汇集了有关金錞形制的资料，同时遗憾地指出，尽管记录的人将这种乐器的尺寸详细保存下来，但在描述形状时用语却不够准确，后人难以单凭借文字来想象其形状。

《周礼》有金錞，《国语》有錞于、丁宁②。萧齐始兴，王鉴尝得之③，"高三尺六寸六分，围三尺四寸，圆如筒，铜色黑如漆。上有铜马，以绳悬马，令去地尺余，灌之以水，又以器盛水于下，以芒茎当心跪注錞于，清响如雷，良久乃已"④。记者既能道其尺寸之详如此⑤，而拙于遣词，使古器形制，不可复得其仿佛，甚可恨也⑥。

【注释】

①金錞（chún）：又叫錞于，古代一种铜制打击乐器。常与鼓配合，用于战争中指挥进退。

②丁宁：即钲，钲鼓。似钟而小。古代军旅常用以指挥进退。

③王鉴：指广兴王萧鉴，字宣彻，南齐宗室大臣。齐高帝萧道成之子。

④"高三尺六寸六分"几句：此处引文出自《南史·齐高帝诸子列传》，文字基本相同。

⑤记者：记录的人。

⑥可恨：遗憾。

【译文】

《周礼》中记有"金镯"，《国语》中有"镯于、丁宁"。南朝萧齐刚兴起时，广兴王萧鉴曾得到过它，"高三尺六寸六分，周长三尺四寸，圆如筒，铜色黑如漆。上面有铜马，用绳子悬马，让它离地一尺多高，把水灌进去，又将另一容器放在下面接水，用芒茎当心跪注镯于，响声如雷，很长时间才停止。"记载的人既然能把它的尺寸描述得如此详细，却拙于用词叙述它的形制，使后人不能想象古器物大概的样子，真是太遗憾了。

金镯所以和鼓，形如钟有舌，谓之镯钎。

【译文】

金镯用来和鼓，形状如钟有舌，叫作镯钎。

古编钟①

【题解】

苏轼此文作于贬谪黄州时。虽然当时他政治失意，但仍有闲情雅致，跑到距离黄州百余里的欧阳院去欣赏古编钟之美，感悟其中的"古意"。

黄州西北百余里，有欧阳院②。院僧出一古编钟，云得之耕者③，发其地获四钟，劚破其二④，一为铸铜者取去，独一在此耳。其声空笼，然颇有古意，虽不见韶濩之音⑤，犹可想见其仿佛也。

【注释】

①编钟：古代打击乐器。用青铜铸成，顶端铸有半环，数量多至十六枚，各应律吕和依大小顺序排列，悬挂在木架上。

②欧阳院：寺院名称。

③耕者：农夫。

④劚（zhú）：锄头之类的农具。这里用如动词。

⑤韶濩（sháo hù）：亦作"韶护"，古乐名。泛指雅正的古乐。

【译文】

黄州西北百余里，有一所欧阳院。院里的僧人拿出一个古编钟，说是得之于农夫，农夫锄地时挖出四个钟，弄破了两个，一个被铸铜的人拿走，只剩下这一个。编钟的声音空笼，但颇有古意，虽然听不到韶濩之音，仍可以想见它大概的样子。

与彦正判官

【题解】

这封短信主要是对古琴美妙琴音的赞美，表达了苏轼对友人惠赠古琴的感激之情。另外，还通过一首偈子诗抛出两句反问，提出了一个重要的哲学命题，即世间万事万物都是互相依存的。

古琴当与响泉、韵磬并为当世之宝①，而铿金瑟瑟。遂蒙辍惠②，拜赐之间，赧汗不已。又不敢远逆来意，谨当传示子孙，永以为好也。然某素不解弹，适纪老枉道见过③，令其侍者快作数曲，拂历铿然④，正如若人之语也。试以一偈问之："若言琴上有琴声，放在匣中何不鸣？若言声在指头上，何不于君指上听？"录以奉呈，以发千里一笑也。寄惠佳纸、名荈⑤，重烦厚意，一一捧领讫，感怍不已。适有少冗，书不周谨。

【注释】

①古琴：此当是彦正判官赠给东坡的古琴。响泉、韵磬：都是古琴名。李肇《唐国史补》记载："李汧公雅好琴……有绝代者，一名'响泉'，一名'韵磬'，自宝于家。"

②辍惠：割舍心爱之物以赠人。

③纪老枉道见过：指海印禅师纪公西赴成都任僧正，途经黄州与东坡相见。

④铿然：形容弹奏乐器的声音。

⑤名荈（chuǎn）：名茶。荈，晚采的老茶。亦泛指茶。

【译文】

古琴应当与响泉、韵磬一起称为当今世上的宝物，而音节铿锵。承蒙您将这样的贵重品送给我，拜赐之间，羞愧不已。又不敢违背来自您远方的心意，我当传给子孙，永远作为友好的凭证。但是我平素不懂得弹琴，适逢纪老绕道屈尊前来，让他的侍从快弹了几首曲子，琴声铿然，正如有人在诉说一样。试用一首偈语来问："若言琴上有琴声，放在匣中何不鸣？若言声在指头上，何不于君指上听？"写下来送给您，以求您在远方一笑。寄给我的好纸、名茶，太劳烦厚赠的心意，都一一捧领完毕，感激惭愧不已。正好有一些杂事，书信不够周全恭谨。

与朱康叔

【题解】

苏轼这封写给朱康叔的信中涉及多事，其中提及章质夫所求的琵琶歌词，便是名篇《水调歌头·昵昵儿女语》。

章质夫求琵琶歌词,不敢不寄呈。安行言,有一既济鼎样在公处①,若铸造时幸亦见,为作一枚,不用甚大者。不罪! 不罪! 前日人还,曾附古木丛竹两纸②,必已到。今已写得《经藏碑》附上。令子推官侍下计安胜③,何时赴任,未敢拜书也。

【注释】

①既济:《周易》中的卦名。样:意为模具。

②两纸:犹言两幅。

③令子推官:指康叔之子,当时他已得到某州推官的任命,不久将赴任。安胜:安好,平安。

【译文】

章质夫向我索求琵琶歌词,不敢不寄给他。听安行说,有一个既济鼎模具在您那里,若铸造时我也能有幸见到,希望为我做一个,不用太大。不要怪罪! 不要怪罪! 前天来人回去时,曾捎去古木丛竹两幅画,想必已收到。现将已经写好的《经藏碑》附上。您的儿子得到推官的任命想必生活安好,他何时赴任,没敢冒昧去信。

与文与可

【题解】

本文作于元丰元年(1078)苏轼任徐州知州时。从文中可知,苏轼得到两只药玉制的酒杯,于是寄给文与可。字里行间,显出二人情谊之深。

离浙中已四年①,向亦有少浙物②,久已分散零落矣。有药玉船两只③,献上,恰好吻酌④,不通客矣。呵呵。杭州故人颇多,致之不难,当续营之⑤,但恐得后不肯将盛作见借也⑥。

【注释】

①浙中:指杭州。熙宁七年(1074),苏轼卸任杭州通判,四年后,即元丰元年。

②浙物:浙江的土物。

③药玉船:用药玉制成的酒杯。石料经药物煮炼后,色泽光润,称药玉,犹今之料玉。

④吻:适合。

⑤营:置办。

⑥盛作:大作。

【译文】

离开杭州已四年了,过去也有少量浙江土物,时间久了已散失零落。眼下有以药玉制成的酒杯两只,献给您,恰好适合您饮酒,我就再没有待客的好酒杯了。呵呵。杭州的故人颇多,想得到这类土物不难,当继续置办物件赠给你,不然只怕您得到后不肯将大作借给我了。

与滕达道

【题解】

这封给友人的书信中,苏轼除了提及自己的病体外,还提到了自己的爱好——野炊,并特意向滕达道求借二十四隔的大食盒,可见他要带的食物是非常丰盛的。苏轼不少诗文中都有野炊的内容,如《浣溪沙·细雨斜风作晓寒》便是描述苏轼与好友在早春时踏青野炊的开心经历:"雪沫乳花浮午盏,蓼茸蒿笋试春盘。人间有味是清欢。"可见不但有丰盛的食物,甚至还煮茶品茗,无比惬意。

　　某好携具野饮，欲问公求红朱累子两桌二十四隔者^①，极为左右费，然遂成藉草之乐^②，为不浅也。有便望颁示。悚息，悚息^③。某感时气^④，卧疾逾月，今已全安。但幼累更卧^⑤，尚纷纷也。措道人石世昌^⑥，绵竹人，多艺，然可闲考验，亦足以遣憓也。留此几一年，与之稍熟，恐要知之。

【注释】

①累子：用来盛放食物的多层食盒。

②藉草：坐卧在草垫上。

③悚息：用为信中的套语。犹惶恐。

④时气：时疫，因气候变化而流行的传染病。

⑤幼累：年幼的儿女。

⑥措道人石世昌：通过考证，当为"杨道人名世昌"。即西蜀道士杨世昌。

【译文】

　　我喜欢带着器具野饮，想向您求借两桌红朱食盒共二十四隔，让您非常费心，但能成全坐卧在草垫上的乐趣，您的赏赐也不浅了。方便的话请告诉我。惶恐，惶恐。我感染了时疫，卧病了一个多月，现在已经全好了。只是年幼的儿女又卧床了，还没有完全恢复。道士杨世昌，是绵竹人，有很多才艺，但在闲暇时可以和他谈论艺术，也足以排遣愤懑。留在这里将近一年，我和他稍微熟悉一些，恐怕您想知道这些事。

　　于求中却更得风味。王圣俞

【译文】

　　虽然是表达请求之意的书信，却更有风味。王圣俞

书赠王元直

【题解】

拍板是一种来自西北少数民族地区的打击乐器,唐代已经广为流行,宋代民间说唱中也有不少应用。黄庭坚建议让朝云击打拍板,唱苏轼的《满庭芳》,或许指的是《满庭芳·蜗角虚名》,其中体现的物我两忘的超然境界,与傅大士唱的《金刚经颂》颇有相似之处。

王十六见惠拍板两联①,意谓仆有歌人②,不知初无有也。然亦有用,当陪傅大士唱《金刚经颂》耳③。元祐四年十一月四日二鼓。

【注释】

①王十六:即王元直。《宋人行第考录》:"王十六,王箴,字元直,东坡妻弟。"拍板:一种打击乐器。亦称檀板。用来打拍子,由几片木板组成,以绳串联,两手合击发音。

②歌人:唱歌的侍女。

③傅大士:本名傅翕,字玄风,号善慧,一生以居士身份修行佛法。为南朝梁代禅宗著名人物,与达摩、宝志并称"梁代三大士"。著有《梁朝傅大士颂金刚经》等。

【译文】

王元直送给我两联拍板,他认为我有唱歌的侍女,不知道我本来并没有。然而拍板也有用,可以陪傅大士唱《金刚经颂》了。元祐四年十一月四日二鼓。

此拍板以遗朝云,使歌公《满庭芳》,亦不恶也。黄鲁直

【译文】

把这拍板送给朝云,让她唱苏公的《满庭芳》,也不错。黄鲁直

记与安节饮①

【题解】

苏轼在黄州招待侄子,酒后令小童快舞助兴。虽只是记录生活琐事,也写得别具一格。

元丰辛酉冬至,仆在黄州,侄安节不远千里来省②。饮酒乐甚,使作《黄钟》《梁州》③,仍令小童快舞一曲。醉后书此,以识一时之事。

【注释】

①安节:即苏安节,是苏轼伯父苏涣之孙,苏不疑之子。

②省:探视。

③《黄钟》:唐教坊曲名。《梁州》:乐曲名。也称为"凉州曲"。

【译文】

元丰年辛酉月冬至日,我在黄州,侄儿安节不远千里来探视。饮酒十分尽兴,让人奏《黄钟》《梁州》曲,还令小童跳了一曲快舞。醉后写了此文,以记录一时之事。

先生有歌舞妓数人,每留宾客饮酒,必云:"有数个搽粉虞候①,欲出来只应也②。"

【注释】

①虞候：宋代官僚雇用的侍从。

②只应：应酬，接待。

【译文】

先生有几个歌舞妓，每次留宾客饮酒，一定会说："有几个搽粉的虞候，想要出来应酬。"

道调①

【题解】

琵琶在唐代极为流行，出现了众多的琵琶名家和琵琶名曲。苏轼文中所举段和尚、康昆仑都堪称其中的代表人物。

唐僧段和尚善弹琵琶②，制道调《凉州》。国工康昆仑求之不得③，后于元载子伯和处得女乐八人④，以其半遗段，乃得之。予家旧有婢，亦善作此曲，音节皆妙，但不知道调所谓。今日读《唐史·乐志》云："高宗以为李氏老子之后，故命乐工制道调。"

【注释】

①道调：也称为"道曲"，是唐代教坊曲名。

②段和尚：本名段善本，后出家为僧，又称段和尚。是唐代琵琶名家，曾被誉为"唐代琵琶第一艺"。

③国工：国中技艺高超的能手、名工。康昆仑：唐代琵琶名家。宫廷乐师，本为西域康国人，曾向段和尚学艺。德宗时号为"长安第一手"。

④元载:本姓景,字公辅。唐代宗时宰相。

【译文】

唐代僧人段和尚善于弹琵琶,曾制作道调《凉州》曲。国工康昆仑想要但没有得到,后来在元载之子伯和那里得到乐女八人,将其中一半送给段和尚,才得到《凉州》曲。我家里从前有婢女,也善于演奏这个曲子,音节都美妙,但不知道调所说的内容。今天读到《唐史·乐志》中记载:"高宗以自己是老子李聃之后,所以命乐工制作道调。"

琵琶,夷部乐耳。我朝查八十以此擅名一时,岂亦其流亚耶①?

【注释】

①流亚:同类的人物。

【译文】

琵琶,是夷部的音乐。我朝的查八十也以演奏琵琶而闻名一时,难道也是同类人物吗?

与蔡景繁

【题解】

苏轼与蔡景繁颇为交好,诗文唱酬之外,来往信件亦多。此文提到的胸山临海石室,在《和蔡景繁海州石室》一诗中也曾出现过。

承爱女微疾,今已必全安矣。某病咳逾月不已,虽无可忧之状,而无憀甚矣①。临皋南畔,竟添却屋三间,极虚敞,便夏②,蒙赐不浅。胸山临海石室③,信如所谕。前某尝携家一游，时家有胡琴婢，就室中作《瀌索》《凉州》④，凛然有冰车铁马之声。婢去久矣，因公复起一念，若果游此，当有新篇。果尔者，亦当破戒奉和也⑤。呵呵。

【注释】

①无憀（liáo）：闲而郁闷。

②便夏：适合夏天居住。

③朐山：山名。位于今江苏连云港西南海州。

④《瀌（hù）索》："转关瀌索"的省称。古乐府琵琶曲名。

⑤破戒奉和：乌台诗案后，东坡被贬黄州，曾自戒从此不再写诗，以免再卷入诗案入狱，遭人陷害。这里再写诗即为"破戒"。

【译文】

听说你的爱女有点儿小病，想必现在已经全好了吧。我咳嗽了一个多月还不好，虽说没有什么可担忧的症状，但很是郁闷。临皋南岸，居然添了三间房舍，极为空敞，适合夏天居住，这多亏了你的鼎力相助。朐山的临海石室，真像你说的一样。前些天我曾带着家人到那里游览，当时家里有一个会奏胡琴的婢女，在室内弹奏了《瀌索》《凉州》之曲，使人觉得冷飕飕有冰车铁马之声。这个婢女离开已很久了，因为你提及此地又有了再去游览的念头，如果真的游览此处，你一定会有新作。果真如此，我也该破戒奉和一首。呵呵。

与蔡景繁

【题解】

在这封书信中，苏轼开心地提到自己又得一子之事。文中所谓"云蓝小袖"者，便指苏轼的红颜知己——朝云。不过遗憾的是，朝云在黄州时所生之子——苏遯（遁），不到一岁便患病夭折了，让朝云痛心不已。

凡百如常。至后杜门壁观^①，虽妻子无几见，况他人也。然云蓝小袖者^②，近辄生一子，想闻之，一拊掌也。惠及人参，感感^③。海上奇观，恨不与公同游。东海县一帆可到^④，闻益奇伟，曩恨不一往也。公尝往否？大篇或可追赋，果寄示，幸甚！幸甚！

【注释】

①至后：指冬至之后。壁观：佛教语。佛教一种重要的修行方法。相传是达摩祖师所创。《景德传灯录》中记载达摩祖师在少林寺面壁而坐。因此，达摩祖师也被称为"壁观婆罗门"。

②云蓝小袖：指朝云。"云蓝小袖"或是朝云所穿衣服的特征，苏轼故以此代称。一说，小袖指侍妾。古时贵族正妻所服多为宽袍大袖，言小袖，与正妻相对。

③感感：感激。

④县：通"悬"，悬挂。

【译文】

我一切照旧。冬至以后闭门面壁，即使妻子、孩子也几乎没见，何况别人呢？然而云蓝小袖的小妾朝云，最近生了一个儿子，想必你听说了这件事，一定会拍掌而笑。你惠赠的人参，十分感激。海上的奇观，遗憾不能和你一同游赏。东海挂一张帆便可以到，听说更为雄奇壮观，从前一直遗憾不能去一趟。你曾去过吗？你写下的鸿篇巨制大概可追上前人的赋了，如果能寄给我看，太幸运了！太幸运了！

此真坡仙语。他人未易到此。陈眉公

【译文】

这真是坡仙的话。其他人不容易到达这个境地。陈眉公

朝云诗并引

【题解】

在苏轼政治生涯跌落到低谷的非常时刻，王朝云执意要与他一同到惠州的举动，无疑深深感动了苏轼。苏轼到达惠州后，写了多首以朝云为主题的诗篇，其中便包括这首《朝云诗并引》，表现了朝云的忠贞好义和二人之间的真挚感情。这首诗的特点是用典多，几乎一句一典，将朝云与诸多典故中的人物进行比较，委婉地突出了朝云深明大义、贤惠体贴的形象。

世谓白乐天有"鬻骆马放杨柳枝"词①，嘉其主老病不忍去也。然梦得有诗云："春尽絮飞留不得，随风好去落谁家②。"乐天亦云："病与乐天相伴住，春随樊素一时归③。"则樊素竟去也④。余有数妾，四五年间，相继别去，独朝云者，随予南迁。因读《乐天集》，戏作此诗。朝云姓王氏，钱塘人，尝有子曰干儿，未期而夭云⑤。

【注释】

①鬻骆马放杨柳枝：语出白居易《不能忘情吟》："鬻骆马兮放杨柳枝，掩翠黛兮顿金羁"。

②春尽絮飞留不得，随风好去落谁家：出自刘禹锡《杨柳枝词》。

③病与乐天相伴住，春随樊素一时归：出自白居易《春尽日宴罢感事独吟》。

④樊素：白居易小妾，名樊素。在白居易老病之时，樊素弃主而去。

⑤期：此指一周岁。

【译文】

世人都说白乐天有"鬻骆马放杨柳枝"词，是赞扬主人老病不忍离开。但是刘梦得有诗说："春尽絮飞留不得，随风好去落谁家。"白乐天也有诗云："病与乐天相伴住，春随樊素一时归。"看来樊素也离开了白居易。我有几个妾，四五年间，都相继离去，只有朝云跟随我南迁到惠州。趁着读《乐天集》，戏作此诗。朝云姓王，钱塘人，曾经生了一个儿子叫干儿，但不到一周岁就夭折了。

　　不似杨枝别乐天①，恰如通德伴伶玄②。
　　阿奴络秀不同老③，天女维摩总解禅④。
　　经卷药炉新活计⑤，舞衫歌扇旧姻缘⑥。
　　丹成逐我三山去⑦，不作巫阳云雨仙⑧。

【注释】

①杨枝：指樊素。因其善唱《杨柳枝》词，时人以曲名爱称之。

②伶玄：伶玄即伶元，曾任淮南丞相、江东都尉，作有《赵飞燕外传》。樊通德是其小妾，"能言飞燕子弟故事"，《赵飞燕外传》即根据她所讲的故事写成。

③络秀：晋朝重臣周颙之母。李络秀有三子：周颙（伯仁）、周嵩、周谟（阿奴）。李络秀曾对三子说："尔等并贵，列吾目前，吾复何忧？"周嵩答："恐不如尊旨。伯仁……好乘人之弊，此非自全之道；嵩性抗直，亦不容于世。唯阿奴碌碌，当在阿母目下耳。"苏轼这里反用其意，以阿奴比喻朝云夭折之子，用络秀比作王朝云，意为阿奴（周谟）虽然碌碌无为，却能守在母亲的身边，但王朝云

却命苦,生了儿子却夭折了。

④天女维摩总解禅:典出佛经《维摩诘经》。维摩诘丈室有一位天女,在众人讨论佛法时,在空中撒下天花,测试诸人修为深浅,并妙解佛理。意为朝云如同这位天女一样,亦对佛禅之道了解。

⑤经卷药炉新活计:意为王朝云到惠州后平时不是念佛,就是熬药。

⑥旧姻缘:朝云本是歌女,苏轼因其能歌善舞,故收纳为妾,成就了姻缘。

⑦三山:指传说中海上三座道教仙山:蓬莱、瀛洲、方丈。

⑧巫阳云雨仙:巫山神女。战国时楚国宋玉《高唐赋》称"先王"游高唐,白天梦见神女自荐枕席,神女临去时称自己"旦为朝云,暮为行雨"。

【译文】

没有像樊素那样无情无义地离开乐天,如同樊通德一直陪伴着伶玄。

没有如阿奴和络秀那样母子同老,如同维摩诘的天女一样总能解佛说禅。

念佛熬药都是来到惠州的新活计,舞乐歌唱成就我们的旧姻缘。

丹药炼成后将要随我前往海上三山,不作贪恋欢爱的巫山神女。

朝云生日致语

【题解】

王朝云在苏轼的生活中扮演了相当重要的角色。特别是在苏轼被贬谪岭南后,苏轼第二任妻子王闰之已经去世,其他侍妾也都相继离开,只有王朝云陪着苏轼远赴贬谪之所,这对于苏轼而言无疑是莫大的安慰。来到惠州后,在朝云生日之际,苏轼写了这首致语,原题为《王氏生日致语口号》。所谓"致语口号"是一种特定的文学样式,前面一段骈文称为"致语",后面的诗为"口号"。"致语口号"较为正式和隆重,多用于君主和皇族,并且会在朝廷宴会上由乐工进行演唱。苏轼为朝云的生日作"致语口号",当然是要借此表明他对朝云的珍爱和重视。文中典故层出不穷,多是以传说中的各类女仙来比拟朝云。

　　人间五日,知织女之暂来①;海上三年②,喜麻姑之未老③。事协紫函之梦④,欢倾白发之儿⑤。好人相逢,一杯径醉。伏以某人女郎,苍梧仙裔⑥,南海贡余⑦。怜谢端之早孤⑧,潜炊相助;知张镐之没兴⑨,遇酒辄欢。采杨梅而朝飞,擘青莲而暮返。长新玉女之年貌⑩,未厌金膏之扫除⑪。万里乘桴⑫,已慕仲尼之航海;五丝绣凤,将随老子以俱仙⑬。东坡居士,樽俎千峰,笙簧万籁⑭。聊设三山之汤饼⑮,共倾九酝之仙醪⑯。随风而来,苒天香之引步;此兴不浅,炯江月之升楼。

【注释】

①人间五日,知织女之暂来:据《太平广记·女仙》记载,天上的织女下凡与郭翰幽会,七夕快到时,织女数日没有来,并云"人中五日,彼一夕也"。意为人间五日,天上一夕之意。

②海上三年:在惠州三年。按,苏轼与朝云自绍圣元年至惠州,写此诗时正好三年。惠州近海,故称"海上"。

③麻姑:传说中的女仙,这里喻朝云。

④紫函之梦:用崔少玄母梦到神人授紫函而有孕的典故,比喻朝云亦为仙人降生。

⑤白发之儿:苏轼自谓之辞。

⑥苍梧仙裔:典出《集仙录》中女道士王妙想的事迹。王妙想是苍梧女道士,辟谷养生,住在黄庭观边之水旁。修炼十年后,王妙想

白日升天。

⑦南海贡余：典出《杜阳杂编·卢眉娘》：唐代永贞年间，南海贡奇
　女卢眉娘，年方十四，幼而慧悟，工巧无比，能在一尺的绢上绣
　《法华经》七卷的文字，字之大小，不逾粟米粒。后度为女道士，
　放归南海，赐号"逍遥"。

⑧谢端：晋代侯官人。据《太平广记·女仙》记载：谢端少丧父母，
　为乡人所养，后于邑下得一大螺，便带回了家。后来从螺壳中跳
　出一少女，帮谢端做饭，自云"天汉中白水素女"。

⑨张镐：据《神仙感遇传·张镐妻》记载：张镐隐居王屋山，手不释
　卷，常去山下一酒家饮酒。某日，在酒家遇见一美妇人，遂同饮，
　相谈甚欢，后与其一同归家。

⑩长新玉女：传说中的女仙，自言年七十，视之如十五六。事见《集
　仙录·成公智琼》。

⑪金膏：磨镜子用的脂膏。

⑫乘桴：乘船。语出《论语·公冶长》："子曰：'道不行，乘桴浮于
　海，从我者其由与。'"

⑬随老子以俱仙：据《列仙传》载，"老子，姓李名耳，字伯阳，陈人
　也。生于殷时，为周柱下史。好养精气，贵接而不施。转为守藏
　史，积八十余年。……后周德衰，乃乘青牛车去入大秦。过西关，
　关令尹喜待而迎之，知真人也。乃强使著书，作《道德》上下经二
　卷。老子无为，而无不为。道一生死，迹入灵奇。"

⑭樽俎千峰，笙簧万籁：以千峰为樽俎（酒），以万籁为笙簧（乐）。
　万籁，指自然界中各种声响。

⑮三山：海上三神山。即方丈、蓬莱、瀛洲。汤饼：《苏轼诗集》王文
　诰注："《松窗录》：'王后谓明皇曰："不记阿忠脱紫半臂为生日汤
　饼耶？"《唐书》亦载。'"汤饼，一种水煮面食。

⑯九酝：经过重酿的美酒。仙醪（láo）：仙酒。

【译文】

人间五日，天上一夕，知道织女只是暂时在人间逗留；来到惠州三年，可喜的是朝云依然年轻。她的诞生符合仙女降生之梦，她的生日让我这个白发人非常开心。好人相逢，一杯直接醉倒。隐身为我身边女郎，实际上是苍梧的仙人、南海的贡女。垂怜谢端早孤，螺女偷偷帮助做饭；知道张镐运气不好，所以美姐在酒家与其开心相遇。早晨飞去采摘杨梅，黄昏擘开青莲而返回。虽然如同长新玉女一样年轻貌美，也从未断绝爱美之心，拂拭铜镜装扮自己。万里乘船，已经仰慕仲尼而渡海；用五色丝线绣五凤鸟，将跟随老子一起升仙。东坡居士以千峰为樽俎，以万籁之音为笙簧。陈设海上三神山的生日汤饼，共饮九重酿造的美酒。神仙们随着莘莘香风来到祝寿的筵席上；兴致很高，直到江上明月升到小楼上空兴致还很高。

> 罗浮山下已三春①，松笋穿阶昼掩门②。
> 太白犹逃水仙洞③，紫箫来问玉华君④。
> 天容水色聊同夜，发泽肤光自鉴人⑤。
> 万户春风为子寿⑥，坐看沧海起扬尘⑦。

【注释】

①三春：与致语中的"海上三年"意思相同，即苏轼到惠州已是第三个年头了。

②松笋穿阶昼掩门：化用女仙樊夫人事迹，形容在惠州的生活悠闲。《太平广记》卷六十记载：女仙樊夫人前往罗浮时，关闭其门户，人们从门外看到里面"小松并笋丛生阶砌"。

③太白犹逃水仙洞：化自孙思邈在太白山学道时，救助泾阳水府中小龙幻化而成的小蛇之事。见《续仙传》。一云化自《独异志》

引《东方朔内传》所记太白星窃织女侍儿梁玉清、卫承庄,逃入卫城少仙洞之事。这里苏轼是比喻自己带着朝云贬居惠州。

④玉华君:传说中的仙女,一名紫阳仙子。

⑤发泽肤光自鉴人:描绘王朝云的容貌之美。鉴人,形容光彩照人。

⑥万户:岭南的一种酒名,一作万家春。

⑦沧海起扬尘:比喻沧海桑田的变迁。《神仙传·麻姑》记载:"麻姑自说:'接侍以来,已见东海三为桑田。向到蓬莱,水又浅于往昔,会时略半也,岂将复为陵陆乎?'方平笑曰:'圣人皆言海中复扬尘也。'"

【译文】

到惠州罗浮山已经有三个年头了,松笋穿过台阶遮蔽了门户。

如同太白星带着织女侍女逃到水仙洞,紫箫声中来拜望玉华仙人。

在天光水色之中一同夜聊,你头发亮泽肌肤滋润容光照人。

春风里举起万户酒为你祝寿,一起坐看沧海桑田的变迁。

定风波①

【题解】

苏轼的好友王巩(字定国)因为受到"乌台诗案"的牵连,被贬谪到地处岭南荒僻之地的宾州。王定国受贬时,其歌女柔奴毅然随行。元丰六年(1083),王巩北归,柔奴为苏轼劝酒。苏轼问及广南风土,柔奴答以"此心安处,便是吾乡"。苏轼听后大受感动,作此词以赞。此词简练又传神地刻画了柔奴的美好外表和内心,歌颂了柔奴身处逆境而安之若素的可贵品格和随遇而安的旷达胸怀。

王定国歌儿曰柔奴②,姓宇文氏,眉目娟丽,善应对,家世住京师。定国南迁归,余问柔:"广南风土③,应是不好?"

柔对曰:"此心安处,便是吾乡。"因为缀词云:

谁羡人间琢玉郎④,天应乞与点酥娘⑤。自作清歌传皓齿,风起,雪飞炎海变清凉⑥。

万里归来颜愈少,微笑,笑时犹带岭梅香⑦。试问岭南应不好? 却道,此心安处是吾乡。

【注释】

①定风波:词牌名。又名"定风波令"等,双调六十二字,平韵仄韵互用。

②歌儿:这里指歌女。

③广南:即广南路,宋代的行政区划。大体包括今天的两广地区。

④谁:一作"常"。琢玉郎:如玉雕琢般的男子。这里指王定国。

⑤点酥娘:谓肤如凝脂般光洁细腻的美女。这里指柔奴。

⑥炎海:比喻酷热。

⑦岭梅香:岭南梅花的香气。

【译文】

王定国的歌女叫柔奴,姓宇文,眉目清丽,善于应对,家里世代住在京师。定国南迁归来,我问柔奴:"广南的风土,应该不好吧?"柔奴回答说:"此心安定之处,便是我的故乡。"所以为她写了这首词:

谁不羡慕人间如玉雕琢般的男子,应该是上天送给他这肤如凝脂般的美女。自己所作的清歌从她的口中唱出,风起时,歌声如雪片飞过炎海也变得清凉。

万里之外归来看起来却更加年轻,微笑,笑容里好像还带着岭外梅花的清香。试着询问岭南应该不太好吧? 却回答,心安定的地方就是我的故乡。

付张惠蒙

【题解】

南华寺是禅宗六祖惠能坐化之所。张惠蒙既然是学佛之人,怎么能不亲自一往?

学佛者张惠蒙,从予南迁。予游南华[①],使惠蒙守船。明年六月,南华禅师使人于惠[②]。惠蒙曰:"去岁不得一礼祖师[③],参辩公,乃可恨。欲与是人俱往,请留十日而还。"予嘉其意,许之,且令持此请教诲于辩公,可痛与提耳也[④]。绍圣二年六月十一日。

【注释】

①南华:南华寺,中国佛教著名寺庙,坐落于广东韶关南。依山(大庾岭分脉)面水(北江支流曹溪),峰峦奇秀。六祖惠能在此发展禅宗南派,佛教徒有"祖庭"之称,号称"岭南第一禅寺"。

②惠:惠州。

③礼:拜见。

④提耳:比喻当面严加教诲。《诗经·大雅·抑》:"匪面命之,言提其耳。"孔颖达疏:"非但对面命语之,我又亲提撕其耳,庶其志而不忘。"

【译文】

学佛之人张惠蒙,随我一起南迁。我游览南华寺时,让惠蒙守船。第二年六月,南华禅师派人来到惠州。惠蒙说:"去年没能礼拜祖师,参拜辩公,太遗憾了。想要和这个人一起前往南华寺,请求停留十日便回。"我赞赏他的想法,答应了他,并且让他带着这封信向辩公请教,可当面严加教诲。绍圣二年六月十一日。

付龚行信①

【题解】

书信中提到了诃梨勒,主要产于南方,其果实诃子,是一种具有地方特色的中药,具有涩肠止泻、敛肺止咳、降火利咽等功效。但值得注意的是,诃子属于收涩药,不宜长期大量服用,要根据自己的体质进行辨别。

辩禅师与余善,常欲通书,而南华净人②,皆争请行。或问其故。曰:"欲一见东坡翁,求数字,终身藏之。"余闻而笑曰:"此子轻千里求数字,其贤于戡山姥远矣③。固知辩公强将下无复老婆态也。"乾明法煮诃梨勒④,闻之旧矣,今乃始得尝,精妙之极,岂非中有曹溪一滴水故耶⑤?偶病不得出见,书此为谢。

【注释】

①龚行信:为南华寺辩老遣来惠州的僧人。

②净人:佛教名词。意指在佛寺中担负勤杂劳务的非出家的人。他们未出家受戒,因此可以执行某些佛教僧侣受戒律限制不能做的事。

③戡(jí)山姥:戡山的老妇。戡山,古地名,位于今浙江绍兴。《晋书·王羲之传》记载:"又尝在戡山见一老姥,持六角竹扇卖之。羲之书其扇,各为五字。姥初有愠色。因谓姥曰:'但言是王右军书,以求百钱邪。'姥如其言,人竞买之。他日,姥又持扇来,羲之笑而不答。"

④乾明法：乾明寺僧所用之法。诃梨勒：梵语音译。意译为柯子，常绿乔木，果实可入药。

⑤曹溪一滴水：谓得禅宗点化。曹溪，禅宗南宗别号。以六祖惠能在曹溪演法而得名。柳宗元《曹溪大鉴禅师碑》："凡言禅，皆本曹溪。"一滴水，比喻禅宗顿悟的法门，谓有水一滴，足以品川流之味。《五灯会元》卷一九："成都府昭觉寺克勤佛果禅师。……至真觉胜禅师之席，胜方创臂出血，指示师曰：'此曹溪一滴也。'师矍然，良久曰：'道固如是乎？'即徒步出蜀，首谒玉泉皓，次依金銮信、大沩哲、黄龙心、东林度。"

【译文】

辩禅师和我交情很好，常想通信，而南华的僧人，都争着请求送信。有人问为什么。回答说："我想见一下东坡老人，求他写几个字，终生收藏。"我听说后就笑着说："这个人不怕千里行程来求我写几个字，比戴山姥妇贤德多了。我本来就知道辩公强将手下没有老太太那样的兵。"乾明法煮诃梨勒，我以前就听说过，现在才能尝到，真是妙不可言，难道不是其中有禅宗点化的缘故吗？我偶染小病，不能出门相见，就写了此信作为答谢。

诃梨勒，生交、爱州①，今岭南皆有，广州最盛。株似木梡，花白，子似栀子，青黄色，皮肉相著，七八月实熟时采，六路者佳②。《岭南异物志》云③："广州法性寺佛殿前有四五十株，子极小而味不涩，皆是六路。每岁所贡，只以此寺者。寺有古井，木根蘸水，水味不咸。每子熟时，有佳客至，则院僧煎汤以延之。其法用新摘诃子五枚，甘草一寸，皆碎破，汲木下井水同煎，色若新茶。"今其寺谓之乾明，旧木犹有六七株，古井亦在。

【注释】

①爱州:南朝梁普通四年(523)置。治移风(今越南清化西北)。

②六路:六条纹路。

③《岭南异物志》:地理类著作。作者为唐代孟琯。《新唐书·艺文志》《宋史·艺文志》皆有收录,今已散佚。

【译文】

诃梨勒,产于交州、爱州,现在岭南都有,以广州最盛。诃梨勒像木梡,白色的花,果实像栀子,青黄色,皮肉相连,七八月果实成熟时采摘,有六条纹路的比较好。《岭南异物志》记载:"广州法性寺佛殿前有四五十株诃梨勒,果实极小,但味道不苦涩,都是六条纹路。每年进贡的,都出自该寺。寺里面有古井,木根蘸着水,水的味道不咸。每到诃子成熟时,有佳客到来,院僧就会煎汤来招待。方法是用新摘的诃子五枚,甘草一寸,都捣碎,汲取木下井水一起煎汤,颜色如同新茶一样。"现在这座寺称为乾明寺,旧诃梨勒树还有六七株,古井也在。

赠卓契顺

【题解】

本文一名《书〈归去来辞〉赠契顺》。苏轼谪惠州时,部分家属在宜兴。他的朋友钱济明时任苏州通判,欲为苏轼长子苏迈送家书,通过定惠寺长老守钦打听情况。契顺本在寺庙里面从事杂役,在一旁听说此事,自告奋勇地接受了这一任务,跋山涉水来到惠州。苏轼深受感动,手书陶渊明《归去来辞》相赠,并写了这篇文章。

余谪居惠州,子由在高安①,各以一子自随,余分寓许昌、宜兴②。岭海隔绝,诸子不闻余耗,忧愁无聊。苏州定惠院学佛者卓契顺③,谓迈曰:"子何忧之甚! 惠州不在天上,行即到耳，当为子将书问之。"

①高安：即筠州，治所在高安。苏辙当时贬居高安。

②分寓：分别居住。苏轼贬谪惠州之初，其家眷分别在许昌、宜兴居住。

③定惠院：即定惠寺，位于今苏州市内，始建于唐代懿宗年间，名为般若院。北宋天禧年间，始有"定惠禅院"之称。苏轼与定惠寺住持守钦友善，往来苏州时，常寄寓寺中。

【译文】

我贬居惠州，子由在高安，各带了一个儿子为伴，其余的家人分别在许昌、宜兴居住。岭南隔着千山万水，孩子们听不到我的消息，很是忧愁烦闷。苏州定惠院学佛的卓契顺，对苏迈说："你何必这么担忧！惠州又不在天上，走路就可以到达，我会替你带着书信前往问候他。"

绍圣三年三月二日，契顺涉江度岭，徒行露宿，僵仆瘴雾①，黧面茧足②，以至惠州，得书径还。余问其所求，答曰："契顺惟无所求，而后来惠州。若有求，当走都下矣③。"苦问不已，乃曰："昔蔡明远鄱阳一校耳④，颜鲁公绝粮江淮之间，明远载米以周之。鲁公怜其意，遗以尺书⑤。天下至今知有明远也。今契顺虽无米与公，然区区万里之勤，傥可以援明远例得数字乎？"余欣然与之。独愧名节之重，字画之好，不逮鲁公⑥，故为书渊明《归去来辞》以遗之。庶几契顺托此文以不朽也。

【注释】

①僵仆：倒下。

②茧足：指脚生老茧。

③都下：京城。

④蔡明远：唐乾元元年（758），颜真卿被贬为饶州刺史，蔡明远跟随左右。后颜真卿调任升州，当地发生洪灾，米价暴涨，民众流离失所，甚至部分饥民造反，使刚到任的颜真卿陷入困境。蔡明远遂变卖家产，购得大批粮食，日夜兼程运到颜真卿处，解除了颜真卿的困粮之危。颜真卿非常感动，写下著名的《蔡明远帖》。

⑤尺书：指《蔡明远帖》。

⑥不逮：比不上。

【译文】

绍圣三年三月二日，契顺渡江越岭，步行露宿，曾累得身体倒在瘴气中，脸色污黑，脚上长满老茧，才来到惠州，拿到我的信就直接要回去。我问他有什么要求，契顺回答说："我没有什么要求，才来惠州的。如果有要求，就应该到京城里去了。"几番苦苦相问，契顺才说："从前蔡明远只不过是鄱阳的一个校官，颜鲁公在江淮间没有粮食，明远载着大米去帮助鲁公，鲁公敬佩他的壮举，写了一幅字给他。直到现在，大家都还知道有明远这个人。现在契顺虽然没有米给苏公，然而辛苦走了几万里，或许先生也可以援明远之例为我写几个字吗？"我很高兴答应他。只是很惭愧名节之重，字画之好，我都不及鲁公，所以为他抄写陶渊明《归去来辞》送给他，希望契顺依托这篇文章能流芳百世。

顺候无恙于东坡，东坡问："将甚么土物来？"顺展两手。坡云："可惜数千里空手来。"顺作荷担势，信步而去。

【译文】

卓契顺平安见到东坡，东坡问："带来了什么土特产？"卓契顺摊开两手。东坡遗憾地说："可惜几千里却空手而来。"卓契顺做出挑担的样子,信步离开。

书渊明《酬刘柴桑》诗^①

【题解】

经历过酷暑之后,迎来秋风小雨,自是清凉无比。不过,苏轼却从自然界的变迁悟得人生苦短,应珍惜当下,及时享受生活。

自夏历秋,毒热七八十日不解^②,炮灼理极^③,意谓不复有清凉时。今日忽凄风微雨,遂御夹衣^④。顾念兹岁屈指可尽。陶彭泽云^⑤:"今我不为乐,知有来岁不?"此言真可为惕然也。

【注释】

①《酬刘柴桑》:陶渊明与刘柴桑的唱和诗。此诗以隐居躬耕的自然乐趣和人生当及时行乐的道理来酬答刘柴桑,洋溢着田园生活的乐趣。全诗为:"穷居寡人用,时忘四运周。门庭多落叶,慨然知已秋。新葵郁北牖,嘉穟养南畴。今我不为乐,知有来岁不?命室携童弱,良日登远游。"刘柴桑,即刘程之,字仲思。曾为柴桑令。隐居庐山,自号遗民。

②毒热:酷热。

③炮灼理极:意为遭受酷热之苦到了极点。炮、灼,皆为炙烤之意。

④夹衣:用双层布料做的衣服。

⑤陶彭泽:即陶渊明,曾任彭泽令,故有此称。

【译文】

从夏天到秋天,酷热的天气七八十天都没有缓解,遭受酷热之苦到了极点,以为不会再有清凉的时候了。今天忽然刮起秋风下了小雨,于是穿上了夹衣。想到今年的日子已经屈指可数了。陶渊明说过:"今我不为乐,知有来岁不? 这句话真值得警醒啊。"

留连嗟感,自是通人套语,惟努力乘时差以自遣。

【译文】

流连嗟叹,自是通达之人的客套话,只有努力抓住时机聊以自我排遣。

跋司马温公《布衾铭》后①

【题解】

范镇与司马光是同科进士,关系密切。范镇专程从许昌来看望司马光,并带了一件特别的礼物——布衾。所谓布衾,就是简陋的布被,一般为老百姓所用,如杜甫《茅屋为秋风所破歌》中所言"布衾多年冷似铁"。范镇之所以送司马光布衾,主要是寄寓"以俭为德,以奢为戒"之意,正好与范纯仁所作的《布衾铭》旨趣一致。

士之得道者,视生死祸福如寒暑昼夜,不知所择,而况膏粱脱粟、文绣布褐之间哉②! 如是者,天地不能使之寿夭,人主不能使之贵贱。不得道而能若是乎? 吾其敢以恭俭名之。仲尼以箪瓢得颜子③,余于温公亦云。

【注释】

①司马温公《布衾铭》:《布衾铭》为北宋范纯仁所撰,这里指司马光亲手写的书法作品。

②膏粱：肥美的食物。脱粟：糙米。只去皮壳、不加精制的米。

③箪瓢：《论语·雍也》："子曰：'贤哉，回也！一箪食，一瓢饮，在陋
　巷，人不堪其忧，回也不改其乐。'"

【译文】

得道的士人，把生死祸福看得如同寒暑昼夜一样，不知有什么可选
择的，更何况在膏粱糙米、锦绣布衣这样的贫富区别呢！能做到这样的
人，天地不能让他寿夭，人主也不能使他贵贱。如果没得道能做到这样
吗？我大胆地以"恭俭"来命名。孔子以箪食瓢饮发现了颜回的可贵，
我对于温公也是如此啊。

　　温公在洛，范蜀公自许往访之①，赠以布衾。范尧夫有
《布衾铭》②，公爱其文义，取而书于衾之首。

【注释】

①范蜀公：范镇，字景仁。北宋大臣。累封蜀郡公，著述颇丰。

②范尧夫：即范纯仁，字尧夫。范仲淹次子。

【译文】

司马温公在洛阳时，范镇从许昌前往拜访他，赠给他布衾。范尧夫
写有《布衾铭》，温公喜爱这铭文的意义，因此拿来写在布衾的头上。

香说

【题解】

宋人用香成风，除了文中提到的各种屋内熏香外，举凡食物、饮品、
药物、配饰等都大量运用香药。这与宋代海外贸易发达，异域的香药大
量涌入不无关系。

温成皇后阁中香①,用松子膜、荔枝皮、苦练花之类,沉檀、龙麝皆不用。或以此香遗余,虽诚有思致②,然终不如婴香之酷烈③。贵人口厌刍豢④,则嗜笋蕨⑤;鼻厌龙麝,故奇此香。皆非其正。婴香出《真诰》⑥,其香见沈立《香谱》⑦。

【注释】

①温成皇后:张氏,名字不详。宋仁宗赵祯的宠妃。去世后被追封皇后,谥号温成。

②思致:意趣或意境。

③婴香:宋代较为盛行的香方。主要由沉香、丁香、龙脑、麝香等名贵香料组成。带有甜蜜和奶香,如青春少女馥郁芬芳。

④刍豢:牛羊犬豕之类的家畜。泛指各类肉食。

⑤笋蕨:泛指各类菜蔬。

⑥《真诰》:南朝齐梁间道士陶弘景编撰。因其大部分内容为东晋杨羲、许谧等人的"通灵"记录,故名《真诰》。《旧唐书·经籍志》归入道家类,《新唐书·艺文志》归入神仙类。

⑦沈立:字立之。北宋大臣。举进士出身。撰有《香谱》,已失传。

【译文】

温成皇后阁中所用香,采用松子膜、荔枝皮、苦练花之类,沉香、檀香、龙脑、麝香都不用。有人送我这种香,虽然确实颇有意趣,但终究不如婴香酷烈。贵人吃厌了刍豢肉食,则喜欢食用笋蕨之类的菜蔬;闻厌了龙脑麝香,所以以此香为奇。这都不是醇正的香味。婴香出自《真诰》,这种香也见于沈立的《香谱》。

凡人未能平情,即操论与阅文,俱随一时情走,人殊不自知。

【译文】

凡人都不能保持公允之心，即便持论与看文章，都随着一时的情感而变化，人自己却完全没有意识到。

书四戒

【题解】

此文写于元丰六年苏轼贬居黄州时。这一时期，他受佛、道思想影响较深，多次提及禁欲、戒杀生等话题。这篇文章中提及的"蹙痿之机""寒热之媒""伐性之斧""腐肠之药"等，实际上来自汉代枚乘的《七发》："且夫出舆入辇，命曰蹙痿之机；洞房清宫，命曰寒热之媒；皓齿娥眉，命曰伐性之斧；甘脆肥脓，命曰腐肠之药。"苏轼以此为戒，提醒自己时刻铭记，显然对于《七发》中的养生观念给予了高度认可。

出舆入辇，命曰蹙痿之机①；洞房清宫，命曰寒热之媒②；皓齿蛾眉，命曰伐性之斧③；甘脆肥浓，命曰腐肠之药④。此三十二字，吾当书之门窗、几席、缙绅、盘盂⑤，使坐起见之，寝食念之。元丰六年十一月，雪堂书。

【注释】

①出舆入辇，命曰蹙（jué）痿之机：李善注："出则以车，入则以辇。务以自佚，命曰怡蹙之机。"舆，本意为车厢，后泛指车辆，尤指马车。辇，一种由人抬行的轿子。蹙痿，麻痹、瘫痪之意。机，征兆。

②洞房清宫，命曰寒热之媒：李善注："室大多阴，台高多阳。多阴则蹙，多阳则痿。此阴阳不适之患也。"洞房，幽深的房屋。清宫，清凉的宫殿。

③皓齿蛾眉,命曰伐性之斧:李善注:"靡曼皓齿,郑卫之音,务以自乐,命曰伐性之斧。高诱曰:'靡曼细理,弱肌美色也。皓齿,谓齿如瓠犀也。郑国淫僻,以其淫僻灭亡。故曰伐性之斧也。'"皓齿蛾眉,洁白的牙齿,细长的眉毛。指代美女佳人。

④甘脆肥浓,命曰腐肠之药:李善注:"肥肉厚酒,务以相强,命曰烂肠之食。高诱注《老子》云:'五味实口爽伤,故谓之烂肠之食。'《广雅》曰:'脆,弱也。脓,厚之味也。'"甘脆肥浓,泛指各类珍馐美味。甘脆,甜美可口的食物。肥浓,指厚味、美味。

⑤缙绅:本意是插笏于带。这里指笏,即手板。

【译文】

出入都用车轿代步,就是导致瘫痪的征兆;住在幽深房屋和清凉宫殿中,就是诱发寒热疾病的媒介;贪恋女色,就是摧残性命的利斧;肥甘厚味,就是腐蚀肠胃的毒药。这三十二个字,我要写在门窗、几席、笏板、盘盂上,不论起坐都能看见,睡觉吃饭都能想到。元丰六年十一月,在雪堂书。

第六卷　翰墨

宝绘堂记

【题解】

《宝绘堂记》作于熙宁十年（1077）七月，是苏轼为朋友新造书房所写的文章。按照常规，这类文章多以颂扬为主，但苏轼在文中却反复告诫朋友不要过分沉溺书画之中。这一方面体现了他和朋友的交情非比寻常，故能直言以告；另一方面也因为苏轼对此深有体会，也算得上是现身说法。

本文的中心论点就是第一句"君子可以寓意于物，而不可以留意于物"，"寓意"与"留意"，一字之差，境界却天差地别。"寓意于物"，可以从中享受到事物带给自己的乐趣；而"留意于物"，反而成了事物的奴役，给自己带来祸害。除了苏轼所列举的锺繇、宋孝武帝、王僧虔、桓玄、王涯之外，历史上这样玩物丧志，乃至玩物丧命、丧国者数不胜数，教训极为深刻。

对待事物如此，对待人生也何尝不是这样？忘掉得失，以"寓意于物"的眼光去看待万物，方能坦然接受命运的起伏，并以豁达放旷的心境对待。

　　君子可以寓意于物，而不可以留意于物。寓意于物，虽微物足以为乐，虽尤物不足以为病[1]。留意于物，虽微物足以为病，虽尤物不足以为乐。老子曰："五色令人目盲，五音令人耳聋，五味令人口爽，驰骋田猎令人心发狂。"然圣人未尝废此四者，亦聊以寓意焉耳。刘备之雄才也，而好结髦[2]。嵇康之达也，而好锻炼[3]。阮孚之放也，而好蜡屐[4]。此岂有声色臭味也哉，而乐之终身不厌。

【注释】

①尤物：珍奇特异之物。

②结髦（máo）：用毛发编织。史载刘备喜欢结髦。《三国志》裴松之注引《魏略》载："备性好结牦，时适有人以髦牛尾与备者，备因手自结之。"

③锻炼：打铁。据《晋书·嵇康传》："（嵇康）性绝巧而好锻。宅中有一柳树甚茂，乃激水圜之。每夏月，居其下以锻。"

④蜡屐：用蜡涂到屐上。《世说新语·雅量》："或有诣阮（阮孚），见自吹火蜡屐，因叹曰：'未知一生当着几量屐？'神色闲畅。"

【译文】

　　君子可以把情感寄托在事物中，但不可以把情感沉溺于事物中。把情感寄托在事物中，即使事物很微小也足以很快乐，即使事物珍奇也不足以成为祸患。把情感沉溺在事物中，即使事物很微小也足以成为祸害，即使是珍奇的事物也不会感到快乐。老子说："缤纷的色彩使人眼盲，纷杂的音调使人耳聋，多味的食物使人口伤，纵马围猎使人心发狂。"但圣人并没有废除这四样东西，也只是暂且寄托情感罢了。刘备有雄才大略，却喜欢编织。嵇康旷达，却喜爱打铁。阮孚狂放，却喜欢在木屐上涂蜡。这难道有声音、美色和香味吗？但他们终身喜欢而不厌弃。

凡物之可喜，足以悦人而不足以移人者，莫若书与画。然至其留意而不释，则其祸有不可胜言者。锺繇至以此呕血发冢①，宋孝武、王僧虔至以此相忌②，桓玄之走舸③，王涯之复壁④，皆以儿戏害其国，凶其身。此留意之祸也。

【注释】

①锺繇：字元常，三国时期著名书法家。据说当时的书法家韦诞藏有蔡邕的《笔论》，锺繇极为喜欢，苦苦求索，很想借阅，韦诞就是不借，锺繇气得捶胸以致呕血。后来韦诞将《笔论》殉葬，锺繇竟然"盗发其冢"，将《笔论》据为己有。

②宋孝武：南朝宋孝武皇帝刘骏，以骄奢纵淫著称。王僧虔：南朝宋、齐间著名的书法家。其曾祖王洽为王羲之族兄。当时孝武皇帝刘骏"欲擅书名"，对王僧虔很妒忌，僧虔于是故意"常用拙笔书，以此见容"。

③桓玄：东晋末期大臣。《晋书》记其造数艘轻巧小船，遍载书画古玩奇物。有人问其原因，桓玄说："兵荒马乱，倘有意外，这些东西轻而易运。"

④王涯：字广津。曾任唐文宗朝宰相。酷爱书画收藏，曾建造很厚的墙壁，中间挖空，将字画藏进去。

【译文】

大凡可喜之物，足以取悦于人而不足以移动人心的，莫过于书与画了。然而到了情感沉溺而不释怀的程度，那么就会有说不尽的祸害。锺繇竟至于因此而吐血盗墓，宋孝武帝和王僧虔竟至于因书法而互相猜忌，桓玄把书画装在专门制造的轻巧小船上以便随时转移，王涯把书画藏在夹墙内，都是因为这些儿戏危害了国家，伤害了自己。这就是把情感沉溺在事物中的祸害。

　　始吾少时，尝好此二者。家之所有，唯恐其失；夫人之所有，唯恐其不吾予也。既而自笑曰："吾薄富贵而厚于书，轻死生而重画，岂不颠倒错缪失其本心也与？"自是不复好。见可喜者虽时复蓄之，然为人取去，亦不复惜也。譬之烟云之过眼，百鸟之感耳①，岂不欣然接之②，去而不复念也？于是乎二物者常为吾乐而不能为吾病。

【注释】

①百鸟之感耳：群鸟的叫声传入耳朵。

②接：接受。

【译文】

　　当初我年少时，也曾喜好书与画。家里收藏的，担心失去；别人拥有的，又担心得不到。不久自嘲说："我看轻富贵而看重书，看轻生死而看重画，难道不也是颠倒错误、丧失自己的本心吗？"从这以后就不再喜好了。看见喜欢的书画即便有时也收藏，但被人取走，也不再感到可惜。就像烟云过眼，百鸟悦耳，难道不是应该愉快地接受，离开后也就不再牵挂吗？于是书与画常常带给我快乐而不会成为我的祸害。

　　驸马都尉王君晋卿虽在戚里①，而其被服礼义②，学问诗书，常与寒士角③。平居攘去膏粱④，屏远声色，而从事于书画，作宝绘堂于私第之东，以蓄其所有，而求文以为记。恐其不幸而类吾少时之所好，故以是告之，庶几全其乐而远其病也。熙宁十年七月二十二日记。

【注释】

①王君晋卿：即王诜，字晋卿。出身名门。熙宁二年（1069），尚英

宗女蜀国长公主，拜左卫将军、驸马都尉。与苏轼兄弟友善，往来密切。戚里：帝王外戚聚居的地方。借指外戚。

②被服：这里是感化、蒙受之意。

③角（jué）：角斗。有竞争、较量的意思。

④攘：排斥。

【译文】

驸马都尉王晋卿虽然是皇亲国戚，但他蒙受礼义，学问诗书，经常与贫寒的读书人较量。平时排斥精美的食物，摒弃声色，而致力于书画，在私宅的东边建造宝绘堂，用来收藏他的书画，并请求我写文章来记录。我担心他不幸像我年少时一样过度爱好书画，所以写这篇文章告诫他，希望可以成全他的快乐而远离其带来的祸害。熙宁十年七月二十二日记。

其讽晋卿者微矣，坡公有道之语也。杨用修

【译文】

文中讽劝晋卿很轻微，坡公所言是有道之语。杨用修

李氏山房藏书记①

【题解】

本文是熙宁九年（1076）苏轼担任密州太守时，应友人李常的请求所写的一篇藏书记。全篇都围绕着藏书和读书来展开，夹叙夹议，层次分明。文章主要记述了李氏勤学苦读的成就和藏书的情况，赞扬了李氏藏书为后学之人的仁者之心，同时批评了科举士子"束手不观，游谈无根"的不良学风，强调了不为功利、认真读书的必要性。

象犀珠玉怪珍之物②，有悦于人之耳目，而不适于用。

金石草木丝麻五谷六材③，有适于用，而用之则弊，取之则竭。悦于人之耳目，而适于用；用之而不弊，取之而不竭；贤不肖之所得各因其才④，仁智之所见各随其分；才分不同，而求无不获者，惟书乎！

【注释】

①李氏：指李常，字公择。进士出身。曾做过齐州（今山东济南）知州，是黄庭坚的舅父，与苏轼友善。

②怪珍：奇异珍贵。

③五谷：上古时五种谷物的统称。后成为谷物的泛称。六材：本指六工制作器物所需要的各种材料。泛指各种用材。

④贤不肖：即贤与不贤，意即贤能的人和不贤能的人。

【译文】

象牙、犀角、珠宝、玉石这些奇异珍贵的东西，能愉悦人的耳目，而不实用。金石、草木、丝麻、五谷、六材，都很实用，但使用之后就会损坏，求取它们就会用尽。能愉悦耳目，而又实用；用之不坏，取之不尽；贤与不贤根据各自的才华而各有所得，仁者和智者根据各自的天赋而各有发现；天赋才华不同，但只要求取就没有不收获的，只有书了吧！

自孔子圣人，其学必始于视书①。当是时，惟周之柱下史聃为多书②。韩宣子适鲁③，然后见《易象》与《鲁春秋》。季札聘于上国④，然后得闻《诗》之风、雅、颂。而楚独有左史倚相⑤，能读《三坟》《五典》《八索》《九丘》。士之生于是时，得见六经者盖无几⑥，其学可谓难矣。而皆习于礼乐，深于道德，非后世君子所及。自秦汉以来，作者益众，纸与字画日趋于简便，而书益多，世莫不有，然学者益以苟简⑦，何哉？余犹及见老儒先生^⑧，自言其少时，欲求《史记》《汉书》而不可得。幸而得之，皆手自书，日夜诵读，唯恐不及。近岁市人转相摹刻诸子百家之书，日传万纸。学者之于书，多且易致如此，其文词学术，当倍蓰于昔人^⑨，而后生科举之士，皆束手不观，游谈无根，此又何也？

【注释】

①视书：看书。

②柱下史：掌管王室藏书的官。因其常侍立殿廊柱下，主四方文书，因而得名。聃（dān）：即老子，姓李名耳，字聃。道家学派创始人。相传曾任东周时的柱下史。

③韩宣子：名起，春秋时晋国大夫。据《左传·昭公二年》记载，晋平公派韩宣子访问鲁国，"观书于太史氏，见《易象》与《鲁春秋》，曰：'周礼尽在鲁矣，吾乃今知周公之德与周之所以王矣。'"

④季札：春秋时吴王寿梦第四子。据《左传·襄公二十九年》记载，吴国公子季札出访鲁国，鲁国乐工为之歌《周南》《召南》《风》《雅》《颂》，他一一加以评论。聘：出访。指古代诸侯之间或诸侯与天子之间派使节问候。上国：中原地区的诸侯国。此指鲁国。

⑤左史：史官名。周代史官分左史、右史，左史记言，右史记事。倚相：春秋时楚国的史官。学识渊博。据《左传·昭公十二年》记载，楚灵王曾赞扬倚相说："是良史也，子善视之。是能读《三坟》《五典》《八索》《九丘》。"下文《三坟》《五典》《八索》《九丘》，相传为三皇五帝时的古书。字句艰涩难懂，久已失传。

⑥六经：儒家的六种经典著作。即《诗经》《尚书》《礼记》《周易》《春秋》以及早已失传的《乐经》，也称"六艺"。

⑦苟简：马虎，草率。

⑧老儒:老儒生,老学者。

⑨倍蓰(xǐ):一倍与五倍。《孟子·滕文公》上:"夫物之不齐,物之情也。或相倍蓰,或相什百,或相千万。"赵岐注:"蓰,五倍也。什,十倍也。"

【译文】

从圣人孔子开始,要想学习就一定从看书开始。在当时,只有周朝的柱下史老聃有很多书。韩宣子来到鲁国,才见到《易象》和《鲁春秋》。季札出访中原大国,才欣赏到《诗经》的风、雅、颂。而楚国只有左史倚相,才能读到《三坟》《五典》《八索》《九丘》。当时的士子,能见到六经的人寥寥无几,他们求学可以说非常难。然而他们都熟悉礼乐,追求道德,不是后世君子能企及的。自秦汉以来,写文章的人越来越多,纸和字画越来越简便,而书籍越来越多,世人几乎没人不有,然而学者们却越来越马虎,这是为什么呢? 我还见过一些老儒先生,自言年少时,想找《史记》《汉书》都得不到。一旦有机会得到,都亲自抄写,日夜诵读,唯恐来不及。近年来,市肆的书商争着摹刻诸子百家之书,每天传览的纸张数以万计。学者们得到书数量多,而且如此容易,他们的文章学术,应当比古人厉害,而那些年轻的科举士子,却都束之高阁不看书,夸夸其谈没有根基,这又是为什么呢?

余友李公择,少时读书于庐山五老峰下白石庵之僧舍①。公择既去,而山中之人思之,指其所居为李氏山房,藏书凡九千余卷②。公择既已涉其流探其原,采剥其华实③,而咀嚼其膏味④,以为己有,发于文词,见于行事,以闻名于当世矣。而书固自如也,未尝少损。将以遗来者,供其无穷之求,而各足其才分之所当得⑤。是以不藏于家,而藏于其故所居之僧舍。此仁者之心也。

【注释】

①五老峰：庐山南面的一座高峰，如五位老人并坐，因而得名。

②藏书凡九千余卷：《庐山记》："由广寿入万寿源，至万寿院二里。由万寿复出，南行三里，至楞伽院。……楞伽院有李氏山房。李名常，字公择，少时兄弟读书山中。既去，寺僧虚其室不居，因藏书室中几万卷。苏子瞻轼作《山房藏书记》。今刻石留壁间。"凡，共。

③采剥：即采摘，采撷。剥，通"扑"，意即敲打，采摘。《诗经·豳风·七月》有"八月剥枣"。华实：即花和果实。比喻精华。

④膏味：甘美的滋味。比喻书中的妙理。

⑤才分：天赋才华。

【译文】

我的友人李公择，年少时在庐山五老峰下的白石庵僧舍读书。公择离开后，山中的人都很怀念他，称其居住的地方为李氏山房，这里收藏的图书共有九千多卷。公择已经弄清了各家的学术源流，吸收他们的精华，咀嚼他们的妙理，并化为自己的知识，发于文词，体现于行为处事中，以此闻名当世。而那些藏书还保持原貌，一点儿也没损坏。将留给后学之人，满足他们无穷的求知欲望，根据各自的天赋才华选择适合的书。因此没有把这些书藏在家中，而是藏在从前居住的僧舍中。这真是有仁者之心啊。

　　余既衰且病，无所用于世，惟得数年之间，尽读其所未见之书，而庐山固所愿游而不得者，盖将老焉。尽发公择之藏，拾其余弃以自补①，庶有益乎？而公择求余文以为记，乃为一言②，使来者知昔之君子见书之难，而今之学者有书而不读为可惜也。

【注释】

①余弃:遗弃。谓不在意,不重视。

②一言:指这篇记文。

【译文】

我已经体衰多病,不会再被当世任用,只希望能在几年之间,充分阅读我从前没见过的书,而庐山本来就是我想去游历而还没去过的地方,我愿意终老于此地。翻尽公择的藏书,捡拾他剩下的书来补足自己,应该很有益吧?而公择请我写文来记录此事,于是就写成此文,让后来的人了解过去君子看书的困难,而当今的学者有书不读真是太可惜了。

藏书略一及之,只耸动人去读书①。

【注释】

①耸动:激励。

【译文】

藏书的事只是稍微提及,只是激励人去读书。

四菩萨阁记

【题解】

四菩萨阁位于成都大慈寺内,大慈寺始建于魏晋。"安史之乱"时,唐玄宗逃亡到成都,赐田一千亩扩建,并赐匾"敕建大圣慈寺",规模宏大壮观,成为唐代全国最大的佛教寺院,号称"震旦第一丛林"。自唐、五代至北宋三百多年间,在大慈寺留下壁画的画家有上百人,几乎包揽了中、晚唐至北宋所有一流画家。宋代李之纯《大圣慈寺画记》记载:"举天下之言唐画者,莫如成都之多。就成都较之,莫如大圣慈寺之盛。"苏轼曾经多次到过大慈寺,大慈寺的大雄宝殿匾额"大雄宝殿"四字当年也是苏轼所书。与大慈寺有如此的因缘,因此苏轼向大慈寺赠送了吴道子所绘"四菩萨像",捐钱五万建造四菩萨阁来珍藏四菩萨像,并撰写了这篇《四菩萨阁记》。

始吾先君于物无所好①,燕居如斋②,言笑有时。顾尝嗜画,弟子门人无以悦之,则争致其所嗜,庶几一解其颜③。故虽为布衣,而致画与公卿等。

【注释】

①先君:指苏轼父亲苏洵。

②燕居:闲居。

③庶几:希望,但愿。解其颜:使其开心。

【译文】

当初家父对事物没有什么偏好,闲居时像斋戒一样清净,偶尔说笑一下。只是他曾经很喜欢画,弟子门人没什么使他高兴的,就抢着弄到他喜欢的画,希望能让他开心一些。所以父亲虽然是普通百姓,但搜集的画能和公卿相比。

长安有故藏经龛,唐明皇帝所建,其门四达①,八板皆吴道子画,阳为菩萨②,阴为天王③,凡十有六躯。广明之乱④,为贼所焚。有僧忘其名,于兵火中拔其四板以逃,既重不可负,又迫于贼,恐不能全,遂窃其两板以受荷⑤,西奔于岐⑥,而寄死于乌牙之僧舍⑦,板留于是百八十年矣。客有以钱十万得之,以示轼者。轼归其直而取之⑧,以献诸先君。先君之所嗜百有余品,一旦以是四板为甲。

【注释】

①四达：四个地方可通行。这里指有四个门。

②阳：指门板的正面。

③阴：指门板的反面。

④广明之乱：指唐末黄巢起义。广明元年（880）八月，黄巢率众一
度攻占了长安。

⑤遂窍其两板以受荷：于是将其中两板开窍作为承载工具，以便担
负着前行。

⑥岐：凤翔府的简称。

⑦乌牙：寺庙名。位于今湖北黄梅县。

⑧直：价钱。

【译文】

长安有一个旧的藏经龛，是唐明皇帝所建，有四个阁门，八面门板上
都有吴道子的画，正面画菩萨，背面画天王，神佛像共有十六尊。广明之
乱后，被贼寇焚烧。有个僧人，忘了他的姓名，在兵火中拔起四个门板奔
逃，门板沉重而不好背，又被贼军追得紧，怕不能保全，就把两板开了孔
穿起来担着走，向西跑到凤翔，后来死在寄居的乌牙僧舍，这四块板存在
那里已经一百八十年了。有客人用十万钱买到，拿来给我看。我用他买
的价钱将其买下，献给父亲。父亲喜欢的画有百余种，得到这四板画后
认为它们是最好的。

治平四年，先君没于京师①。轼自汴入淮，溯于江，载
是四板以归。既免丧②，所尝与往来浮屠人惟简，诵其师之
言，教轼为先君舍施必所甚爱与所不忍舍者。轼用其说，思
先君之所甚爱，轼之所不忍舍者，莫若是板，故遂以与之。
且告之曰："此明皇帝之所不能守而焚于贼者也，而况于余

乎！余视天下之蓄此者多矣，有能及三世者乎？其始求之若不及，既得唯恐失之，而其子孙不以易衣食者鲜矣。余惟自度不能长守此也，是以与子。子将何以守之？"简曰："吾以身守之。吾眼可霍③，吾足可斫，吾画不可夺。若是，足以守之与？"轼曰："未也。足以终子之世而已。"简曰："又盟于佛，而以鬼守之，凡取是者，与凡以是予人者，其罪如律④。若是，足以守之与？"轼曰："未也。世有无佛而蔑鬼者。""然则何以守之？"曰："轼之以是予子者，凡以为先君舍也。天下岂有无父之人欤？其谁忍取之？若其闻是而不悛⑤，不惟一观而已，将必取之然后为快，则其人之贤愚，与广明之焚此者一也。全其子孙难矣，而况能久有此乎！且夫不可取者存乎子，取不取者存乎人。子勉之矣，为子之不可取者而已，又何知焉！"

【注释】

①没：去世。

②免丧：谓守孝期满，除去丧服。

③霍：失明。

④如律：按佛法神律。

⑤悛：改悔。

【译文】

治平四年，先君在京城去世。我从汴梁入淮河，沿长江逆流而上，带着这四板画回乡。守孝期满后，曾经跟我有交往的和尚惟简，转述他师父的话语，让我替父亲施舍他特别喜欢又不忍心割舍的东西。我采纳了他的话，想着父亲非常喜欢，而我也不忍心割舍的东西，没有比得上这四板画了,所以就把板画给了他。并告诉他说:"这是像唐明皇帝那样的人都不能守住而被贼寇烧过的画,何况对我这样的人呢! 我看天下收藏这类文物的人很多,有能保存到三代的吗? 那些最初求画生怕不能得到,得到后又唯恐失去,而他们的子孙不用它们来换取衣食的很少。我自己估计不能长期守住,因此给了你。你准备用什么办法守住它们呢?"惟简说:"我用我的生命来守护它们。我的眼睛可以失明,我的脚可以被砍断,而我的画不可以被抢走。这样,足以守护它了吧?"我说:"还不够。这只是终你一世罢了。"惟简说:"我向佛起誓,让鬼来守护它,凡是拿走画的,和凡是把这画给别人的,他的罪过都要依佛法神律处置。像这样,足够守护了吧?"我说:"还不够。世上有不相信佛又蔑视鬼神的人。"惟简说:"如果这样,又用什么来守护它们呢?"我说:"我把这些画给你,主要是将它们作为父亲的施舍。天下哪有没父亲的人呢? 难道有谁忍心拿走呢? 如果他听说了这种情况仍不罢手,不只是看一下就行,而一定要拿走才感到愉快,那么这个人的蠢笨,与广明之乱时烧画的贼寇是一样的。这些画要保全到子辈孙辈都很难,更何况能长久拥有呢! 况且不可以取走在于你,取不取走在于别人。你努力守住它们,因为你而不可取走就行了,其余的事又怎么能知道呢!"

　　既以予简,简以钱百万度为大阁以藏之①,且画先君像其上。轼助钱二十之一,期以明年冬阁成②。熙宁元年十月二十六日记。

【注释】

①大阁:即四菩萨阁。

②期:盼望。

【译文】

把板画交给惟简后,惟简用百万钱打算建造阁楼来收藏它们,并将在阁中画上父亲的像。我捐助了二十分之一的钱,盼望明年冬天阁楼能够建成。熙宁元年十月二十六日记。

文与可画筼筜谷偃竹记①

【题解】

筼筜谷在陕西洋州西北,谷中有很多竹子。熙宁八年(1075),苏轼的表兄兼好友文与可任洋州知州时,曾在此谷中筑亭。文与可善画山水,尤善画竹,创深墨为面、淡墨为背的竹叶画法,开创了"湖州竹派",他曾画《筼筜谷偃竹》赠给苏轼。元丰二年(1079)正月,文与可病逝。同年七月,苏轼在湖州曝晒书画时,看到了文与可的这幅遗作,睹物思人,"废卷而哭失声",于是写了这篇深情款款的题画记。此文是思念故人之作,却打破了悼念文的常规写法,是从其画竹开始写起,然后叙述作者和文与可交往中的趣事,最后在文末方点明写作此文的缘由。文章信笔挥洒,如同行云流水一般,流畅自然,在不经意间,作者与文与可真挚深厚的友谊就流露出来,十分感人。

竹之始生,一寸之萌耳②,而节叶具焉③。自蜩腹、蛇蚹以至于剑拔十寻者④,生而有之也。今画者乃节节而为之,叶叶而累之,岂复有竹乎!故画竹必先得成竹于胸中,执笔熟视⑤,乃见其所欲画者,急起从之,振笔直遂,以追其所见,如兔起鹘落⑥,少纵则逝矣。与可之教予如此,予不能然也,而心识其所以然⑦。夫既心识其所以然而不能然者,内外不一,心手不相应,不学之过也。故凡有见于中而操之不熟者,平居自视了然,而临事忽焉丧之,岂独竹乎?

【注释】

①筼筜（yún dāng）：一种皮薄、节长而竿高的竹子。

②萌：嫩芽。

③具：完备，具备。

④蜩（tiáo）腹蛇蚹：指竹笋节节环生的样子，像蝉腹部的条纹与蛇腹上的横鳞。寻：古代的长度单位。一寻等于八尺。

⑤熟视：指仔细观察。

⑥兔起鹘（hú）落：兔子一跳起来，老鹰就从空中直扑下来。形容动作非常敏捷。

⑦心识：心里明白。

【译文】

竹子刚生出时，只有一寸长的萌芽而已，而节、叶都已具备。从像蝉腹部条纹和蛇腹横鳞一样的竹笋，直到像拔剑出鞘一样长到十寻高，都是与生俱来的。现在画竹的人却一节一节地画，一叶一叶地添加，哪里还会画出完整的竹子呢！所以画竹一定先在胸中酝酿出完整竹子的形态，拿着笔仔细端详，才能发现自己想要画的，这时要赶紧捕捉住这种感觉，挥笔一气画完，以追摹所见的景象，就像兔子刚跳起来，老鹰飞扑下来一样迅捷，稍一放松时机就会消失。文与可是这样教我作画的，我做不到这样，但心里知道他为什么这样说。心知他为什么这样说却做不到这样，是因为心里所想和手下画的不一样，心手不相应，是没有深入学习的过错。所以凡是心里看到而做起来不熟练，平常自以为很清楚，事到临头又恍然若失的，哪里只是竹子？

子由为《墨竹赋》以遗与可曰："庖丁，解牛者也①，而养生者取之；轮扁，斫轮者也②，而读书者与之③。今夫夫子之托于斯竹也④，而予以为有道者，则非耶？"子由未尝画也，故得其意而已。若予者，岂独得其意，并得其法。

【注释】

①庖（páo）丁，解牛者也：《庄子·养生》说：庖丁解牛技艺高超，因为他能洞悉牛的骨骼肌理，运刀自如，十九年肢解了数千只牛，其刀刃还同新磨的一样，毫无损伤。文惠君赞叹其技艺说："善哉！吾闻庖丁之言，得养生焉。"庖丁，厨师。

②轮扁，斫（zhuó）轮者也：《庄子·天道》载：桓公在堂上读书，轮扁在堂下斫轮，轮扁停下工具，说桓公所读的书都是古人的糟粕，桓公责问原因。轮扁说：臣斫轮"不徐不疾，得之于手而应于心，口不能言，有数存焉于其间"。斫，雕斫。

③与：赞同。

④夫子：对文与可的敬称。

【译文】

子由曾写过一篇《墨竹赋》送给与可，赋中说："庖丁是善于杀牛的人，而养生者可以从中领悟游刃有余的道理；轮扁是制造车轮的人，读书人却十分赞许他发表的意见。如今你在竹子上所寄托的思想感情，使我认识到你是深知事物客观规律的人，难道不是这样吗？"子由没学过绘画，所以只是懂得其中的情感意趣而已。像我这样的人，哪里只是懂得其中的情感意趣，我还了解他的技法。

　　与可画竹，初不自贵重①，四方之人，持缣素而请者②，足相蹑于其门③。与可厌之，投诸地而骂曰："吾将以为袜。"士大夫传之，以为口实④。及与可自洋州还，而余为徐州。与可以书遗余曰："近语士大夫，吾墨竹一派⑤，近在彭城，可往求之。袜材当萃于子矣。"书尾复写一诗，其略曰："拟将一段鹅溪绢⑥，扫取寒梢万尺长⑦。"予谓与可："竹长万尺，当用绢二百五十匹，知公倦于笔砚，愿得此绢而已。"

与可无以答，则曰："吾言妄矣。世岂有万尺竹哉！"余因而实之，答其诗曰："世间亦有千寻竹，月落庭空影许长。"与可笑曰："苏子辩则辩矣。然二百五十匹，吾将买田而归老焉。"因以所画筼筜谷偃竹遗余，曰："此竹数尺耳，而有万尺之势。"筼筜谷在洋州，与可尝令予作《洋州三十咏》⑧，《筼筜谷》其一也。予诗云："汉川修竹贱如蓬，斤斧何曾赦箨龙⑨。料得清贫馋太守，渭滨千亩在胸中⑩。"与可是日与其妻游谷中，烧笋晚食，发函得诗，失笑，喷饭满案。

【注释】

①贵重：看重。

②缣（jiān）素：白色细绢，多供书画用。

③蹑：踏。

④口实：话柄。

⑤墨竹一派：文与可所画墨竹，被称为"湖州竹派"。苏轼亦曾师法文与可。

⑥鹅溪：在今四川盐亭西北，附近产名绢，称鹅溪绢。宋人多用以作书画材料。

⑦扫取：指用笔画竹。寒稍：一作"寒梢"。

⑧《洋州三十咏》：指苏轼所作的《和文与可洋州园池三十首》。

⑨箨（tuò）龙：指竹笋。

⑩渭滨千亩：语出《史记·货殖列传》："渭川千亩竹，……此其人皆与千户侯等。"

【译文】

与可画竹，开始自己并不怎么看重，四方之人，拿着白绢请他作画的，一个接一个地来到他家。与可非常厌烦，把这些绢都扔到地上骂道：

"我要把它们都用来做袜子。"士大夫们把这句话传开,成为一时话柄。等到与可从洋州知州任上返乡时,我正任徐州知州。与可寄信给我说:"最近告诉士大夫们,我画墨竹这一派,已经传给近在徐州的苏轼,你们可到他那里去求画。做袜子的材料应该都集中到你那里了。"信的结尾又写了一首诗,其中两句大概说:"拟将一段鹅溪绢,扫取寒稍万尺长。"我对与可说:"竹子长一万尺,应当用绢二百五十匹,我知道你懒得作画,我愿意得到这些绢。"与可无言以对,就说:"我的话错了。世上哪有一万尺长的竹子啊!"我又据此印证他的话没错,给他回诗说:"世间亦有千寻竹,月落庭空影许长。"与可笑着说:"苏子你真是个聪明人。然而我如果真有二百五十匹绢,便可以买田养老了。"于是把他画的筼筜谷偃竹赠给我,说:"这幅竹子不过几尺长罢了,但它有万尺的态势。"筼筜谷在洋州,与可曾让我作《洋州三十咏》,筼筜谷就是其中之一。我的诗说:"汉川修竹贱如蓬,斤斧何曾赦箨龙。料得清贫馋太守,渭滨千亩在胸中。"与可这天恰好和他妻子在谷中游玩,烧笋吃晚饭,打开信读到这首诗,放声大笑,把饭喷了一桌子。

元丰二年正月二十日,与可没于陈州①。是岁七月七日,予在湖州曝书画,见此竹,废卷而哭失声。昔曹孟德祭桥公文②,有"车过""腹痛"之语,而予亦载与可畴昔戏笑之言者③,以见与可于予亲厚无间如此也。

【注释】

①陈州:治所在今河南淮阳。

②祭桥公文:曹操年少时不为人器重,桥玄却很赏识他。桥玄死后,曹操遣使致祭桥玄,并作《祀故太尉桥玄文》:"承从容约誓之言:'殂逝之后,路有经由,不以斗酒只鸡过相沃酹,车过三步,腹痛勿

怪。'虽临时戏笑之言,非至亲之笃好,胡肯为此辞乎?"苏轼用此典比喻自己与文与可情谊笃厚。

③畴昔:往日。

【译文】

元丰二年正月二十日,与可在陈州去世。这一年的七月七日,我在湖州晒书画,见到这幅他画的竹子,放下画卷失声痛哭。以前曹操作祭桥公文,有"车过""腹痛"的话,而我也记载了与可过去的戏笑之言,以表明与可和我亲密无间的深厚感情。

逸情妙蕴谡谡①,然流于楮墨之外②。

苏子瞻尝作墨竹,从地一直起至顶,余问:"何不逐节分?"曰:"竹生时,何尝逐节生?"运思清拔,出于文同与可,自谓与文拈一瓣香③。以墨深为面,淡为背,自与可始也,作成林竹甚精。米元章

【注释】

①谡谡(sù):高远超逸。

②楮(chǔ)墨:纸与墨,借指诗文或书画。

③一瓣香:犹一炷香。多以此指师承或仰慕某人。

【译文】

逸情妙蕴高远超逸,但是流于诗文之外。

苏子瞻曾经画墨竹,从底部一直画到最顶部。我问:"为什么不逐节来画?"回答说:"竹生长的时候,哪里会逐节生?"构思清拔,出自文与可,自称非常仰慕文与可。用墨深的作为正面,墨淡的作为背面,是从文与可开始的,用来画林竹非常精美。米元章

传神记

【题解】

本文一名《书程怀立传神》。在这篇文章里，苏轼从晋代大画家顾恺之"传形写照，都在阿堵中"的观点出发，谈论了作画者如何抓住对象特征，以达到神似的境界。如苏轼在文中提出所谓"天"和"意思"的概念，其实都是指人丰富多彩的个性特征、神髓情态。此外，苏轼又认为"法当于众中阴察之"，就是绘画者要对客观事物进行深入细致的观察，力求准确捕捉最能表现其精神和生命的特点。他举"僧惟真画曾鲁公"的例子，就是为了说明画家细致入微的观察是何等重要。按，顾恺之"传形写照"之说，历代学者都曾进行过探讨，苏轼此文可谓其中的佳作，表现了独到而丰富的绘画思想，这与苏轼丰富的绘画实践显然密不可分。

传神之难在目。顾虎头云①："传形写照，都在阿堵中②。"其次在颧颊。吾尝于灯下顾自见颊影，使人就壁模之，不作眉目，见者皆失笑，知其为吾也。目与颧颊似，余无不似者。眉与鼻口，可以增减取似也。传神与相一道，欲得其人之天，法当于众中阴察之③。今乃使人具衣冠坐，注视一物，彼方敛容自持④，岂复见其天乎！凡人意思各有所在，或在眉目，或在鼻口。虎头云："颊上加三毛，觉精采殊胜⑤。"则此人意思盖在颧颊间也。优孟学孙叔敖⑥，抵掌谈笑，至使人谓死者复生。此岂举体皆似？亦得其意思所在而已。使画者悟此理，则人人可以为顾陆。吾尝见僧惟真画曾鲁公⑦，初不甚似。一日，往见公，归而喜甚，曰："吾得之矣！"乃于眉后加三纹，隐约可见，作俯首仰视，眉扬而颊蹙者⑧，遂大似。南都程怀立,众称其能。于传吾神,大得其全。怀立举止如书生,萧然有意于笔墨之外者也,故以吾所闻助发云。

【注释】

①顾虎头:指晋代画家顾恺之,字长康,小名虎头。

②阿堵:六朝口语。意为这、这个。此处指眼睛。

③阴察:偷偷观察。

④敛容:端正容貌。表示肃敬。

⑤殊胜:稍胜。

⑥优孟:春秋时楚国著名艺人。擅长滑稽讽谏。孙叔敖:春秋时期楚国大臣,曾为令尹。据《史记·滑稽列传》:"(优孟)即为孙叔敖衣冠,抵掌谈语。岁余,像孙叔敖,楚王及左右不能别也。"

⑦曾鲁公:即曾公亮,字明仲,号乐正。北宋政治家、文学家。

⑧颡(è):眉头。蹙(cù):皱。

【译文】

作画要达到传神的境界,最难的在于画眼睛。顾恺之说:"要画出对象的神形,关键都在这双眼睛。"其次在颧骨和脸颊。我曾经在灯光下看到自己映在墙上的面部侧影,让人在墙上摹写下来,不画眼睛眉毛,看到的人都笑了,立刻认出那是我。只要眼睛与脸部轮廓画得像了,剩下的没有不像的了。眉毛和口鼻,可以酌情增减。画画传神与相面一个道理,想要抓住人的天然神韵,方法是应当在人群中暗暗观察。现在竟然让人正襟危坐,眼睛盯着一处,那么他只顾端庄自持,哪里能显出他的天然神韵吗!每个人的神韵各不相同,有的在眉目,有的在口鼻。顾恺之说:"脸颊上画上三根毛,就更显出人物的精神气质了。"那么这个人的神韵大概是在脸颊的位置。优孟模仿孙叔敖,击掌谈笑,以至于让人以为死者复生。这难道只是身体动作上都相似吗?这也是抓住了神韵所在而已。假如作画的人懂得了这个道理,那么人人都可以达到顾恺之、陆探微的水平了。我曾经见过僧惟真为曾鲁公画像，一开始不怎么像。一天，他去拜访曾鲁公，回来后非常兴奋，说："我知道该怎么画了！"于是就在眉毛后加了三道纹，若隐若现，好像低着头往上看，眉毛扬起而额头微皱，简直像极了。南都的程怀立，众人都称赞他的技能。为我画像时，特别全面地捕捉到我的神韵。怀立举止如书生，在笔墨外自有潇洒自如的意趣，所以把我知道的写出来帮助他。

特识名言，观人用人之道，俱不外此。钟伯敬

【译文】

非常有见识的名言，观人、用人之道，都不例外。钟伯敬

附：东坡先生真赞 黄山谷

子瞻堂堂，出于峨眉，司马、班、杨[1]。金马石渠[2]，阅士如墙。上前论事，释之冯唐[3]。言语以为阶，而投诸云梦之黄[4]。东坡之酒，赤壁之笛，嬉笑怒骂，皆成文章。解羁而归，紫微玉堂[5]。子瞻之德，未变于初，而名之曰元祐之党，放之珠厓儋耳[6]。方其金马石渠也，不自知其东坡赤壁也；及其东坡赤壁也，不自意其紫微玉堂也；及其紫微玉堂也，不自知其珠厓儋耳也。九州四海，知有东坡。东坡归矣，民笑且歌。一丘一壑，则无如此道人何？

【注释】

①司马、班、杨：司马指司马相如，班、杨指班固和杨（扬）雄，三人皆以文采著称。

②金马：金马署。西汉时国家藏书处。石渠：馆阁名。为朝廷藏书
　之所。《两都赋序》曰："内设金马、石渠之署。"这里借指京城。
③释之：字季，西汉大臣。历任公车令、中郎将、廷尉。以执法公正、
　不阿权贵闻名。时人称赞"张释之为廷尉，天下无冤民"。冯唐：
　西汉大臣。以孝行著称于时，身历汉文帝、景帝、武帝三朝。
④黄：指黄州。
⑤紫微：星官名。紫微垣。对应人事为大帝之座。借指皇帝及其所居
　宫殿。玉堂：官署名。汉侍中有玉堂署，宋以后翰林院亦称玉堂。
⑥珠厓、儋耳：珠厓郡、儋耳郡，皆为今海南地区。此泛指边远之地。

【译文】

附：东坡先生真赞黄山谷

　　苏子瞻气度堂堂，生于峨眉山下，文采堪比司马相如与班固、杨雄。
在京城任职时，才俊之士聚集如墙。在君主前面论事，如同张释之和冯
唐。因言语而获罪，被贬到云梦附近的黄州。东坡的酒，赤壁的笛声，嬉
笑怒骂，都能成就文章。解除羁绊返回京城，名列中书翰林院。子瞻的
品德，始终未变，却被列为元祐之党，流放到海南儋州。当初他在京城
时，没想到将来会去东坡、赤壁；等到他在东坡、赤壁之时，自己也没想
到会名列翰林院；当他名列翰林院时，自己也没有想到会被流放到海南
儋州。九州四海，都知道有个苏东坡。东坡归来的时候，人们欢笑歌唱。
纵使在丘壑之间，又能拿这个道人怎么样呢？

书吴道子画后①

【题解】

　　这是一篇题跋画作的文章，具有十分鲜明的特色。众所周知，苏轼
是一个多面手，从小喜爱绘画，这一点在《宝绘堂记》中已有所记述。苏
辙在《龙川略志》中也记载："予兄子瞻尝从事扶风，开元寺多古画，而子

瞻少好画,往往匹马入寺,循壁终日。"苏轼对于绘画还有不少创作,可惜多已失传不见。目前所见的有《枯木竹石图》和《潇湘竹石图》。《书吴道子画后》一文主要体现了苏轼对于绘画艺术的深刻理解,尤其是"出新意于法度之中,寄妙理于豪放之外"两句,被公认为绘画艺术评论的名言,反映了艺术创新与继承的微妙关系,可谓真知灼见。

知者创物,能者述焉,非一人而成也。君子之于学,百工之于技②,自三代历汉至唐而备矣。故诗至于杜子美③,文至于韩退之④,书至于颜鲁公⑤,画至于吴道子,而古今之变,天下之能事毕矣。道子画人物,如以灯取影,逆来顺往,旁见侧出,横斜平直,各相乘除⑥,得自然之数⑦,不差毫末。出新意于法度之中,寄妙理于豪放之外。所谓游刃余地⑧,运斤成风⑨,盖古今一人而已。余于他画,或不能必其主名,至于道子,望而知其真伪也。然世罕有真者,如史全叔所藏,平生盖一二见而已。元丰八年十一月七日书。

【注释】

①吴道子:唐代著名画家。精于佛道、人物绘画,有"画圣"之称。

②百工:泛指手工业工人,各种工匠。

③杜子美:即唐代大诗人杜甫。

④韩退之:韩愈,字退之。唐代古文运动的倡导者。被认为是"唐宋八大家"之首,有"百代文宗"之名。

⑤颜鲁公:唐代著名书法家颜真卿。曾官至吏部尚书、太子太师,封鲁郡公,人称"颜鲁公"。与赵孟頫、柳公权、欧阳询并称"楷书四大家"。

⑥乘除:抵消。

⑦数：规律，必然性。这里指事物的本来面貌。

⑧游刃余地：即游刃有余，语出《庄子·养生主》："彼节者有间，而刀刃者无厚，以无厚入有间，恢恢乎其于游刃必有余地矣。是以十九年而刀刃若新发于硎。"意为牛的骨节间有空隙，而很薄的刀刃能够在这空隙间有回旋余地。后多用以形容技巧炉火纯青。

⑨运斤成风：语出《庄子·徐无鬼》："郢人垩漫其鼻端若蝇翼，使匠石斫之。匠石运斤成风，听而斫之，尽垩而鼻不伤，郢人立不失容。"比喻技术熟练神妙。

【译文】

智者创造事物，能者进行传述，不是一个人能完成的。君子对于学问的研究，各种工匠对于技艺的掌握，从夏、商、周三代经过汉代直到唐代，已经十分完备了。所以诗歌到了杜甫，文章到了韩愈，书法到了颜真卿，绘画到了吴道子，古今的流变，天下所能达到的技巧，都已显现出来了。吴道子画人物，就像用灯照射来取影，笔法逆来顺往，旁见侧出，横斜平直，都能互相衬补，完全符合事物的本来面貌，丝毫不差。他在遵循法度的同时自出新意，在豪放之外寄托妙理。庄子所说的游刃有余，运斤成风的境界，大概从古到今只有他一个人能达到罢了。我对于其他人的画，或许不一定能推断出作者，至于吴道子的画，一看就知道其真假。但世上极少有真迹，像史全叔所收藏的画作，平生大概见到一两次而已。元丰八年十一月七日写。

苏子瞻收吴道子画佛及侍者、志公十余人①，破碎甚。而当面一手②，精彩动人。点不加墨，口浅深晕成，故最如活③。王元规家二《天王》，皆是吴之入神画，与子瞻者一同。宗室大年处《天蓬》④，亦真吴笔。周仁熟家《大悲》亦真⑤。余白首止见四轴真笔也。米元章

【注释】

①志公：即宝志禅师，南朝梁代著名僧人，是后世佛教绘画中常见的
　形象。

②当面：迎面。

③如活：指栩栩如生。

④大年：指赵令穰，字大年。宋代画家。宋太祖赵匡胤五世孙。

⑤周仁熟：即周穜，字仁熟。进士出身。曾知桂州。

【译文】

　　苏轼收藏有吴道子画佛以及侍者、志公和尚十几个人的画像，破碎
得很厉害。但是迎面所绘的一只手，精彩动人。不用墨点勾勒，而是通
过浅深墨色晕染而成，所以最为栩栩如生。王元规家的两幅《天王》，都
是吴道子的入神画作，和苏轼的一样。宗室赵大年处的《天蓬》图，也是
吴道子的真迹。周仁熟家的《大悲》也是真迹。我一直到白头只看见这
四轴吴道子的真迹。米元章

书蒲永昇画后①

【题解】

　　此文作于元丰三年（1080）被贬黄州时，苏轼写了此文寄给成都僧
人惟简。虽然文字不长，看似一篇随意挥洒的"戏书"，实际上却是一篇
非常生动的画论，体现了苏轼对于绘画之道的深刻理解。本文构思也很
巧妙，写蒲永昇画水，主要是突出其人品和画作的感染力，并用同时代的
画家对比，来反衬蒲永昇的绘画艺术之高妙。

　　古今画水，多作平远细皱②，其善者不过能为波头起
伏，使人至以手扪之，谓有洼隆③，以为至妙矣。然其品
格，特与印板水纸争工拙于毫厘间耳。唐广明中④，处士孙

位⑤,始出新意,画奔湍巨浪与山石曲折,随物赋形,尽水之变,号称神逸⑥。其后蜀人黄筌、孙知微皆得其笔法⑦。始,知微欲于大慈寺寿宁院壁作湖滩水石四堵⑧,营度经岁⑨,终不肯下笔。一日仓皇入寺⑩,索笔墨甚急,奋袂如风⑪,须臾而成。作输泻跳蹙之势⑫,汹汹欲崩屋也⑬。知微既死,笔法中绝五十余年。

【注释】

①蒲永昇:晚唐时著名画家。善画水。

②皴:曲折的纹路。

③洼隆:凹凸。

④广明:唐僖宗年号。即公元880年,此年号仅一年。

⑤孙位:唐代画家。擅画人物、松石、墨竹、鹰犬,尤其善于画水。

⑥神逸:神韵十足。

⑦黄筌:五代著名画家。擅画山水、花鸟、竹石。孙知微:宋代画家。擅画宗教故事。山水极工,有"逸格"之称。

⑧大慈寺:遗址位于今四川成都。

⑨营度经岁:筹划了整年。

⑩仓皇:急急忙忙。

⑪奋袂:甩动衣袖。

⑫输泻跳蹙(cù):水势直泻而下,水流受阻激荡涌起。

⑬汹汹:波涛声。

【译文】

　　古今画水,多画成平远、细皴的样子,即便画得好的也不过能画出波浪起伏,让人用手抚摸时,说有凹凸之感,以为是最妙的了。但这种画的品格,只不过是和印板水纸有很小的优劣差距而已。唐代广明年间,处士孙位,才别出心裁,他画奔腾湍急的巨浪和曲折的山石,随着事物形态的变化赋予不同的形状,把水的种种变化都画尽了,被人称为"神逸"。后来蜀人黄筌、孙知微都学会了他的笔法。当初,孙知微打算在大慈寺寿宁院墙上作四面湖滩水石的墙壁画,筹划了一年,始终不肯下笔。有一天他慌慌张张地跑进寺内,急急忙忙地索要笔墨,挥动衣袖如有风在吹,一会儿就画成了。画面上的水有一股奔腾倾泻、受阻激荡的势头,波涛汹涌就像要冲毁房屋似的。知微死后,这种笔法中断了五十多年。

近岁成都人蒲永昇,嗜酒放浪①,性与画会②,始作活水,得二孙本意,自黄居寀兄弟、李怀衮之流③,皆不及也。王公富人或以势力使之,永昇辄嘻笑舍去。遇其欲画,不择贵贱,顷刻而成。尝与余临寿宁院水④,作二十四幅。每夏日挂之高堂素壁,即阴气袭人,毛发为立。永昇今老矣,画亦难得,而世之识真者亦少。如往时董羽、近日常州戚氏画水⑤,世或传宝之。如董、戚之流,可谓死水,未可与永昇同年而语也。黄州临皋亭西斋戏书。

【注释】

①放浪:放纵不受拘束。

②性与画会:性情与绘画相合。

③黄居寀:字伯鸾。黄筌之子,善画。李怀衮:宋代画家。工画花竹翎毛,曾向黄筌学画。

④临:临摹。

⑤董羽:宋初画家。擅画水和鱼、龙等,为宫廷画师。戚氏:指戚文秀,宋代画家。善于画水,代表作为《清济灌河图》。

【译文】

近年来成都人蒲永昇，喜欢饮酒，放浪不拘，性情与绘画相合，开始画活水，领略了二孙作画的原意，自黄居寀兄弟，到李怀衮一类人，都比不上他。王公富人有时凭势力强要他作画，永昇就嘻笑着离开。碰上他想作画时，便不管要画之人的贵贱，顷刻间就画好。他曾给我临摹寿宁院水，作了二十四幅。每当夏天把它们挂在高堂白壁上，就感到阴气袭人，使人毛发竖立。永昇现在老了，他的画也很难得到，而世上能鉴别出真迹的人也少。像从前的董羽、近来常州人戚氏画的水，世上有的人当作珍宝流传。像董羽、戚文秀一类人画的水，可以说是死水，不能和永昇画的水相提并论。黄州临皋亭西斋戏书。

孙知微，字太古，眉阳彭山人①。世本田家。天机颖悟，善画，初非学而能。飘飘如神仙中人。喜画释道，描法甚老，黄筌不能过也。筌与其子居寀，始并事蜀为待诏。筌后累迁如京副使。既归宋，筌领真命为宫赞，居寀复以待诏录之。

【注释】

①眉阳：指眉州眉山。

【译文】

孙知微，字太古，眉阳彭山人。家里世代务农。他天机颖悟，善于绘画，最初没有经过学习便能画得很好。飘飘然如同神仙中人。喜欢画释道，描法非常老练，黄筌也不能超过他。黄筌和他儿子黄居寀，当初一起事蜀担任待诏。黄筌后来逐渐升任为京副使。归顺宋朝后，黄筌接受诏命担任宫赞，黄居寀仍然做待招。

书李伯时《山庄图》后①

【题解】

李伯时是宋代著名画家，其所绘《山庄图》颇为时人所重，苏辙写有《题李公麟山庄图二十首》，在诗前小序中介绍了《山庄图》的情况："伯时作《龙眠山庄图》，由建德馆至垂云沜，著录者十六处。自西而东凡数里，岩崿隐见，泉源相属，山行者路穷于此。"从中可见，《山庄图》对于景物的描绘极为逼真详细。苏轼此文高度称赞了李伯时的绘画功力，以对话的形式探讨了李伯时能够达到这种境界的原因。在苏轼看来，李伯时并非靠死记硬背才画出来的，而是太熟悉自己的山庄了，已达到了然于心、成竹于胸的地步。

或曰："龙眠居士作《山庄图》，使后来入山者信足而行②，自得道路③，如见所梦，如悟前世，见山中泉石草木，不问而知其名，遇山中渔樵隐逸，不名而识其人，此岂强记不忘者乎？"曰："非也。画日者常疑饼，非忘日也。醉中不以鼻饮，梦中不以趾捉④，天机之所合，不强而自记也。居士之在山也，不留于一物，故其神与万物交，其智与百工通。虽然，有道有艺，有道而不艺，则物虽形于心，不形于手。吾尝见居士作《华严相》⑤，皆以意造，而与佛合。佛菩萨言之，居士画之，若出一人，况自画其所见者乎？"

【注释】

①李伯时：名公麟。北宋名画家。晚年退居龙眠山，自号龙眠居士，画有《龙眠山庄图》。

②信足：信步，漫步。

③自得：自然能找到。

④趾捉：用脚趾拿东西。

⑤《华严相》：指李伯时画作《华严变相图》。

【译文】

有人说："龙眠居士作《山庄图》，让后来看过此图入山的人信步而行，自然便能找到道路，就像见到梦中的情景，又如悟到前世，见到山中的泉石草木，不问便知名字，遇到山中的渔樵隐士，不问姓名就知道是谁，这难道是记忆力极强过目不忘的人吗？"我回答："不是这样。画太阳的人常疑心是饼，并非忘了太阳。喝醉了不用鼻子饮酒，梦中不用脚取物，是天生的本能，不勉强而自然记得。居士在山中时，并不特别留意于某一物，所以他的神识与万物相交，智慧与百工相通。尽管如此，有领悟的能力还要掌握画技，仅有领悟力而无画技，那么心中虽有物的形象，手却画不出来。我曾经见过居士画《华严相》，画中的形象都是想象出来的，却与佛相合。佛菩萨所说的，居士所画的，如同出自同一个人，更何况画的是曾见过的内容呢？"

伯时尝貌天厩满川花①，放笔而马殂矣。盖神骏精魄皆为伯时笔端摄之而去，实古今罕事。曾空青

【注释】

①貌：描绘。满川花：马的名字。

【译文】

李伯时曾描画天子马厩中的满川花马，放下笔那匹马便死了。大概是骏马的神识魂魄都被李伯时的笔端摄走了，实在是古往今来的稀罕事。曾空青

《老子新沐图》赞

【题解】

这是苏轼为李伯时画作《老子新沐图》所写的赞文,这一画作后世不存,但从赞文中可以推测,画作呈现的应该是老子沐浴后在庭中晒发,与孔子、颜回对谈的场景。虽然沐发看似只是生活中的平常之事,但在古代士人眼中却被视为风雅之事,特别是老子这样高妙之士的沐发行为更是如此。历代以此为题的诗文为数不少,如刘克庄《杂咏一百首·老子》:"了不见矜色,晬然真德容。先生新沐发,弟子叹犹龙。"苏轼这篇赞文对画作本身的描述很少,只是开头寥寥几句,绝大部分篇幅是想象中孔子、颜回与老子对话的内容,其中心思想是道家的自然无为。

李伯时作《老子新沐图》,遗道士蹇拱辰,赵郡苏某见而赞之[①]。

老聃新沐,晞发于庭[②]。其心淡然,若忘其形。夫子与回[③],见之而惊。入而问之,强使自名。曰:"岂有已哉?夫人皆然。惟役于人,而丧其天[④]。其人苟忘,其天则全。四肢百骸,孰为吾缠?死生终始,孰为吾迁[⑤]?彼赫赫者[⑥],将为吾温;彼肃肃者[⑦],将为吾寒。一温一寒交,而万物生焉。物皆赖之,而况吾身乎?温为吾和,寒为吾坚。忽乎不知,而更千万年。葆光志之[⑧],夫非养生之根乎?"

【注释】

①赵郡:苏轼祖上来自赵郡栾城,故有此称。

②晞发:晒发使干。

③夫子:指孔子。回:指颜回。

④天：天真、自然之性。

⑤迁：改变，变化。

⑥赫赫：指温煦的阳光。

⑦肃肃：指凛冽的寒风。

⑧葆光：隐蔽其光辉。比喻才智不外露。《庄子·齐物论》："注焉而不满，酌焉而不竭，而不知其所由来，此之谓葆光。"成玄英疏："葆，蔽也。至忘而照，即照而忘，故能韬蔽其光，其光弥朗。"按，此处"葆光"指道士蹇拱辰之号也。

【译文】

李伯时作《老子新沐图》，送给道士蹇拱辰，赵郡苏某看到了赞颂它。

老子刚刚洗完澡，在庭院中晾晒头发。心中淡然，像是忘记了自己的形骸。孔子和颜回，见到他后十分吃惊。走进庭院向他询问，执意让他说说自己。老子说："难道会有停止的时候吗？世人都是一样。只要受到别人的役使，就会丧失了天性。此人如果忘记了自己，他的天性就能保全。四肢和骨骼，是谁在束缚我？生死的轮回中，究竟什么改变了我？那温煦的阳光，将给我温暖；那凛冽的寒风，将给我寒冷。一温一寒互相交替，世上万物就生长出来。万物都依赖它，何况我的身体呢？温暖给了我平和，寒冷给了我坚强。恍恍忽忽不知冷暖，一晃就是千万年。葆光法师蹇拱辰记录下来，这不就是养生的根本吗？"

　一云子由作。

【译文】

一说此文是子由所作。

《黄庭经》赞 并叙

【题解】

此文作于苏轼在京师任翰林学士、知制诰时。因葆光法师要离开京师归庐山隐居,苏轼手书《黄庭内景经》一卷相赠,李公麟也在经前画了"经相",苏轼遂写下此篇赞文。所谓《黄庭内景经》,和《黄庭外景经》合称《黄庭经》。后又有人加入《黄庭中景经》,将其与《外景经》《内景经》并列,合称为《黄庭经》。但通常所说《黄庭经》不包括《中景经》。如陆游《道室杂兴诗》云:"白头始悟颐生妙,尽在黄庭两卷经。"该书作者与成书年代存在较大争议。全经以七言歌诀的形式讲述道教养生修炼的原理及修炼的各种境界,历来被古代养生家高度重视。

余既书《黄庭内景》以赠葆光道师,而龙眠居士复为作经相其前①,而画余二人像其后。笔势隽妙,遂为希世之宝。嗟叹不足,故复赞之曰:

【注释】

①龙眠居士:即李公麟,字伯时,号龙眠居士。宋代著名画家。经相:
　　又称经变、变相、佛经变相。描绘佛经内容或佛传故事的图画。

【译文】

我写了《黄庭内景经》赠给葆光法师,而龙眠居士又在经前画了经相,并把我们两人的像画在书卷之后。笔势隽永美妙,堪称稀世珍宝。嗟叹不已,所以又写赞道:

太上虚皇出灵篇①,黄庭真人舞胎仙②。髯耆两卿相后前③,卯妙夹侍清且妍④。十有二神服锐坚⑤,巍巍堂堂人中天。问我何修果此缘,是心朝空夕了然,恐非其人世莫传。殿以二士苍鹄骞,南随道师历山渊。山人迎笑喜我还,问谁遣化老龙眠?

【注释】

①太上虚皇:道教神名。道教所尊奉的太虚神。

②胎仙:道教神名。道教所尊奉的太虚神。又称胎灵大神,亦曰胎真,居于明堂之中。《黄庭内景经》云:"琴心三叠舞胎仙。"

③髯(rán):指多须或须长的人。耆(qí):古称六十岁曰耆。

④卝(guàn):古时儿童束发如两角之貌,指年幼。

⑤十有二神:道教认为体内脏腑皆有对应神仙居于其中。《内景经》中有"重重楼阁十二环,自高自下皆真人"诗句。

【译文】

太上虚皇降下这美妙的篇章,黄庭中的真人胎仙欣然起舞。两位长髯老者前后相随,年幼的侍从侍奉两旁清秀美妍。十二位体内神仙披坚执锐,体魄巍巍,相貌堂堂,如同人间的天神。有人问我如何修到如此妙境? 因为心中从早到晚都清虚洞明,恐怕不是这样的人就难以在世间传授。画末补上我和公麟两人的肖像,跟随葆光法师南行跋涉山川。山中道者高兴地迎接我返回,争相询问是谁感动了这位老龙眠居士?

赞《黄庭》,即学《黄庭》。先生释教文亦然。今人于周孔口中辄杂以禅语,殊可笑也。

【译文】

赞《黄庭经》,就仿学《黄庭经》。先生写佛教的文章也是这样。现在的人写文章,在周公、孔子口中还夹杂了禅语,实在太可笑了。

顾恺之画《黄初平牧羊图》赞①

【题解】

本文是为大画家顾恺之《黄初平牧羊图》所写的赞文,将顾恺之画作中描绘的情景用文字生动地表达了出来,使读者面对文字如同面对画卷一样。画卷的主人公黄初平是传说中的仙人,而苏轼在赞文的首句便云"先生养生如牧羊,放之无何有之乡",不仅实写画卷景色,而且对养生者也富有启示。养生应该抱着较为放松的心态,放空自己,不能事事过分在意,否则反而成了一种心理负担,同样有碍养生。

　　先生养生如牧羊,放之无何有之乡②。止者自止行者行,先生超然坐其旁。挟策读书羊不亡③,化而为石起复僵,流涎磨牙笑虎狼。先生指呼羊服箱④,号称雨工行四方。莫随上林芒屩郎⑤,嗅门舐地寻盐汤⑥。

【注释】

①《黄初平牧羊图》:以东晋葛洪所著《神仙传》中黄初平得道成仙的故事绘制。黄初平,传说为晋丹溪人,年少时牧羊于野,遇到道士,携至金华山石室中修行。四十余年后,其兄寻至山中,问羊的去处,初平遂叱石成羊。

②无何有之乡:指空无所有的地方。语出《庄子·逍遥游》:"今子有大树,患其无用,何不树之于无何有之乡,广莫之野。"

③挟策:拿着书本。指勤奋读书。

④服箱:负载车箱。犹驾车。

⑤上林:宫苑名。代指宫中。芒屩(juē):草鞋。古代指贱者之服。

⑥嗅门舐地寻盐汤:《晋书·后妃·胡贵嫔芳传》:"时帝多内宠,平吴之后,复纳孙皓宫人数千,自此掖庭殆将万人。而并宠者甚众,

帝莫知所适,常乘羊车,恣其所之,至便宴寝。宫人乃取竹叶插户,以盐汁洒地,而引帝车。"舐,舔。

【译文】

先生养生如同放羊,将羊放到空无所有的地方。想停就停想走就走,先生悠然自得地坐在一旁。拿着书本只顾读书羊也不会丢失,化为石头站起就僵住了,嘲笑流涎磨牙却无法下口的虎狼。先生手指群羊呼叫为其驾车,号称是雨师要行走四方。千万不要跟随上林苑中牵引帝王车的侍从,嗅门舐地寻找盐汤。

芒屩卜式事、盐汤晋事二合用之①。王圣俞

【注释】

①芒屩卜式事:卜式,西汉大臣,以牧羊致富。汉武帝时,以财力资助武帝抚边。拜为左庶长、齐相、赐爵关内侯。后因反对盐铁专卖,惹武帝不悦,以不习文章贬秩太子太傅。

【译文】

将卜式穿草鞋放牧一事、晋代盐汤事合二为一用了。王圣俞

《三笑图》赞

【题解】

《三笑图》取自晋代高僧慧远的轶事:相传晋僧慧远隐居庐山东林寺时,送客不过寺前的虎溪。一日陶渊明、陆修静来访,三人交谈默契,慧远相送时不觉过溪,虎辄号鸣,三人大笑而别。为了纪念此事,后人特意在此建了三笑亭。

彼三士者①,得意忘言。卢胡一笑②,其乐也天。嗟此

小童，麋鹿狙猿③。尔各何知，亦复粲然。万生纷纶④，何鄙
何妍？各笑其笑，未知孰贤？

【注释】

①三士：指慧远、陶渊明和陆修静。

②卢胡：拟声词。笑声。

③狙猿：猿猴。

④纷纶：众多的样子。

【译文】

那三位高士，得意而忘言。发出卢胡的笑声，非常快乐天真。嗟叹旁边的小童，还有麋鹿、猿猴。你们知道什么，为什么也笑得那么粲然。各种生命纷繁众多，究竟谁粗鄙，谁美丽？各自笑自己觉得可笑的事情，不知道究竟谁更好呢？

近于士人家，见石恪画此图①。三人皆大笑，至于冠履、衣服、手足，皆有笑态。其后三小童，罔测所谓，亦复大笑。世言侏儒观优②，而或问其所见，则曰："长者岂欺我哉？"此画正类此。先生自跋。

【注释】

①石恪：字子专。五代末、宋初画家。

②侏儒观优：侏儒看戏，比喻自己缺乏能力，只好随人行事。优，乐舞，杂戏。

【译文】

近日在士人家中，看见石恪画的这幅图。画中三人都在大笑，以至于鞋帽、衣服、手足，仿佛都露出了笑态。三人后面的三个小童，不知在做什么，也在大笑。世人说侏儒看戏，有人问他看到了什么，他就说："长

者难道会欺骗我吗？"这幅画正与此类似。先生自跋。

醉吟先生画赞

【题解】

所谓"醉吟先生"，是唐代大诗人白居易的雅号。白居易不但善写诗，而且好饮酒，宋代笔记《泊宅编》中记载"白乐天多乐诗，二千八百首，饮酒者九百首。"白居易在晚年曾写过一篇《醉吟先生传》，在文中他以醉吟先生自居，"醉吟先生"的雅号便由此而来。

黄金斗，碧玉壶。足踏东流水，目送西飞凫①。拥髻顾影者②，真子于之侍妾③；奋髯直视者④，非列仙之癯儒⑤。

【注释】

①凫（fú）：水鸟。俗称野鸭。

②顾影：自顾其影。有自矜之意。

③子于之侍妾：子于即伶玄，西汉大臣。字子于，其妾樊通德能言赵飞燕故事，于是子于撰《赵飞燕外传》。

④奋髯：抖动胡须。激愤或激昂的样子。

⑤癯（qú）儒：清瘦的儒者。含有隐居不仕之意。

【译文】

黄金铸的酒斗，碧玉制的酒壶。脚踏向东奔流的水，目送向西高飞的凫鸟。梳着高髻回看影子的人，真像是子于的侍妾；抖动胡须直视前方的人，并非群仙中的清瘦儒者。

先生尝云："渊明形神似我，乐天心相似我①。"观此赞，遂有相视莫逆之意。

【注释】

①心相:心灵对世界的感知方式。

【译文】

先生曾经说:"渊明的形神和我相似,乐天的心相和我相似。"看这篇赞文,就有对视就能心领神会之意。

韩幹画马赞

【题解】

韩幹是唐代著名画家,尤其擅长画马。这篇《韩幹画马赞》主要描述了韩幹的一幅绘有四匹马的画作。苏轼不但细致地将画作中的场景一一道出,尤其令人称道的是,在对于诸马神态的描绘中,苏轼又增加了不少合理的想象,体现了对于超尘脱俗生活的向往之情,使本文跳脱了单纯描述的局限,丰富了文章的内容和寓意。

韩幹之马四:其一在陆,骧首奋鬣①,若有所望,顿足而长鸣。其一欲涉,尻高首下②,择所由济,踟蹰而未成③。其二在水,前者反顾,若以鼻语,后者不应,欲饮而留行。以为厩马也,则前无羁络,后无箠策④;以为野马也,则隔目耸耳⑤,丰臆细尾,皆中度程⑥。萧然如贤大夫贵公子,相与解带脱帽,临水而濯缨。遂欲高举远引,友麋鹿而终天年,则不可得矣。盖优哉游哉⑦,聊以卒岁而无营。

【注释】

①骧(xiāng)首:抬头。奋鬣(liè):扬起颈上的长毛,形容奋发或狂怒。

②尻(kāo):臀部。

③跼踏(jú jí)：滞留不进，徘徊不前。跼，手足关节不能屈伸。踏，用极小的步子走路。

④棰策：马鞭子。

⑤睨目：斜眼而视，怒视。

⑥度程：格式，标准。

⑦优哉游哉：安然悠闲的样子。语出《史记·孔子世家》："优哉游哉，维以卒岁。"

【译文】

韩幹画中有四匹马：一匹在岸上，昂着头扬起鬃毛，好像在张望什么，马蹄踏地而高声嘶鸣。一匹像是要渡河，臀部高抬马头向下，似乎在寻找渡水之处，小步徘徊不敢下水。另外两匹在水中，前一匹回头看着后一匹，像是用鼻子在说话，后一匹没有回应，似乎想留在原地饮水。以为它们是马厩中饲养的马，但前边没有马衔和络头，后边没有马鞭；以为它们是野马，它们双眼怒视，双耳尖耸，胸部饱满，马尾细长，都符合良马的标准。它们仪态潇洒，如同贤大夫和贵公子，一起解开衣带脱下冠帽，在水边洗濯头缨。于是很想远离尘世，与麋鹿为友而安享天年，但没有办法做到。就这样优哉游哉，聊以度日不再有营求。

石室先生画竹赞并叙

【题解】

文同爱竹，以爱画竹而出名，连其为人也与竹子的品格有着相似之处。苏轼此赞不但在描述画作，而且也在描述文同其人。

与可，文翁之后也①。蜀人犹以"石室"名其家，而与可自谓笑笑先生②。盖可谓与道皆逝，不留于物者也。顾尝好画竹③，客有赞之者曰：

【注释】

①文翁：名党，字仲翁，西汉循吏。汉景帝末年为蜀郡守，政绩卓著。汉平帝时下诏建祠于石室，以祀文翁。

②笑笑先生：文同的号。又号笑笑居士、石室先生。

③顾：只是。

【译文】

文与可，是文翁的后人。蜀人至今还在用"石室"命名其家，而文与可自称为笑笑先生。大概可以称得上与道一同消逝，不沉溺于物的人了。只是曾经喜欢画竹子，客人中有称赞他的人说：

先生闲居①，独笑不已。问安所笑，笑我非尔。物之相物②，我尔一也。先生又笑，笑所笑者。笑笑之余，以竹发妙③。竹亦得风，天然而笑。

【注释】

①闲居：独处，独居。

②物之相物：以物观物。

③以竹发妙：通过画竹阐发妙意。

【译文】

先生独处时，一个人笑不停。问他笑什么，回答说笑我不是你。以物来观物，我和你都一样。先生又笑，笑所笑的人。笑笑之余，通过画竹阐发妙意。竹也被风吹动，天然而发笑。

纤致入微。

【译文】

描写细致入微。

题赵屼屏风与可竹①

【题解】

本文题目是《题赵屼屏风与可竹》,不过文中对于屏风上的竹子几乎没有描绘,而是直接写文与可的为人、爱好和性格等,体现了苏轼和文与可之间真挚的友情,表达了苏轼对文与可为人处世的赞赏。

与可所至,诗在口,竹在手②。来京师不及岁,请郡还乡③,而诗与竹皆西矣④。一日不见,使人思之。其面目严冷⑤,可使静险躁,厚鄙薄。今相去数千里,其诗可求,其竹可乞,其所以静厚者不可致。此予所以见竹而叹也。

【注释】

①赵屼:字景仁,宋代诗人。北宋名臣赵抃次子。进士出身,担任过江州通判、御史等职。

②竹在手:意谓画竹不停手。

③请郡:请求外任为州、郡长官。

④西:向西去。文与可家在蜀地,位于汴京之西,故云。

⑤严冷:严肃而冷峻。

【译文】

与可所到之处,作诗不离口,画竹不停手。来到京师不满一年,便请求外任州郡长官还乡,而诗和竹也都随之西去。一日不见面,便使人想念他。他的表情严肃冷峻,可使急躁之人冷静,鄙薄之人厚道。如今相距几千里,他所作的诗和所画的竹虽然还能求到,但使人变得冷静、厚道的神态却没办法见到。这就是我看见屏风上的竹子而感叹的原因呀。

画与书一道,观其书,可以知其人。与可之为人,每令先生致思如此①;则与可之画,有未可以言喻者矣。

【注释】

①致思:用心思考,深入思考。

【译文】

绘画与书法相通,观其书法,可以推知其为人。与可的为人,常常让东坡先生如此用心思考;那么与可的画作,有无法用言语准确表达的内容。

跋宋汉杰画①

【题解】

苏轼在文中推崇的"士人画",是与画工相对而言的。虽然从绘画的表现上而言,画工或许更为精细,但与"士人画"的区别就在于"取其意气所到",即是否能有画外之意,能否将绘画者自己的情感融入其中。

观士人画,如阅天下马,取其意气所到②。乃若画工③,往往只取鞭策、皮毛、槽枥、刍秣④,无一点俊发⑤,看数尺许便倦。汉杰真士人画也。

【注释】

①宋汉杰:即宋子房,字汉杰。画家宋迪的侄子。在徽宗朝时任画院博士,官至正郎。

②意气:精神,气概。

③乃若:至于。

④槽枥(lì)：养马的地方。刍秣：饲养的草料。

⑤俊发：英发。指才识、性情等充分表现出来。

【译文】

观赏文人画，如同检阅天下的马匹，看精神气质是不是画出来了。至于画工，常常只注重画鞭策、皮毛、槽枥、草料，没有一点性情灵气表现出来，看几尺长便厌倦了。汉杰的画真是文人画。

　　山谷尝云："子瞻学问文章之气，郁郁芊芊于笔墨之间①。"又云："挟海上风涛之势，尤为豪壮。"知此可与论士人之画。

【注释】

①郁郁：文采兴盛。芊芊：茂盛的样子。

【译文】

黄山谷曾说过："子瞻学问文章的气势，在笔墨之间茂盛充盈。"又说："挟带着海上风涛的气势，尤为豪壮。"知道了这点就可以与其讨论士人之画了。

题醉僧壁

【题解】

作为一首依托壁画的题诗，苏轼以夸张、活泼的文字生动描绘了画中醉僧的睥傲、狂放之态。

　　惠州灵惠院壁间，画一仰面向天醉僧，云是蜀僧隐峦所作。题诗其下：

直视无前气吐虹^①，五湖三岛在胸中^②。

相逢莫怪不相揖^③，只见山僧不见公。

【注释】

①气吐虹：气势能吞没彩虹。形容气势很大。

②五湖三岛：形容气魄很大，能容纳五湖三岛。五湖说法不一，或指太湖附近的五个湖。三岛指蓬莱、方丈、瀛洲。

③相揖：拱手行礼。

【译文】

惠州灵惠院的墙壁上，画着一个仰面向天的醉僧，据说是蜀僧隐峦所画。我在画下题诗：

目光笔直向前气势似要吞没彩虹，胸中仿佛能容纳五湖三岛。

如果相逢不要怪我不拱手行礼，我只见山寺的僧人不见外人。

跋《醉道士图》并章子厚跋

【题解】

《醉道士图》是王正父的画作，苏轼与章子厚相继在上面题跋。当时他们都关系密切，因此在跋文中互相逗笑取乐，充满了趣味。

仆素不喜酒，观正父《醉士图》^①，亦甚畏执杯持耳翁也^②。子瞻书。

仆观《醉道士图》，展卷末诸君题名。至子瞻所题，发噱绝倒^③。子厚书。

【注释】

①正父：王颐，字正甫，亦作正父。

②执杯持耳：手执酒杯拽着人的耳朵灌酒。

③发噱：发笑。

【译文】

我素来不喜欢饮酒，看到正父的《醉士图》，也很害怕画中手执酒杯拽人耳朵灌酒的老翁。子瞻书。

我观赏《醉道士图》，展开卷末是各位的题名。看到子瞻所题之处，笑得要倒在地上。子厚书。

熙宁元年十二月二十九日，再过长安，会正父于毋清臣家①。再观《醉士图》，见子厚所题，知其为予噱也。持耳翁，予固畏之，若子厚乃求其持而不得者。他日再见，当复一噱。时与清臣、尧夫、子由同观。子瞻书。

【注释】

①毋清臣：即毋沇，字清臣，宋代诗人。曾任延州太守等职。《全宋诗》收其《游王官谷》诗。

【译文】

熙宁元年十二月二十九日，第二次到长安，在毋清臣家见到了王正父。第二次观赏《醉士图》，看到子厚的题跋，知他为我的题词而发笑。拽耳老翁，我固然怕他，至于子厚则是求他拽耳朵而不得的。他日再见此跋，他应当又会发笑。此时与清臣、尧夫、子由一起观画。子瞻书。

酒中固多味①，恨知之者寡耳。若持耳翁，已太苛矣。子瞻性好山水，尚不肯渡仙游潭②，况于此而知味乎！宜其畏也。正父赴丰国时，子厚令武进。复题此以继子瞻之后。
己酉端午后一日。

【注释】

①多味：有很多趣味。

②仙游潭：又名黑水潭、五龙潭。位于今陕西周至县中兴寺及仙游
寺之间。苏轼曾游览其间，有《留题仙游潭中兴寺寺东有玉女
洞》诗。

【译文】

酒中本来有很多趣味，遗憾知道的人很少。至于说持耳翁，已经太
过苛刻了。子瞻性爱山水，尚且不肯渡仙游潭，何况于酒中知道趣味！
害怕也是很自然的。正父赴丰国时，子厚正好作武进县令。又在子瞻题
字之后题写。己酉端午后一日。

先生与子厚，每不相下如此。

【译文】

先生与子厚，总是这样互不谦让。

赵云子画①

【题解】

苏轼称赵云子的画"笔略到而意已具"，显然对其"意到"颇为欣
赏，这与其对"士人画"的态度是一致的，都是推崇画作中要有"画在意
外"的表达。

赵云子画，笔略到而意已具，工者不能。然托于椎陋

以戏侮来者^②，此柳下惠之不恭、东方朔之玩世，滑稽之雄乎^③？或曰："云子盖度世者^④。蜀人谓狂云犹曰风云耳^⑤。"

【注释】

①赵云子：宋代蜀地隐士。善于画道像，曾在青城山丈人观画诸仙图。

②椎陋：朴实而简陋。

③滑稽之雄：指诙谐善辩、口才超群的人。

④度世：超脱尘世而为仙。《楚辞·远游》："欲度世以忘归兮，意恣睢以担挢。"洪兴祖补注："度世，谓仙去也。"。

⑤风云：即"疯云"。

【译文】

赵云子的画作，笔墨稍微点到，而意趣备至，精于技巧的工匠不能如此。但托于朴实简陋以戏侮后来之人，这是柳下惠不恭、东方朔玩世，最为诙谐善辩的人吗？有人说："赵云子大概是超脱尘世而仙去之人。蜀人把狂云还叫作疯云。"

大有玄致。

【译文】

很有玄奥的理趣。

黄筌画雀^①

【题解】

黄筌是以花鸟画闻名的画家。但是其画作中的飞鸟，也有因为观察不够仔细而出错之处，苏轼由此感叹"君子是以务学而好问也"。

黄筌画飞鸟，颈足皆展。或曰："飞鸟缩颈则展足，缩足则展颈，无两展者。"验之信然②。乃知观物不审者③，虽画师且不能，况其大者乎？君子是以务学而好问也。

【注释】

①黄筌：字要叔。五代时西蜀的宫廷画家。擅画花鸟。北宋时，曾任太子左赞善大夫。

②信然：果然。

③审：详细，周密。

【译文】

黄筌画飞鸟，鸟的颈和脚都是伸展的。有人说："飞鸟如果缩颈则脚会展开，如果缩脚则颈会展开，没有两个都伸展的。"验证后果然如此。才知道如果观察事物不仔细，即便是画师也做不好，何况更为重要的事情呢？因此君子应该踏实学习并善于提问。

评者谓黄筌之画神而不妙①，赵昌之画妙而不神②，兼二者一洗而空之，其徐熙与③！徐熙，金陵人，所尚高雅，故骨气半神，为古今绝笔。孙崇嗣、崇勋，亦得所传。

【注释】

①评者：指宋代刘道醇。此处评论出自他的《圣朝名画评》。

②赵昌：字昌之，北宋画家。工书法、绘画。特别是在花鸟画领域，与宋徽宗赵佶齐名。

③徐熙：五代南唐杰出画家。一生未官，善画花木水鸟，虫鱼蔬果。

【译文】

评论者认为黄筌的画传神但不够精妙，赵昌的画精妙但不传神，兼有二者而横空出世的，大概是徐熙吧！徐熙，是金陵人，爱好高雅，所以其画作骨气半神，是古往今来的绝世之作。徐熙的孙子崇嗣、崇勋，也得到了他的真传。

戴嵩画牛①

【题解】

戴嵩是唐代著名画家，擅画田园风景，尤善画牛，后人称其得"野性筋骨之妙"，与韩幹画马并称"韩马戴牛"。然而这位著名画家所画的牛却违背了生活常识，因而遭到一个牧童的嘲笑。值得称道的是，牧童根据生活观察发表的见解，不但没有被鄙视，反而被杜处士肯定。苏轼此文的目的，并非要说牛应当如何画，而是表达了一个深刻的道理——"耕当问奴，织当问婢"，也就是说实践出真知，艺术来源于生活。

蜀中有杜处士②，好书画，所宝以百数③。有戴嵩牛一轴，尤所爱，锦囊玉轴，常以自随④。一日曝书画⑤，有一牧童见之，拊掌大笑曰："此画斗牛也！牛斗力在角，尾搐入两股间⑥。今掉尾而斗⑦，谬矣！"处士笑而然之。语云："耕当问奴，织当问婢。"不可改也。

【注释】

①戴嵩：唐代著名画家。尤工画牛。

②处士：古代对有德有才、但不愿为官之人的称呼。

③宝：珍爱，珍藏。

④自随：随身带着。

⑤曝（pù）：晒。

⑥搐（chù）：夹入，缩入。

⑦掉尾：摇尾摆动。

【译文】

四川有位杜处士，喜好书法、绘画，珍藏的作品数以百计。其中有一幅戴嵩所画的牛，尤其被他喜爱，锦囊玉轴，常常随身携带。一天杜处士正在晒书画，有个牧童看到这幅画，拍手大笑说："这画的是争斗的牛吗！牛争斗时力量全在牛角，牛尾夹进两条腿的中间。现在画里的牛竟摇尾而斗，画错了啊！"杜处士笑着表示赞同。俗话说："耕种纺织的事，应当向奴婢们请教。"这个道理不可改变啊！

米元章在涟水时，客鬻戴嵩牛图。米借留数日，以摹本易之不得。客谓原本牛目中有牧童，此则无也。

【译文】

米元章在涟水时，有客人卖戴嵩牛图。米元章留他住了几天，想要用摹本换掉却没能做到。客人说原本牛眼中有牧童的身影，摹本则没有。

与文与可

【题解】

本文作于元丰元年（1078），苏轼写信给文与可求其墨竹，文中戏谑不断，足见二人情谊之深，交游之密。

近屡于相识处见与可近作墨竹，惟劣弟只得一竿①。未说《字说》润笔②，只到处作记作赞，备员火下③，亦合剩得几纸。专令此人去请，幸毋久秘。不尔④，不惟到处乱画，题云与可笔，亦当执所惠绝句过状⑤，索二百五十匹也。呵呵。

【注释】

①劣弟：犹愚弟。自谦之词。

②《字说》：指苏轼《文与可字说》。润笔：也叫润资。旧指给作诗
　　文书画的人的报酬。

③火下：古代兵役中十人共起灶火，同火的人常指在同一军营里的
　　人。这里"备员火下"意指前来你身边做助手。

④不尔：否则，如果不这样。

⑤过状：作为证据。

【译文】

　　近来多次在认识的友人家里看到与可最近作的墨竹画，只有我得到
一幅。且不说所写《字说》的润笔费，只到处作记写赞，在你身边充当一
个助手，也该剩下几幅画。专门派这个人前去求画，千万不要一直藏着。
否则，我不但要到处乱画，题上与可的名字，还要拿您赠给我的绝句作为
证据告发，要索赔二百五十四绢。呵呵。

　　好谑。

【译文】

　　喜欢戏谑。

与钱济明

【题解】

　　这封书信是建中靖国元年自海南北归后作。此时苏轼已身患重病，
仍心系百姓，因当地旱情，取出家藏的画龙祈雨，希望友人钱济明也来烧
一炷香。当然，也是期待与朋友见面的意思。

　　家有黄筌画龙,拔起两山间①,阴威凛然②。旧作郡时,以祈雨有应,今夕具香灯试祷之。济明虽家居,必不废闵雨意,可来爇一炷香否? 旧所藏画,今正曝凉之③,只今来闲看否?

【注释】

①拔起:腾跃而起。

②阴威:犹神威。

③曝凉:晾晒。

【译文】

　　家中有一幅黄筌所画的龙,在两山之间腾跃而起,神威凛凛。以前我作郡守时,因为祈雨很有灵验,今晚备下香灯试试祈雨之事。济明即便闲居在家,一定还关心是否下雨之事,能来烧一炷香吗? 旧日所收藏的画,今天正在晾晒,今天有空来看看吗?

　　藏画乃有此番应用。

【译文】

　　藏画竟然有这样的应用。

与蒲传正①

【题解】

　　苏轼能书善画,对于书画之道浸淫颇深,也收藏了不少书画作品。但在文中,苏轼却说书画奇物"不啻如粪土",这当然是劝说蒲传正不要过度沉湎于此,而从某种程度上看,苏轼的确爱物而又不沉溺于物,这正是他通脱天性的表现。

千乘侄屡言大舅全不作活计②,多买书画奇物,常典钱使,欲老弟苦劝之③。卑意亦深以为然。归老之计,不可不及今办治。退居后,决不能食淡衣粗,杜门绝客;贫亲知相干,决不能不应副④。此数事岂可无备,不可但言我有好儿子,不消与营产业也。书画奇物,老弟近年视之,不啻如粪土也⑤。纵不以鄙言为然,且看公亡甥面⑥,少留意也。

【注释】

①蒲传正:蒲宗孟。

②千乘侄:指东坡叔父苏涣的长孙。大舅:即蒲宗孟,为苏千乘之母兄。活计:生计,维持生活。

③老弟:东坡自谓。

④应副:应对,应酬。

⑤不啻:不亚于,无异于。

⑥亡甥:指苏千乘。绍圣三年千乘到惠州探望苏东坡,不久卒,故称千乘为亡甥。

【译文】

千乘侄子多次说大舅全然不为生计考虑,买了很多书画奇物,常典当物品换钱用,他想让老弟我好好劝你。我心里也深以为然。归老之后的生计,不能不现在就提前办理。退居之后,决不能穿粗衣吃淡饭,关门谢客;贫穷的亲友有所请求,决不能不应对。这几件事岂能没有准备,不能只是说我有好儿子,不必参与经营产业。书画奇物,老弟近年看待它们,无异于如同粪土一样。纵使不认为我的话有道理,姑且看在你死去的外甥面上,也应稍加留意。

只是不作一伪语①。钟伯敬

【注释】

①伪语：假话。

【译文】

只是不说一句假话。钟伯敬

与大觉禅师

【题解】

作为精通画艺之人，苏轼的艺术鉴别力自然毋庸置疑，因此他的收藏都堪称佳作。不过，对于文中提到的禅月《罗汉》画作，他尤为另眼相待，一方面因为这是父亲苏洵喜欢的画作，另一方面则因为这幅画有灵异之处。遗憾的是，苏轼或为了避免怪诞之嫌，并未具体说明有何灵异。

人至，辱书，伏承法候安裕，倾向①！倾向！昨奉闻欲舍禅月《罗汉》②，非有他也，先君爱此画，私心以为舍施，莫如舍所甚爱，而先君所与厚善者莫如公。又此画颇似灵异，累有所觉于梦寐，不欲尽谈，嫌涉怪耳。以此，亦不欲于俗家收藏，意止如此。而来书乃见疑欲换金水罗汉，开书不觉失笑③。近世士风薄恶④，动有可疑，不谓世外之人犹复尔也⑤。请勿复谈此。某比乏人可令赍去，兵卒之类，又不足分付，告吾师差一谨干小师⑥，赍笼仗来迎取，并古佛一轴，亦同舍也。钱塘景物，乐之忘归。舍弟今在陈州得替，当授东南幕官。冬初恐到此，亦未甚的⑦。诗笔计益老健，或借得数首一观，良幸。到此亦有拙恶百十首⑧，闲暇当录上。

【注释】

①倾向：倾心向往。

②禅月《罗汉》：这里指苏轼收藏的禅月所画的罗汉画像。

③开书：打开书信。

④薄恶：道德浇薄。

⑤世外之人：出世之人。这里指大觉禅师。

⑥谨干：谨慎干练。小师：对年轻出家人的称呼。

⑦亦未甚的：也没有完全确定。

⑧拙恶：粗劣。这里是对自己作品的谦称。

【译文】

信使来到，承蒙赐信，得知法师起居安康，倾心向往！倾心向往！昨日告知想施舍禅月《罗汉》，没有其他缘故，先父喜爱此画，我私下以为如要布施，不如布施他特别喜爱的，而和先父情谊深厚的莫过于您了。另外这幅画很有灵异之处，我多次在梦中有所感觉，不想详谈了，恐怕有怪诞之嫌。因此，我也不想让俗家收藏此画，想法就是这样。而您来信竟怀疑我想换金水罗汉，打开书信不觉失笑。近世士风道德浇薄，一举一动都会被怀疑，没想到世外之人也是如此。请不要再谈这些了。我最近没有人可以将它带去，兵卒之类的粗人，又不值得托付，还请法师派一位谨慎精干的小和尚，带着笼仗前来迎取，连同一轴古佛画，也一起布施。钱塘的景色，令人留恋忘返。我的弟弟现在陈州替任，应当授职东南幕官。今年冬初恐怕会到此地，也没有完全确定。您的诗笔想必更加老练雄健，如能借来几首欣赏一下，就太幸运了。我到这里也写了百十首拙劣之诗，闲暇时当抄录奉上。

先生舍四菩萨板，计鬻所直十五万①。禅月罗汉并古佛，绝不肯以金水相易。读此令人悭呆两破。

【注释】

①蠲（juān）：本意为免除、舍弃，这里指舍弃众多财物，即捐献之意。

【译文】

先生施舍四菩萨板，捐献了价值十五万的财物。禅月罗汉和古佛画，绝不肯用金水罗汉图交换。读到这里让人的吝啬和愚钝之念同时消解。

与贾耘老①

【题解】

对处境困难的朋友，苏轼一直热心相助，想到贫困交加的贾耘老，于是专门为其画了怪石古木画，以求对其生活有所帮助。

今日舟中无他事，十指如悬槌②。适有人致嘉酒，遂独饮一杯，醺然径醉③。念贾处士贫甚，无以慰其意，乃为作怪石古木一纸。每遇饥时，辄以开看，还能饱人否？若吴兴有好事者，能为君月致米三石、酒三斗，终君之世者，便以赠之。不尔者，可令双荷叶收掌④，须添丁长，以付之也。

【注释】

①贾耘老：贾收，字耘老。苏轼知杭州时，与之交游，唱酬极多。

②槌：短木棍。

③醺然：酒醉的样子。

④双荷叶：贾耘老的小妾。

【译文】

今天在船里没有别的事情，两手闲着如悬着的短棍无事可做。正好有人送来美酒，就独自饮了一杯，直接醉了过去。考虑到贾处士非常贫困，没什么安慰您的东西，就为您作了一幅怪石、古木画。每当饥饿时，就打开看看，还能充饥吗？如果吴兴有好事者，能为您每月送来三石米和三斗酒，一直让您安度晚年，就把此画送给他。如没有这样的人，便让侍妾双荷叶收存起来，等到儿子长大，交付给他。

双荷叶，耘老妾。先生云齿落目昏，当是为双荷叶所困①，未可专咎诗也。

子瞻作枯木枝干，虬屈无端②；石皴硬③，亦怪怪奇奇无端，如其胸中盘郁也。吾自湖南从事过黄州，初见公，酒酣，曰："君贴此纸壁上，观音纸也。"即起作两枝竹、一枯树、一怪石见与。后晋卿借去不还。米元章

【注释】

①困：这里意为贾耘老被小妾的美色所惑，忙得没时间写诗了。

②虬曲：盘曲，卷曲。

③皴（cūn）：一种绘画技法。指绘出物体纹理或阴阳向背。

【译文】

双荷叶，是贾耘老的小妾。先生说：齿落目昏，应当是被双荷叶所困，不能只怪罪作诗。

子瞻画枯木枝干，卷曲着看不见首尾；石头用皴笔线条硬朗，也奇奇怪怪的看不见首尾，如同他胸中的郁结。我从湖南从事路过黄州，刚见苏公，酒喝得畅快，他说："你把这张纸贴到墙壁上，这是观音纸。"就起身画了两枝竹子、一棵枯树、一块怪石赠给我。后来晋卿借去没有归还。米元章

题《憩寂图》诗_{并鲁直跋}

【题解】

李伯时画了《憩寂图》之后，苏辙写了一首诗，苏轼和其韵也写了一首，但诗中"前世画师今姓李，不妨题作辋川诗"引发了一小段公案。此句中用的实际是王维（辋川）的典故。王维《偶然作》诗中云："宿世谬词客，前身应画师。"不过，在当时人看来，"画师"一词是含有贬意的，因为这相当于将他列入"工"的行列，而非"士"阶层。因此，苏轼将李公麟称为"画师"，对于本来是士大夫身份的李公麟来说，并非恭维之词，当时便引发了一些争议。苏轼也希望"此一卷公案，不可不令鲁直下一句"，黄庭坚也确实对此进行了尽力辩护，认为苏轼并无贬损李公麟之意，反倒称赞得恰如其分，苏轼才是"真相知"。

元祐元年正月十二日，苏子瞻、李伯时为柳仲远作《松石图》①。仲远取杜子美诗"松根胡僧憩寂寞，庞眉皓首无住著。偏袒右肩露双脚，叶里松子僧前落"之句②，复求伯时画此数句为《憩寂图》。子由题云③："东坡自作苍苍石，留取长松待伯时。只有两人嫌未足，兼收前世杜陵诗。"因次其韵云："东坡虽是湖州派，竹石风流各一时。前世画师今姓李，不妨题作辋川诗。"文与可尝云："老夫墨竹一派，近在徐州④。"吾竹虽不及，石似过之。此一卷公案，不可不令鲁直下一句。

【注释】

①柳仲远：苏轼的姻亲，为苏轼堂妹的丈夫。品行端正，清贫一生。苏轼有《祭柳仲远文》。

②杜子美诗：此处引诗出自杜甫《戏为韦偃双松图歌》。

③子由题：此处引诗出自《子瞻与李公麟宣德共画翠石古木老僧谓
　　之憩寂图题其后》。

④近在徐州：苏轼当时任徐州太守。

【译文】

　　元祐元年正月十二日，苏子瞻、李伯时为柳仲远画了一幅《松石图》。仲远取杜子美诗"松根胡僧憩寂寞，庞眉皓首无住著。偏袒右肩露双脚，叶里松子僧前落"之句，再求伯时将这几句诗的内容画成《憩寂图》。子由题诗云："东坡自作苍苍石，留取长松待伯时。只有两人嫌未足，兼收前世杜陵诗。"于是次其韵写诗："东坡虽是湖州派，竹石风流各一时。前世画师今姓李，不妨题作辋川诗。"文与可曾经说："老夫墨竹一派的人，最近在徐州。"我的竹子虽然比不上，但画的石头好像超过了他。这一卷公案，不能不让鲁直写下一句话。

　　或言子瞻不当目伯时为前身画师①，流俗人不领②，便是诗病。伯时一丘一壑③，不减古人，谁当作此痴计。子瞻此语是真相知。鲁直书。

【注释】

①目：视，看作。

②流俗人：世俗之人。

③一丘一壑：山丘和溪壑，指隐居者所住的地方。多用以比喻纵情
　　山水。

【译文】

　　有人说子瞻不应当将伯时视为前世的画师，世俗之人不能领会，以为是诗病。伯时纵情于丘壑山水，不减古人，谁会生出这样痴傻的想法呢。子瞻这些话是真的知音。鲁直书。

画雪鹊次韵^①

【题解】

　　本文所收录的三首诗，虽然都是同一幅雪鹊画引发的，却是苏轼在人生三个不同阶段的写照。身处的环境不同，心境自然也大不一样。三首诗对照来读，读者会生出万千感慨。

次韵功父观余画雪鹊有感

可怜倦鸟不知时，空羡骑鲸得所归^②。

玉局西南天一角^③，万人沙苑看孤飞^④。

【注释】

①雪鹊：雪中的鹊鸟。

②骑鲸：骑着鲸鱼。比喻隐遁或游仙。语出扬雄《羽猎赋》："乘巨鳞，骑京鱼。"

③玉局：玉局观，位于成都的道观。宋彭乘《修玉局观记》记载了道观名的来历："后汉永寿元年，李老君与张道陵至此，有局脚玉床自地而出，老君升坐，为道陵说《南北斗经》，既去而坐隐，地中因成洞穴，故以'玉局'名之。"

④沙苑：沙草地。一说指沙苑监，地名。在陕西大荔南，宜于畜牧。

【译文】

可怜疲倦的飞鸟不知时节，白白羡慕骑鲸之人自在归去。

玉局观在天涯的西南一角，上万人在沙苑上看着倦鸟孤单地飞翔。

追忆郭功父观余旧画雪鹊，复作二韵寄之，时在惠州

平生才力信瑰奇^①，今在穷荒岂易归^②。

正似雪林楼上画，羽翰虽好不能飞③。

【注释】

①瑰奇：瑰丽珍奇。

②穷荒：边荒之地。

③羽翰：翅膀。

【译文】

平生的才力确实瑰丽珍奇，现在身处穷荒哪里容易归去。

正如同楼上所画的雪林，鸟儿的翅膀虽然好却无法飞。

复官北归，再次前韵

秋霜春雨不同时，万里今从海外归。

已出网罗毛羽在①，却寻云迹帖天飞②。

【注释】

①网罗：比喻束缚人的环境。

②帖：紧挨着。

【译文】

秋霜和春雨不会同时出现，现在我从万里之外的海外归来。

已经逃出了网罗羽毛还在，却追寻着云迹紧挨着天飞。

　　兰陵胡世将家收先生所画《蟹》①，琐屑毛介②，曲屈芒缕③，无不备具。先生又与王定国书曰："余近画得寒林，已入神品。"

【注释】

①兰陵：古地名。位于今山东临沂兰陵。

②琐屑：细小。毛介：绒毛和甲胄。

③芒缕：指蟹关节处的尖锐处。

【译文】

兰陵胡世将家收藏有先生所画的《蟹》，细小的绒毛和甲胄，弯曲尖锐的关节，没有不齐全的。先生又在写给王定国的书信中说："我最近画的寒林，已达到神品的境界。"

《救月图》赞

【题解】

《救月图》是苏轼在墨汁不小心洒到纸上的情况下，借着纸上墨点的形状，勾画而成的一幅奇作，这不仅是简单的翰墨游戏，而且展现了苏轼的机智和高妙的艺术想象力。

痴蟆窝肉①，睥睨天目②。伟哉黑龙，见此蛇服③。蟆死月明，龙反其族④。乘云上天，雨我百谷。

【注释】

①窝肉：一块肉。

②睥睨(pì nì)：窥伺。天目：指月亮。这里意谓月中的玉兔。

③蛇服：变成蛇的样子。

④其族：这里指龙族。

【译文】

愚蠢的蛤蟆妄想吃肉，眼睛窥伺着月中玉兔。雄伟的黑龙，幻化成蛇形。蛤蟆死后月光复明，蛇又变回龙族。乘着云腾飞上天，播撒雨水浇灌百谷。

　　东坡过余清虚堂①，欲挥翰墨②，误落纸如蛇蜒状。因点成眼目，画缺月其上，名《救月图》，并题此赞。偶尔游戏，遂成奇笔。王巩题。

【注释】

①清虚堂：为王巩的居所。

②翰墨：文章书画。

【译文】

　　东坡居士路过我的清虚堂，想要写文章书画，挥笔之时误将墨汁洒在纸上，如同蛇蜿蜒的形状。于是顺势点成眼睛，又在蛇上面画了缺月，取名为《救月图》，并题写了这篇赞诗。偶然间的游戏笔墨，便成为了奇作。王巩题。

　　东坡居士游戏于管城子、楮先生之间①，作枯槎、寿木、丛筱、断山②，笔力跌宕于风烟无人之境。盖道人之所易，而画工之所难。如印印泥③，霜枝风叶，先成于胸次者欤④！攓申奋迅⑤，六反震动⑥，草书三昧之苗裔者欤！金石之友，质已死而心在，斫泥郢人之鼻、运斤成风之手者欤⑦！夫惟天才逸群，心法无轨，笔与心机，释冰为水。立之南荣⑧，视其胸中无有畦畛⑨，八窗玲珑者也。吾闻斯人，深入理窟，楛研囊笔⑩，枯禅缚律，恐此物辈不可复得。公其缇衣十袭⑪，拂除蛛尘，明窗棐几⑫，如见其人。《东坡先生墨戏赋》山谷

【注释】

①管城子：毛笔的代称。楮先生：纸的代称。因为楮树皮可以造纸，故称。二者皆语出韩愈《毛颖传》。

②枯槎（chá）：枯枝。寿木：老树。丛筱：竹丛。断山：怪石。

③如印印泥：如同印章印在泥上。语出唐褚遂良《论书》："用笔当如锥画沙，如印印泥。"

④胸次：指胸怀。

⑤颦申：指一颦一喜之间。

⑥六反震动：佛教语。指天地震动的六种情状，又称"六震"或"六动"。据说在释尊诞生、成道、说法或如来出现时，大地都会有六种震动。

⑦运斤成风：挥动斧头，发出呼呼风声。典出《庄子·徐无鬼》："郢人垩漫其鼻端若蝇翼，使匠石斫之。匠石运斤成风，听而斫之，尽垩而鼻不伤，郢人立不失容。"后以"运斤成风"喻指人的才能超凡。

⑧南荣：房屋的南檐下。

⑨畦畛（zhěn）：田间的界道，界限。

⑩椟研囊笔：用匣子装砚台，用布囊装笔。

⑪缇（tí）衣：红色的武士衣服。十袭：一层又一层地包裹。比喻珍重收藏。

⑫棐（fěi）几：用棐木做的几案。

【译文】

　　东坡居士游戏于笔、纸之间，画枯枝、老树、竹丛、怪石，笔势在风烟无人之境跌宕起伏。这对得道之人来说很容易，而对画工来说却很难做到。墨迹如同印章印在印泥上，霜枝风叶，都已经先胸有成竹了。蹙眉舒展，精神振奋，天地震动，这真是草书笔法精髓的传承者啊！墨迹如金石不朽，形骸静默而神韵犹存，这是斫郢人之鼻、运斤成风的手笔啊！天才出众之人，心无定法，笔法和心机，才能如冰化为水一样。将其画立于南廊下观赏,仿佛能看出其胸怀坦荡,如八面开窗的通达明彻之人。我听说这种人,钻研义理学问,却把砚台收在盒中,把毛笔收在囊内,坐枯禅,被戒律束缚,恐怕这类人以后再也难以见到了。层层包裹珍藏起来,拂去蛛尘,放在明窗前棐木几案上,如同见到了本人一样。《东坡先生墨戏赋》山谷

文与可飞白赞①

【题解】

所谓飞白,是一种具有独特魅力的书法艺术,其明显的特征是笔画露白,似枯笔所写,是在不改变字体结构的前提下,笔画翻飞露白的一种创新书体。此文主要是表达苏轼对文与可飞白书的赞美之情,用了多个生动的比喻,细致描绘了文与可飞白书的成就和特点。

呜呼哀哉! 与可岂其多好②,好奇也与! 抑其不试,故艺也③。始予见其诗与文,又得见其行草篆隶也,以为止此矣。既没一年④,而复见其飞白。美哉多乎,其尽万物之态也! 霏霏乎其若轻云之蔽月⑤,翻翻乎其若长风之卷旆也⑥。猗猗乎其若游丝之萦柳絮⑦,袅袅乎其若流水之舞荇带也⑧。离离乎其远而相属,缩缩乎其近而不隘也⑨。其工至于如此,而余乃今知之。则余之知与可者固无几,而其所不知者,盖不可胜计也。呜呼哀哉!

【注释】

①飞白:飞白体,即草篆,东汉蔡邕所创。笔画中间夹杂着丝丝点点的白痕,似枯笔所写,笔画两端高举如飞。

②多好：有很多爱好。

③抑其不试，故艺也：意谓不曾被世俗所任用，所以多艺。语出《论语・子罕》："子云：'吾不试，故艺。'"

④没（mò）：去世。

⑤轻云：薄云，淡云。

⑥斾（pèi）：代指旗帜。

⑦猗猗（yī）：柔美的样子。

⑧荇（xìng）带：一种水草，呈带状。

⑨缩缩：紧缩。

【译文】

呜呼哀哉！与可哪里有很多爱好，或许只是好奇吧！或者因为他不为世所用，所以多艺吧。我最初见到他的诗歌和散文，后来又见到他的行书、草书、篆书和隶书，以为他的技能只有这么多了。在他去世一年之后，又见到他的飞白体。真是美妙极了，可以说极尽世间物象的神态。飞扬如薄云遮住月亮，飘动如大风卷起了旗帜，柔美如游丝沾住柳絮，袅袅如流水中飘舞的荇带。看似疏朗渺远却气韵相连，看似紧凑聚集却不显拥挤。他的书法工巧如此，而我至今才得以领教。我知道的文与可的技能本来也不多，而所不知道的，恐怕不可胜数。呜呼哀哉！

描摹感念①，不尽淋漓。

飞白书始于蔡邕②，在鸿都学见匠人施垩帚③，遂创意焉。梁子云能之④，武帝谓曰："蔡邕飞而不白，羲之白而不飞。飞白之间，在卿斟酌。"

【注释】

①感念：感伤思念。

②蔡邕：字伯喈。东汉时期名臣。文学家、书法家。

③鸿都学：东汉灵帝光和元年设在洛阳鸿都官内的学堂。

④子云：萧子云，字景乔。南朝梁书法家、文学家。

【译文】

描摹的感伤思念之情，淋漓不尽。

飞白书始创于蔡邕，他在鸿都学看见匠人用白垩土制成的大帚书写，于是有了这一创意。梁代的萧子云能写这种书法，梁武帝对他说："蔡邕飞而不白，王羲之白而不飞。飞白之间的尺度，全在爱卿斟酌。"

仁宗皇帝御飞白记

【题解】

北宋皇帝中，仁宗可算是历史上有名的"明君"。他的文艺水平也很高超，能书善画，尤其擅长"飞白书"。欧阳修在《归田录》中曾记载，仁宗"万几之暇，无所玩好，惟亲翰墨，而飞白尤为神妙"。

问世之治乱，必观其人。问人之贤不肖，必以世考之。孟子曰："诵其诗，读其书，不知其人，可乎？是以论其世也①。"合抱之木②，不生于步仞之丘③；千金之子，不出于三家之市④。

【注释】

①"诵其诗"几句：出自《孟子·万章下》。即知人论世说。

②合抱：两手合围，多形容树干粗大。

③步仞之丘：广一步，高一仞，形容低小。《庄子·庚桑楚》："步仞之丘陵，巨兽无所隐其躯。"

④三家之市：只有三家的集市，形容规模很小。

【译文】

考察时代的兴乱，一定要观察当时的人。考察一个人贤能或不贤，一定要看时代背景。《孟子》中说："诵读他的诗歌，阅览他的著作，但是不了解这个人，可以吗？所以要研究他所处的时代。"合抱的大树，不会生长在一步之高的小丘；千金之子，不会出自只有三家的集市。

臣尝逮事仁宗皇帝①，其愚不足以测知圣德之所至。独私窃览观四十余年之间，左右前后之人，其大者，固已光明俊伟，深厚雄杰，不可窥较②。而其小者，犹能敦朴恺悌③，靖恭持重，号称长者。当是之时，天人和同，上下欢心。才智不用而道德有余，功业难名而福禄无穷。升遐以来④，十有二年，若臣若子，罔有内外，下至深山穷谷老妇稚子，外薄四海裔夷君长，见当时之人，闻当时之事，未有不流涕稽首者也。此岂独上之泽与？凡在廷者与有力焉。

【注释】

①逮：到，及。

②窥较：窥伺比较。

③恺悌：和乐平易。《左传·僖公十二年》："恺悌君子，神所劳矣。"

④升遐：升天。帝王去世的婉辞。

【译文】

臣曾赶上侍奉仁宗皇帝，愚钝不足以揣度圣德的宽广。只是私下观察四十多年之间，仁宗身边的大臣，其中成就高的，本来就已经是光明俊伟，深厚雄杰，没办法窥伺比较。而那些成就不甚高的，也都敦朴平易，恭谨有礼，老成持重，号称长者。当时，天人和协一致，君臣欢心。不用才能智略而道德非常隆盛，虽然说不出什么盛大功业但福禄却绵远无穷。仁宗驾崩以来，已经有十二年，像你我这样的臣民，不论朝廷内外，下到深山穷谷的的老妇幼童，外到边远蛮夷的首领，见到当年的人，听到当年的往事，没有不流泪行礼的。这难道仅仅是因为天子的恩泽吗？凡在朝之人都参与其中发挥了作用。

太子少傅安简王公，讳举正，臣不及见其人矣，而识其为人①。其流风遗俗可得而称者②，以世考之也。熙宁六年冬，以事至姑苏，其子诲出庆历中所赐公"端敏"字二、飞白笔一以示臣，且谓臣记之，将刻石而传诸世。

【注释】

①识：了解，知道。

②流风：流传下来的风尚。

【译文】

太子少傅王安简公，名举正，臣没有见过这个人，但了解他的为人。他流传下的风尚习俗值得称赞，可以通过世间相关记载来考察得知。熙宁六年冬天，臣因事到了姑苏，他的儿子王诲拿出庆历年间赐给王公的"端敏"两个字、飞白笔一支给我看，并让我写文记此事，准备刻石碑而流传后世。

臣官在太常，职在太史，于法得书①。而以为抱乌号之弓②，不若藏此笔；宝曲阜之履③，不若传此书；考追蠡以论音声④，不若推点画以究观其所用之意；存昌歜以追嗜好⑤，不若因褒贬以想见其所与之人。或藏于名山，或流于四方，凡见此者，皆当耸然而作，如望旄头之尘⑥，而听属车之音，相与勉为忠厚而耻为浮薄，或由此也夫。

【注释】

①于法：从道理上讲。

②乌号之弓：传说中黄帝所用之弓。

③曲阜之履：孔子的遗履。

④追蠡：指经久而剥蚀的钟器。

⑤昌歜（chù）：菖蒲根的腌制品。传说周文王嗜昌歜，孔子因为仰慕文王而食之。后多用来指前贤偏爱之物。

⑥旄头：古代君主出行仪仗中担任先驱的骑兵。

【译文】

臣当时任太常博士，职位在太史馆，从道理上讲也应书写下来。而且以为拥有乌号宝弓，不如收藏这支笔；珍视孔子的鞋子，不如让此书得以流传；考察残破的古钟来论音乐声律，不如推究此书的笔画来研究用意所在；保存腌制的蒲根来追想古人的嗜好，不如根据褒贬评价来追想他所交往之人。或者藏在名山，或者流传四方，凡是见到此书的人，都应当肃然起敬，就像是见到天子仪仗扬起的尘土，听到随行车队的声响，互相劝勉要忠诚敦厚，而以轻薄浮夸为耻，或许从此开始了吧。

冠冕之文，难于波荡，公独兼之。陆君启

【译文】

冠冕堂皇的文章，难于波澜起伏，而苏公独能兼有。陆君启

跋君谟飞白

【题解】

君谟即北宋大书法家蔡襄，苏轼对于蔡襄的书法非常推崇，留下的相关题跋文字便有六篇。在这篇文章里，苏轼并非单纯评论蔡襄的书法

技巧，而是借此探讨书道。他认为各体书法都是相通的，蔡襄能够领悟其中的真意，所以才能做到"无不如意"。

　　物一理也，通其意，则无适而不可①。分科而医，医之衰也；占色而画，画之陋也。和缓之医②，不别老少；曹吴之画③，不择人物。谓彼长于是则可也，曰能是不能是则不可。世之书，篆不兼隶，行不及草，殆未能通其意者也。如君谟真行草隶无不如意，其遗力余意变为飞白，可爱而不可学。非通其意，能如是乎？

【注释】

①适：前往。

②和缓：医和、医缓。春秋时秦国的名医。

③曹吴：曹仲达、吴道子，皆为著名的画家。

【译文】

　　万物都是一个道理，通晓其中的真意，则无往而不可。分科室行医，是医道的衰落；选择颜色而作画，是画家的鄙陋。医和、医缓这样的医生，对病人不分老少；曹仲达、吴道子这样的画家，也不会选择人物。说他们擅长于此道是可以的，说他们会这个不会那个就不可以了。世上的书法，能作篆书而不能兼作隶书，能作行书而不能作草书，恐怕都是未能通晓书法真意之人。像君谟这样楷行草隶各体书法，没有不如意的，他的余力余意转为飞白，其书可爱却不可学。如果不是参透了其中的真意，能做到这样吗？

　　诗文亦然。如先生，殆所谓通其意者也。

【译文】

诗文也是这样。如先生，大概就是所谓领悟其真意的人吧。

书琅琊篆后

【题解】

本文作于熙宁九年（1076），又名《刻秦篆记》，简明叙述了琅琊台石刻的历史和重刻的经过。秦始皇统一天下后，曾多次出巡，并著文立石，琅琊台上的石刻便是其中之一。这些石刻上的诗文多为歌功颂德之文，就内容而言，新意不多，但是从书法的角度来看，由于当时正处于书法转型时期，这些石刻都具有独特的价值。

秦始皇帝二十六年，初并天下①。二十八年，亲巡东方海上，登琅琊台②，观出日，乐之忘归，徙黔首三万家台下③，刻石颂秦德焉。二世元年，复刻诏书其旁。今颂诗亡矣，其从臣姓名仅有存者，而二世诏书具在。

【注释】

①并：吞并。

②琅琊台：位于山东胶南琅琊山上。

③黔首：平民，老百姓。

【译文】

秦始皇二十六年，刚刚吞并天下。二十八年，秦始皇亲自巡行至东方海滨，登上琅琊台，观看日出，欢乐地忘了返回，迁移了三万家平民到琅琊台下，还在石上刻诗文以颂扬功德。秦二世元年，在这块刻石旁又刻上了诏书。现在颂诗已亡，只有随从大臣的姓名还有存留，而二世所刻的诏书全部都在。

　　自始皇帝二十八年，岁在壬午，至今熙宁九年丙辰，凡千二百九十五年。而蜀人苏轼来守高密，得旧纸本于民间①，比今所见，尤为完好，知其存者，磨灭无日矣。而庐江文勋适以事至密②，勋好古，善篆，得李斯用笔意③，乃摹诸石，置之超然台上④。夫秦虽无道，然所立有绝人者⑤。文字之工，世亦莫及，皆不可废。后有君子，得以览观焉。正月七日甲子书。

【注释】

①纸本：指石刻的拓本。

②庐江：郡名。治今安徽庐江。文勋：字安国。官至太府寺丞，善于篆书。苏轼《文勋篆赞》称"安国用笔，意在隶前。汲冢、鲁壁，周鼓、秦山"。

③李斯：秦丞相。相传泰山、琅琊诸刻石均为其手书。

④超然台：位于密州诸城北城墙。熙宁八年苏轼据旧台重建，参见苏轼《超然台记》。

⑤绝人：超越常人，过人。

【译文】

从始皇帝二十八年壬午，到现在熙宁九年丙辰，总共一千二百九十五年。而蜀人苏轼来任密州太守，从民间得到了石刻的旧拓本，比起现在见到的刻石，要完好得多，由此知道石刻保存的文字，不久也会磨灭。庐江文勋正好有事到密州，文勋好古，善写篆字，领悟到李斯运笔之意，于是摹拓石刻，将其放于超然台上。秦虽然无道，但其所立制度确有过人之处。文字之精巧，后世也难以比拟，都不可废弃。后世有君子，能够有机会观览。正月七日甲子书。

中一段算得有气焰,末幅才断他。

【译文】

中间一段算是很有气势,文章末尾才断掉。

辨法帖

【题解】

文中所谓"法帖",即《淳化阁帖》,又简称为《阁帖》。指北宋淳化三年(992),宋太宗下诏令翰林侍书学士王著,把历代书法作品整理后摹刻在枣木板上。这些帖子多是朝廷内府所藏作品,或从王公大臣手里借来的。这是中国历史上第一部大型名家书法集帖,但是其中舛错也不少,除了苏轼写此文进行批驳之外,还有不少书家也进行过批评,如米芾所作《跋秘阁法帖》,也指出了《淳化阁帖》的不少错误。

辨书之难,正如听响切脉①,知其美恶则可,自谓必能正名之者,皆过也。今官本十卷法帖中②,真伪相杂至多。逸少部中有《出宿饯行》一帖,乃张说文③。又有"不具,释智永白"者④,亦在逸少部中,此最疏谬。予尝于秘阁观墨迹,皆唐人硬黄上临本⑤。惟《鹅群》一帖,似献之笔。后又于李玮都尉家见谢尚、王衍等数人书,超然绝俗。考其印记,王涯家本。其他但得唐人临本,皆可蓄⑥。

【注释】

①听响:听回声。
②官本:指《淳化阁帖》。

③张说：字道济，一字说之，谥号文贞。唐朝开元时宰相。擅长文学，执掌文坛三十年。

④释智永：本姓王，为王羲之第七世孙，精通书法。古代著名书法家。

⑤硬黄：纸名。也称为"蜡本"。以黄檗和蜡涂染，质坚韧而莹彻透明，便于法帖墨迹的响拓双钩。多用以抄写佛经。

⑥畜：收藏。

【译文】

辨别书法真伪的难度，正像听回声和切脉一样，知道它的好坏就可以，自认为必定能辨正名实者，都过度了。现在官本十卷法帖之中，真假混杂的情形极多。王逸少部中有《出宿饯行》一帖，乃是张说的文章。还有"不具，释智永白"的帖子，也混在逸少部中，这是最粗疏荒谬的。我曾经在秘阁中观览墨迹，都是唐人在"硬黄"纸上的临摹本。只有《鹅群》一帖，像是王献之的真迹。后来又在都尉李玮家见到谢尚、王衍等几个人的书法，都超然绝俗。考订其上的印记，是王涯家传的藏本。其他只得到唐人的临摹本，都值得收藏。

题晋人帖

【题解】

苏轼在这里对晋人书帖的论述较为简略，只是重点讲了《兰亭集序》的流传。但王如锡所收录于后的米芾的相关文字较为详细，介绍了晋代十四位书法名家的书帖流传情况，是书法史上的重要文献。

唐太宗购晋人书①，自二王以下，仅千轴。《兰亭》以玉匣葬昭陵②，世无复见。其余皆在秘府。至武后时，为张易之兄弟所窃，后遂流落人间，在王涯、张延赏家③。涯败，为军人所劫，剥去金玉轴，而弃其书。余尝于李都尉玮处见晋人数帖，皆有小印"涯"字，意其为王氏物也。有谢尚、谢鲲、王衍等帖，皆奇，而夷甫独超然如群鹤耸翅④，欲飞而未起也。

【注释】

①书：这里指书法作品。

②《兰亭》：指王羲之的《兰亭集序》。昭陵：唐太宗的陵墓。

③王涯：字广津。唐代大臣、宰相。博学工文，后于"甘露之变"中被腰斩。

④夷甫：即王衍，字夷甫。西晋重臣，玄学清谈领袖。

【译文】

唐太宗求购晋人的书法，自二王以下，不过千轴。《兰亭集序》用玉匣盛放陪葬于昭陵，世上再也见不到。其余的都收藏在秘府。到武后当政时，被张易之兄弟二人偷窃，后来就流落于民间，在王涯和张延赏家。王涯败落后，被军人抢劫，剥去金玉制成的卷轴，却扔掉了书法。我曾经在都尉李玮处见过晋人的几张书帖，上面都有小印"涯"字，想来就是王涯之物。还有谢尚、谢鲲、王衍等人的作品，都很奇异，而王衍的书法更是超然如群鹤耸起翅膀，想飞而尚未飞起的样子。

唐太宗购王逸少书，使魏徵、褚遂良定真伪。我太宗购古今书，而使王著精辨①，粗定为法帖，此十卷是也，其间一手伪帖太半。甚者以千字文为汉章帝，张旭为王子敬，以俗人学智永为逸少，如其间以子敬及真智永为逸少者，犹不失为名帖。余尝于检校太师李玮第观侍中王贻永所收晋帖一卷内，武帝、王戎、谢安、陆云辈，法若篆籀②，体若飞动，著皆委而弗录，独取郗愔两行入十卷中，使人慨叹。又刘孝孙处见柳公权所收跋子敬送梨帖，然于太宗卷中辨出，乃以逸少一帖连在后，而云又一帖，不知其为逸少也。公权，唐名家尚如此，顾何议著。今长安李氏所收逸少帖，贞观所收第一帖，著名已非逸少真迹，余可知矣。独未知徐琦所访者何如耳③。余抱疾端忧④，养目文艺，思而得之，粗分真伪，因跋诸卷末，以贻好事同志，百年之后必有击节赏我者。元祐三年倦游阁襄阳漫仕米元章书。

【注释】

①王著：字成象，五代末北宋初人。历仕后汉、后周、北宋三朝，官至翰林学士，负责编著《淳化阁帖》。

②籀（zhòu）：籀文。又称"大篆"。春秋战国时流行于秦国的一种字体，石鼓文是其代表。

③琦（shú）：玉器。

④端忧：深切的忧思。

【译文】

唐太宗购得王逸少的书法，让魏徵、褚遂良断定真伪。我朝太宗皇帝购得古今书法作品，而让王著精辨，大略确定为法帖十卷，其中大都为同一个人伪造的书帖。严重的以千字文为汉章帝，以张旭为王子敬，以俗人学智永的作品为逸少之作，其中以子敬和真智永为王逸少的作品，还不失为名帖。我曾经在检校太师李玮家中观览侍中王贻永所收一卷晋帖，其中武帝、王戎、谢安、陆云等人，笔法如篆书籀文一样圆劲古朴，体势神韵飞扬，但王著都没有收录，却仅取了郗愔的两行书法收入十卷法帖，令人慨叹。又在刘孝孙处看见柳公权所收《跋子敬送梨帖》，但是从太宗卷中辨别出的，是将逸少的一帖连在后面，而说又一帖，不知道便是逸少。柳公权，唐代的书法名家尚且这样，还有什么可议论王著的呢？现在长安李氏收藏的王逸少的书帖，贞观所收第一帖，写明已不是王逸少的真迹，其余的可想而知了。只是不知道徐璹所寻访的如何。我身患疾病心怀忧思，以文艺滋养双目，思考而有所得，粗略分辨真伪，于是在诸卷末写跋文，以留给好事的志同道合之人，百年之后一定会有击节赞赏我的人。元祐三年倦游阁襄阳漫仕米元章书。

　　余阅书白首①，无魏遗墨，故断自西晋。晋贤十四帖，检校太师李玮于侍中王贻永家购得。第一帖张华真楷钟法，次王浑，次王戎，次陆机，次郗鉴，次陆统表晋元帝批答，次谢安，次王衍，次右军，次谢万两帖，次王珣，次臣詹晋武帝批答，次谢方回，次郗愔，次谢尚。内谢安帖有开元、印缝两小玺，建中翰林印。安及万帖有王涯"永存珍秘"印。大卷前有梁秀收阅古书印，后有殷浩印。殷浩以丹，梁秀以赭，是唐末赏鉴之家。其间有太平公主胡书印②，王溥之印，自五代相家宝藏。侍中国婿③，丞相子也。米元章

【注释】

①白首：犹白发，表示年老。

②胡书：指梵文。按，太平公主的胡书印文为"三藐毋駄"。张彦远《历代名画记》记载："太平公主驸马武延秀玉印，胡书四字梵音云'三藐毋駄'。"

③侍中：指王贻永，字季长。宰相王溥之孙。宋太宗赵匡义之婿。为人清慎寡言，通晓书法，尤擅行书。按，王贻永是宰相王溥之孙，其父并非宰相，米芾称其为"丞相子"，当有误。

【译文】

　　我阅览书法直到头发都白了，没有见到过曹魏的遗墨，所以以西晋为限。晋贤十四帖，是检校太师李玮从侍中王贻永家中购得的。第一帖

张华正楷钟法,其次王浑,其次王戎,其次陆机,其次郗鉴,其次陆统表晋元帝批答,其次谢安,其次王衍,其次王羲之,其次谢万两帖,其次王珣,其次臣詹晋武帝批答,其次谢方回,其次郗愔,其次谢尚。其中谢安帖上有"开元""印缝"两小玺,建中翰林印。谢安、谢万的书帖上有王涯的"永存珍秘"印。大卷前面有梁秀的收阅古书印,结尾有殷浩印。殷浩用的是红色,梁秀用的是红褐色,都是唐末的赏鉴家。其中有太平公主的胡书印、王溥之印,自五代其便藏于相家。侍中是驸马,丞相之子。米元章

题《兰亭记》

【题解】

《兰亭序》是书圣王羲之的书法作品,号称"天下第一行书"。唐太宗尤喜王羲之真迹,遂竭天下之力,派人购募殆尽,终于从山阴辩才处赚得《兰亭序》真迹。唐太宗因过于喜爱,居然临终遗言,将真迹殉葬,令无数后人遗恨无穷。

真本已入昭陵①,世徒见此而已②,然此本最善。日月愈远③,此本当复缺坏,则后生所见,愈微愈疏矣。

【注释】

①真本:真迹。

②此:指摹本。

③日月:犹时间、岁月。

【译文】

真迹已经被殉葬入了昭陵,世人只能见到这部摹本,但这摹本已是最好的了。时间越长,这部摹本应当又会缺损,那么后人所见到的,越来越残缺了。

题《笔阵图》^①王晋卿所藏

【题解】

书法中有"道"存在。不过,在表现无形之道时,又需要通过"有形"来进行展示,那么自然便会受到束缚。

笔墨之迹,托于有形,有形则有弊。苟不至于无,而自乐于一时,聊寓其心^②,忘忧晚岁,则犹贤于博弈也。虽然,不假外物而有守于内者,圣贤之高致也,惟颜子得之。

【注释】

①《笔阵图》:古代书法论著。旧题卫夫人撰,但后世颇有争议,或疑为六朝人伪托。

②寓:寄托。

【译文】

书法绘画作品,依托于形体来表现,有形体就有弊端。虽然不至于虚无,而能自得其乐,姑且寄托心意,忘记晚年的忧愁,那么也比沉溺于赌博、下棋要更好。虽然如此,不借外物而能守住内在境界,才是圣贤追求的高远风致,只有颜回能达到这种境界。

题逸少帖

【题解】

虽然王羲之向往山林之乐,但连他自己也没有完全实现游览岷山的夙愿,没能做到超然物外的洒脱,更何况其他人呢!

逸少为王述所困^①,自誓去官,超然于事物之外。尝自言：“吾当卒以乐死。”然欲一游岷岭②，勤勤如此③，而至死不果。乃知山水游放之乐④，自是人生难必之事，况于市朝眷恋之徒，而出山林独往之言，固已疏矣。

【注释】

①王述：字怀祖，东晋官员。袭爵蓝田侯，又称王蓝田。累迁尚书令、散骑常侍。王述与王羲之在官场上素来不和睦，嫌隙甚多。

②岷岭：岷山。

③勤勤：恳切至诚。

④游放：纵情游览。

【译文】

王羲之被王述所排挤，自己发誓要辞去官职，超脱于世俗之外。曾自言：“我要最终快乐终老。”然而却想游览岷山，恳切至诚到这种地步，而至死不能实现。才知道登临山水纵情游览之乐，本是人生难以实现的事。何况对于那些贪恋世俗名利的人，而说出独往山林的话，本来就与真正的超脱境界差远了。

题子敬书①

【题解】

俗话说，字如其人。据《晋书·王献之传》，谢安曾想请王献之为新建的宫殿题写匾额，被王献之委婉拒绝。苏轼以此事来突出王献之的“气节高逸”，而对于其书法，只以“尤可爱”三字进行评价，而实际上，对于其气节的描述又何尝不是在评论其书法。

子敬虽无过人事业，然谢安欲使书宫殿榜②，竟不敢发口。其气节高逸，有足嘉者。此书一卷，尤可爱。

【注释】

①子敬:指王献之,字子敬。东晋书法家。

②榜:匾额。

【译文】

子敬虽无过人的事业,但谢安想让他写宫殿匾额,竟然不敢开口。他气节高逸,有值得赞赏之处。一卷此书,尤其可爱。

题山公启事帖①

【题解】

所谓"山公启事",是指山涛为吏部尚书时,凡是选用人才,都会亲作评论,然后启奏,时称"山公启事"。

此卷有山公启事,使人爱玩,尤不与他书比。然吾尝怪山公荐阮咸之清正寡欲②。咸之所为,可谓不然者矣。意以谓心迹不相关,此最晋人之病也。

【注释】

①山公:指西晋山涛,名列"竹林七贤"。启事:这里指山涛推荐人才时所写的用以启奏的评论。

②阮咸:字仲容,魏晋时期名士。阮籍的侄子,与阮籍并称"大小阮"。都在"竹林七贤"之列。

【译文】

此卷中有山公启奏帖,使人喜爱玩赏,尤其是其他书法所不能比拟的。但是我曾对山涛举荐阮咸清正寡欲感到奇怪。阮咸的所作所为,可谓全然不是如此。推测大概是认为内心想法和外在行为不相关,这最是晋人的弊病。

题鲁公书草①

【题解】

文中所言"颜鲁公与定襄郡王书",便是通常所说的《争座位帖》,又名《论座帖》《争座位稿》等,是颜真卿致尚书右仆射、定襄郡王郭英义的书信,堪称是颜真卿行草书法的代表作。

昨日,长安安师文②,出所藏颜鲁公与定襄郡王书草数纸,比公他书,尤为奇特。信手自然,动有姿态,乃知瓦注贤于黄金③,虽公犹未免也。

【注释】

①鲁公:指唐代大书法家颜真卿。唐代宗时官至吏部尚书、太子太师,封鲁郡公,人称"鲁公"。后为李希烈所害。书法自成一家,世称"颜体"。

②安师文:北宋大臣。曾任宣教郎。

③瓦注贤于黄金:指用瓦作赌注的人心思灵巧,用黄金作赌注的人心绪紊乱。比喻太看重外物,就会有所顾惜而放不开。语出《庄子·达生》:"以瓦注者巧,以钩注者惮,以黄金注者殙。"

【译文】

昨天,长安的安师文,拿出他所收藏的颜鲁公给定襄郡王的几封书信草稿,比起鲁公别的书法,尤其奇特。随手写出来,姿态灵动,于是知道以陶瓦下赌注比用黄金要好,即使是鲁公也未能避免。

观此数则题识,岂赏鉴家语耶?

【译文】

观览这几条题识，难道是赏鉴家的话语吗？

书唐氏六家书后

【题解】

苏轼此文是应朋友唐林夫之请而写，对唐代六位大书法家分别进行了品评。以苏轼的才学和书法造诣，其所作的书论自然值得高度重视，对于各家书法的特点娓娓道来，颇有自己独到的见解，在古代书法史上是非常重要的一篇文献。

永禅师书①，骨气深稳，体兼众妙，精能之至，反造疏淡②。如观陶彭泽诗③，初若散缓不收，反覆不已，乃识其奇趣。今法帖中有云"不具，释智永白"者④，误收在逸少部中，然亦非禅师书也。云"谨此代申"⑤，此乃唐末五代流俗之语耳，而书亦不工。

【注释】

①永禅师：即智永禅师，为书圣王羲之七世孙，长于书法。

②造：趋于。

③陶彭泽：指陶渊明，因其曾为彭泽县令，故称。

④不具，释智永白：古代书信结尾的一种署名格式。即"不详述，释智永敬上"。

⑤谨此代申：代他人转述。

【译文】

智永禅师的书法，气骨沉稳，字体兼有众家之妙，精妙到了极点，反而趋于疏淡。如同欣赏陶渊明的诗,初读平淡无奇,反复品味,才识得它的奇趣。现在法帖中有署"不具,释智永白"的,误收在王逸少部中,然而也不是智永禅师的书法。有说"谨此代申"的,这是唐末五代时的流俗之语,而且书法也不够高妙。

欧阳率更书①,妍紧拔群②,尤工于小楷。高丽遣使购其书,高祖叹曰:"彼观其书,以为魁梧奇伟人也。"此非知书者。凡书象其为人。率更貌寒寝③,敏悟绝人。今观其书,劲险刻厉,正称其貌耳。

【注释】

①欧阳率更:指欧阳询,字信本。唐朝大臣、书法家。欧阳询曾任率更令,故称。其楷书也被称为"率更体"。

②妍:妍丽。拔群:出众。

③寝:丑陋。

【译文】

欧阳询的书法,妍丽紧凑而出众,尤其擅长小楷。高丽国曾派使者购买他的书法,高祖叹道:"高丽人看了他的书法,还以为他是个身材魁伟的大汉呢。"这并非是懂书法的人,大凡书法都与其为人相像。欧阳询外貌冷峻丑陋,但聪敏过人。现在看他的书法,刚劲锐利,正与其外貌相称。

褚河南书①,清远萧散,微杂隶体。古之论书者,兼论其平生,苟非其人,虽工不贵也②。河南固忠臣,但有潜杀刘洎一事③,使人怏怏④。然余尝考其实,恐刘洎末年偏忿,实有伊霍之语⑤,非谮也。若不然,马周明其无此语,太宗独诛洎而不问周,何哉？此殆天后朝许李所诬⑥,而史官不能辨也。

【注释】

①褚河南:褚遂良,字登善。唐朝宰相、书法家。因出身河南褚氏,又称褚河南。

②贵:贵重,被看重。

③谮(zèn)杀:进谗言陷害。按,刘洎为唐太宗时大臣,因与褚遂良不和,褚遂良向唐太宗进馋言,说刘洎在唐太宗生病时曾云"朝廷大事不足忧虑,只需依循伊尹、霍光的先例,辅佐年幼的太子",惹怒太宗,最终刘洎被赐死。

④怏怏:不满意、不快乐的样子。

⑤伊霍:伊尹和霍光的并称,均为当时重臣。在商汤、汉武帝死后,继位者年幼,两人分别辅佐幼主掌过大政。

⑥许李:许敬宗和李勣。皆为当时的大臣,与褚遂良不和。

【译文】

褚遂良的书法,清远萧散,略微杂有隶体。古代评论书法,兼论人的生平,如果不是正人君子,即使字写得好也不被看重。褚遂良固然是忠臣,只有谮杀刘洎这件事,让人觉得遗憾。然而我曾考察过这件事的虚实,恐怕是刘洎晚年过于偏激,确实说过依循伊尹、霍光先例的话,并非褚遂良诬陷。如果不是这样,马周证明刘洎没有说过这些话,但太宗独杀刘洎却没有惩罚马周,为什么呢？这大概是武后当政时许敬宗、李勣诬陷他,而史官没有辨别明白的缘故。

张长史草书①,颓然天放,略有点画处,而意态自足,号称神逸。今世称善草书者,或不能真行②,此大妄也。真生行,行生草,真如立,行如行,草如走,未有未能行立而能走者也。今长安犹有长史真书《郎官石柱记》，作字简远，如晋、宋间人。

【注释】

①张长史：指唐代大书法家张旭。曾任左率府长史、金吾长史，因而被世人称为"张长史"。

②真行：楷书和行书。

【译文】

张旭的草书，自然天成，稍微有点画的地方，而意态自足，号称神逸。现在称善写草书的人，有的不会写楷书、行书，这是非常荒谬的说法。楷书生出行书，行书生出草书，楷书如站立，行书如行走，草书如奔跑，没有还不会站立行走就会跑的人。现在长安仍保存有张旭的楷书《郎官石柱记》，字体简远，如同晋、宋年间的人所写。

颜鲁公书，雄秀独出，一变古法，如杜子美诗，格力天纵①，奄有汉、魏、晋、宋以来风流②，后之作者，殆难复措手。

【注释】

①格力：格调才力。

②奄：覆盖。引申为尽，包括。

【译文】

颜真卿的书法，沉雄秀美，独树一帜，完全改变了古人的成法，就像杜子美的诗一样，格调才力都是天生的，覆盖了汉、魏、晋、宋以来历代的风流，后来的作者，恐怕都难以再下笔了。

柳少师书①，本出于颜②，而能自出新意，一字百金，非虚语也。其言"心正则笔正"者③，非独讽谏，理固然也。世之小人，书字虽工，而其神情终有睢盱侧媚之态④。不知人情随想而见，如韩子所谓窃斧者乎⑤，抑真尔也？然至使人见其书而犹憎之，则其人可知矣。

【注释】

①柳少师：柳公权，字诚悬。唐中期官员、书法家。历仕七朝，官至太子少师，故世称"柳少师"。

②颜：指颜真卿的书法。

③心正则笔正：心正写出来的字就端正。语出《旧唐书·柳公权传》："用笔在心，心正则笔正。"

④睢盱（huī xū）：形容恭敬地听视。侧媚：谄媚阿谀。

⑤韩子所谓窃斧者：这里当指列子的典故，见于《列子·说符》篇："人有亡铁（斧）者，意其邻之子。视其行步，窃铁也；颜色，窃铁也；言语，窃铁也；作动态度，无为而不窃铁也。俄而扣其谷而得其铁，他日复见其邻人之子，动作态度，无以窃铁者。"韩非子有一个类似的智子疑邻的典故，"宋有富人，天雨墙坏。其子曰：'不筑，必将有盗。'其邻人之父亦云。暮而果大亡其财，其家甚智其子，而疑邻人之父。"这里估计是苏轼记错了。

【译文】

柳公权的书法，本来出于颜体，却能自出新意，一字值百金，并非虚言。他所说的"心正则笔正"，不仅仅是讽谏，道理本来就是如此。世上的小人，字即使写得工巧，而其神情终究带有讨好谄媚之态。不知是因为有了这种感情才有这种看法，就像韩非子所说的依赖主观猜疑的窃斧之人呢，还是果真如此？然而到了让人见了他的书法就讨厌他的地步，他的人品可想而知了。

　　余谪居黄州,唐林夫自湖口以书遗余①,云:"吾家有此六人书,子为我略评之,而书其后。"林夫之书过我远矣,而反求于余,何哉? 此又未可晓也。元丰四年五月十一日,眉山苏轼书。

【注释】

①唐林夫:唐坰,字林夫。工于书法,与苏轼相交甚笃。

【译文】

　　我被贬住在黄州时,唐林夫从湖口写信给我,说:"我家有这六人的书法,请你为我略作评论,并写在后面。"林夫的书法远胜于我,反而向我相求,这是为什么呢? 这又不明白了。元丰四年五月十一日,眉山苏轼书。

　　综核辨证,亦博亦严。

【译文】

综合进行考核辨证,又广博又严谨。

评杨氏所藏欧蔡书

【题解】

　　此文虽然题名是评论欧蔡书,但实际上对于唐至宋的书法名家都进行了点评,可与前文《书唐氏六家书后》连缀起来欣赏,不啻为唐初到宋代的书法批评史。

　　自颜柳氏没①,笔法衰绝,加以唐末丧乱,人物凋落磨灭，五代文采风流扫地尽矣。独杨公凝式笔迹雄杰[②]，有二王、颜柳之余，此真可谓书之豪杰，不为时世所汩没者[③]。国初，李建中号为能书[④]，然格韵卑浊[⑤]，犹有唐末以来衰陋之气。其余未见有卓然追配前人者。独蔡君书，天资既高，积学深至，心手相应，变态无穷，遂为本朝第一。然行书最胜，小楷次之，草书又次之，大字又次之，分、隶小劣。又尝出意作飞白，自言有翔龙舞凤之势，识者不以为过。欧阳文忠公书，自是学者所共仪刑[⑥]，庶几如见其人者。正使不工，犹当传宝，况其精勤敏妙，自成一家乎？杨君蓄二公书，过黄州，出以相示，偶为评之。

【注释】

①颜柳氏：颜真卿和柳公权。

②杨公凝式：杨凝式，字景度，号虚白。唐五代著名书法家。历来被视为书法史上承唐启宋的重要人物。历仕五代，官至太子太保，世称"杨少师"。

③汩没：埋没。

④李建中：字得中。北宋书法家。曾任西京留司御史台，故人称"李西台"。

⑤格韵：格调气韵。

⑥仪刑：典范，典型。

【译文】

　　自从颜真卿、柳公权辞世，书法衰绝，再加上唐末社会动乱，人物凋落磨灭，五代的文采风流都彻底消失。只有杨凝式的书法雄健杰出，有二王、颜柳遗风，此人真可以说是书法家中的豪杰，不被时代所掩盖。宋初，李建中号称擅长书法，然而格调卑下，仍有唐末以来的衰颓之气。其他未见到有卓越得足以追配前人的。只有蔡君谟的书法,既天资高,学识积累精深至极,心手相应,变化无穷,于是成为本朝书法第一人。然而他的行书最好,小楷次于行书,草书又次于小楷,大字次于小字,八分书、隶书稍差。又曾独出心裁作飞白书,自称有龙飞凤舞之势,了解的人不认为他说的过分。欧阳修的书法,自然是学者都当作典范的,几乎就像见了本人一样。即使写得不工巧,也值得传世珍藏,何况他精勤敏妙,自成一家呢? 杨君收藏有二公的书法,路过黄州,拿出来请我欣赏,我偶然为其评论。

跋欧阳文忠公书

【题解】

苏轼将欧阳修的字与其人相比照,推崇的便是"字如其人"之论。

欧阳文忠公用尖笔干墨作方阔字①,神采秀发,膏润无穷②。后人观之,如见其清眸丰颊,进趋裕如也③。

【注释】

①方阔:形容字体端方大气。

②膏润:笔墨饱满润泽。

③裕如:从容自如。

【译文】

欧阳修用尖锐的笔蘸干燥的墨书写端方大气的字,其字神采焕发,笔墨饱满润泽。后人欣赏这些字,如同看到了他明亮的双眸、丰满的面颊,从容自如的举止。

与米元章

【题解】

苏轼与米芾年龄相差了十四岁，却在艺术上彼此欣赏，人品上互相敬重，堪称"忘年交"。这份情谊从书信中很自然地流露出来。

示及数诗，皆超然奇逸，笔迹称是①。置之怀袖，不能释手。异日为宝，今未尔者，特以公在尔。呵呵。临古帖尤奇，获之甚幸。灯下昏花，不复成字，谨已降矣。余未能尽，俟少暇也。

【注释】

①笔迹称是：这里指书法与诗相称。

【译文】

您让我拜读的几首诗，都洒脱奇逸，书法也与之相称。我把它藏于怀袖，爱不释手。他日应为宝物，现在之所以还没这样，只是因为先生还在人间。呵呵。临写古帖尤为奇绝，能得到十分值得庆幸。灯下老眼昏花，写不成字，谨写到这里。其余没能说完的，等稍有闲暇时再写。

米老酷嗜书画，尝从人借古书画临搨①，竟并以真赝本归之，俾之自择，而莫能辨也。

【注释】

①临搨：临是临帖。搨是用透明纸覆于碑帖上描摹。

【译文】

米老酷爱书画，曾经向人借古书画进行临摹，临摹完将真本和赝本一起归还原主，让原主自己选择，而原主不能分辨。

与东林广惠禅师

【题解】

　　在这封写给东林广惠禅师的书信中，苏轼主要讨论了模刻的重要性，强调书、刻、摹三者互为利害的密切关系。

　　古人字体，残缺处多，美恶真伪，全在模刻之妙[①]。根寻气脉之通[②]，形势之所宜，然后运笔。亏者补之，余者削之，隐者明之，断者引之。秋毫之地失其所体，遂无可观者。昔王朗文、梁鹄书、锺繇镌[③]，谓之三绝。要必能书，然后刻，况复摹哉！三者常相为利害，则吾文犹有望焉耳。

【注释】

　　①模刻：照原样摹写镌刻。

　　②根寻：寻找。

　　③王朗：字景兴。汉末曹魏重臣。学识渊博，与其子王肃同为经学大家。著有《周易传》《春秋传》《孝经传》等。梁鹄：字孟皇。汉末曹魏著名书法家。以善八分书知名于世。锺繇：字元常。曹魏重臣，著名书法家。在书法和镌刻（碑刻）方面均有极高造诣，尤其是镌刻技艺，在汉魏时享有盛誉。

【译文】

　　古人的字体，残缺处多，好坏真伪，全在于模刻的精妙。寻找气脉的连贯，形势的变化，然后走腕运笔。缺少的补上，多余的舍去，模糊的显现，中断的连接上。如果在秋毫般的细节处失去体势，整篇就没有可观之处。过去王朗的文章、梁鹄的书法、锺繇的镌刻，被称为三绝。关键是一定要善于书法，然后才是镌刻，更何况又要摹写呢？三者常互为利害，那么我的文章也有希望这样了。

书张少公判状①

【题解】

据传，"草圣"张旭书法大进是受到公孙大娘舞剑的启发。苏轼认为此说或许有一定道理，但是对于雷太简笔法长进是受到江涛声启发、文与可书法大进是受到两蛇相斗受启发的传闻，则认为是荒谬的。事实上，这三则传闻本质上都是一致的，都是在长期量变的基础上，在某些外在因素的刺激下，产生质变的情况。

张旭为常熟尉，有父老诉事。为判其状，欣然持去。不数日，复有所诉，亦为判之。他日复来，张甚怒，以为好讼。叩头曰："非敢讼也，诚见少公笔势殊妙，欲家藏之耳。"张惊问其详，则其父盖天下工书者也。张由此尽得笔法之妙。古人得笔法有所自，张以剑器②，容有是理。雷太简乃云闻江声而笔法进③，文与可亦言见蛇斗而草书长④，此殆谬矣。

【注释】

①张少公：即张旭。少公，县尉的别称。

②张以剑器：据说张旭因观看了公孙大娘的剑器之舞，受到启发，书法大有长进。

③雷太简：即雷简夫，字太简，善于书法。据宋代朱长文《续书断》云："简夫善真、行书。尝守雅州，闻江声以悟笔法，迹甚峻快。"

④蛇斗：两蛇相斗。文与可看到两蛇相斗的场面,领悟到草书书法的窍门。

【译文】

张旭为常熟县尉时,有一老人来告状。张旭为他判了状子,老人高兴地拿走了。没过几天,这个人又来告状,张旭也为他判了状子。过些日子又来了,张旭很生气,认为他太喜欢告状了。老人叩头说:"不是我敢打官司,实在是见少公的书法笔势特别精妙,想拿回家收藏起来而已。"张旭惊讶地追问他家的详细情况,原来他父亲是天下擅长书法之人。张旭从他那里尽得笔法之妙。古人得笔法之妙各有来历,张旭得自公孙大娘的剑器之舞,是有他的道理的。雷太简却说听到江涛之声而笔法有进步,文与可也说见到二蛇相斗而草书有长进,这恐怕就有些荒唐了。

谓笔法有传,信矣。斥江声、斗蛇之为谬也,长公殆不欲深言之耳。

【译文】

说笔法有来历,确实是这样。斥责闻江声、观斗蛇为荒谬,长公大概不想多说吧。

书所作字后

【题解】

大凡初学书法的人,都知道握笔要牢的原则,不过苏轼对此的态度是较为辩证的,他认为握牢笔固然重要,但精神的专注更为关键,否则天下力气大的人便都善于写字了。

献之少时学书,逸少从后取其笔而不可,知其长大必能名世①。仆以为不然。知书不在于笔牢②,浩然听笔之所之,而不失法度,乃为得之。然逸少所以重其不可取者,独以小儿子用意精至,猝然掩之③,而意未始不在笔。不然,则是天下有力者莫不能书也。

治平甲辰十月二十七日,自岐下罢过谒石才翁④,君强使书此数幅。仆岂晓书,而君最关中名书者,幸勿出之,令人笑也。

【注释】

①名世:名显于世。

②笔牢:笔抓得紧。

③猝然:突然。掩:乘人不备而捉拿。

④石才翁:苏轼任凤翔签判时的友人。精擅书法。

【译文】

王献之年少时学习书法,王羲之从后面偷偷抽他的笔却抽不动,便知道他长大后一定能以书法闻名于世。我不这么认为。精于书法并不在于握笔牢,不受拘束地运笔,而又不失法度,才算得到了书法的真谛。但是王羲之之所以看重他的笔抽不动的原因,只是认为小儿子能专心致志,突然拿他的笔,而发现他的精神始终在笔上。如果不是这样的话,那么天下有力气的人就没有不善书的了。

治平甲辰十月二十七日,自岐下归来,拜访石才翁,他非要我写几幅字。我哪里懂得书法,而石君则是关中最有名的书法家,希望不要把这封信给人看,会令人发笑。

书《黄泥坂词》后①

【题解】

苏轼在文中交代了《黄泥坂词》的创作经过及手稿情况。全篇不发议论，皆是叙述，以率性自然的语言展示了苏轼与友人之间丰富而高雅的情趣。读来趣味十足，是一篇很有韵味的题跋文字。

余在黄州，大醉中作此词，小儿辈藏去稿，醒后不复见也。前夜与黄鲁直、张文潜、晁无咎夜坐，三客翻倒几案，搜索箧笥②，偶得之，字半不可读，以意寻究，乃得其全。文潜喜甚，手录一本遗余，持元本去。明日，得王晋卿书，云："吾日夕购子书不厌，近又以三缣博两纸③。子有近书，当稍以遗我，毋多费我绢也。"乃用澄心堂纸、李承晏墨书此遗之④。元祐元年十一月二十一日。

【注释】

①《黄泥坂词》：苏轼的词作。这是一首纪游"行唱"之作，富含浪漫主义情怀。黄泥坂是地名，位于黄州。

②箧笥（qiè sì）：竹编的箱子。

③缣（jiān）：细绢。

④澄心堂纸：五代南唐徽州地区所产的一种名纸。李承晏墨：五代南唐墨工李承晏，所制之墨闻名一时，被称为"承晏墨"。

【译文】

我在黄州，大醉中写了这首词，孩子们将草稿收藏，酒醒后没再找到。前天晚上，我与黄鲁直、张文潜、晁无咎闲坐，三位客人翻倒几案，搜检书箱，偶然找到了草稿，字大半不能认读，按词意探究，才得以补全。

张文潜非常喜欢，亲手抄录一本给我，而把原稿拿走。第二天，收到王晋卿的书信，信中说："我每天不厌其烦地求购你的书法，近来又用三匹细绢换了两张字。你有最近写的字，应当稍微送给我一些，不要多浪费我的绢了。"就用澄心堂纸、李承晏墨写了此文赠给他。元祐元年十一月二十一日。

跋所书《清虚堂记》①

【题解】

苏轼、苏辙兄弟都与王定国友善，交往十分密切。熙宁十年，应王定国之请，苏辙为其清虚堂作记，苏轼则为其写了这篇既风趣又有哲理的《跋所书〈清虚堂记〉》。

世多藏予书者，而子由独无有。以求之者众，而子由亦以予书为可以必取，故每以与人不惜。昔人求书法，至拊心呕血而不获②。求安心法，裸雪没腰仅乃得之。今子由既轻以余书予人，可也。又以其微妙之法言不待愤悱而发③，岂不过哉！然王君之为人，盖可与言此者。他人当以余言为戒。

【注释】

①《清虚堂记》：是苏辙应王定国之请而作的一篇散文。

②拊（fǔ）心呕血：又作"拊心泣血"，比喻求艺的执着。拊心，捶打胸膛。典出锺繇为得到蔡邕笔法而呕血的轶事。

③不待愤悱（fěi）而发：语出《论语·述而》："子曰：'不愤不启，不悱不发。举一隅不以三隅反，则不复也。'"朱熹集注："愤者，心求通而未得之意。悱者，口欲言而未能之貌。"

【译文】

世上收藏我书法作品的人很多,而子由单单没有。这是因为求我书法的人很多,而子由也认为我的书法一定能拿到,所以常将我的作品毫不吝惜地送人。过去的人求书法,直到捶胸泣血都得不到。求安心法门,只有积雪没腰才能得到。现在子由轻易就把我的书法给人,这是可以的。又用微妙的法言不等到冥思苦想话到嘴边便点拨,难道不过分吗!但是王定国的为人,是可以和他谈论这些的。其他人当以我的话为警戒。

题所书《归去来词》后

【题解】

《归去来词》是陶渊明的辞赋名篇。苏轼对此文极为欣赏,曾多次书写此文以赠友人。除了本文中的毛国镇之外,还曾赠给过卓契顺。

毛国镇从予求书,且曰:"当于林下展玩①。"故书陶潜《归去来》以遗之。然国镇岂林下人也哉!譬如今之纨扇②,多画寒林雪竹,当世所难得者。正使在庙堂之上③,犹可观也矣。

【注释】

①林下:喻指退隐或退隐之处。
②纨扇:用细绢制成的团扇。
③正使:即使,纵使。

【译文】

毛国镇向我求书法,并且说:"应当在林下欣赏。"所以我写了陶潜的《归去来词》相赠。然而国镇哪里是退隐之人!如同现在的团扇,上面多画着寒林雪竹,已经是当世难得的了。即使在庙堂之上,仍还值得欣赏。

亦是妙论。

【译文】

也是妙论。

书杜介求字①

【题解】

此文作于元丰元年(1078),苏轼当时在徐州,记录的是与友人杜介之间关于书法的趣事。

杜几先以此纸求余书,云:"大小不得过此。"其意不问工拙,但恐字大费纸,不能多耳。严子陵若见②,当复有"卖菜"之语③。无以惩其失言,当干没此纸也④。

【注释】

①杜介:字几先。善书法,尤其以草书知名。

②严子陵:严光,又名遵,字子陵。东汉著名隐士。

③"卖菜"之语:典出皇甫谧《高士传·严光》:"子道求报。光曰:'我手不能书。'乃口授之。使者嫌少,可更足。光曰:'买菜乎?求益也?'"

④干没:吞没他人的财物。

【译文】

杜几先拿这张纸求我的书法,说:"大小不可超过这些纸。"他的意思是不论好坏,只怕字大费纸,不能多写而已。严子陵如果见了,当又会说"卖菜"的话。没有办法惩罚他的失言,应当扣下他这张纸不还。

记与君谟论书

【题解】

关于本篇的作者尚存在争议,一说本文为欧阳修所撰《作字要熟》《苏子美蔡君谟书》两文的合篇。

作字要手熟①,则神气完实而有余韵②,于静中自是一乐事。然常患少暇,岂于其所乐常不足耶?自苏子美死,遂觉笔法中绝。近年蔡君谟独步当世③,往往谦让不肯主盟④。往年,予尝戏谓君谟,言学书如溯急流,用尽气力,不离旧处。君谟颇诺⑤,以谓能取譬。今思此语已四十余年,竟何如哉?

【注释】

①手熟:技法纯熟。

②完实:充沛,饱满。

③独步当世:形容非常突出,一个时期内没有人能比得上。

④主盟:主持会盟。指处于领先地位。

⑤诺:答应的声音。表示同意。

【译文】

写字要做到手上技法纯熟,才会神气充沛而有余韵,在宁静中自然是一件乐事。但是常担心闲暇少,难道是对其所乐之事常感不足吗?自苏子美死后,便觉得笔法流传中断了。近些年蔡君谟在当代书坛没有人比得上，却处处谦让不肯作盟主。往年，我曾开玩笑地对君谟说，学书法当如逆急流而上，用尽所有的气力，不离开原处。君谟非常同意，认为比喻得好。现在想来这话已四十多年了，最终怎样了呢？

学然后知不足，凡事皆然。

【译文】

学习然后知道不足，凡事都是如此。

论书二则

【题解】

苏轼在书法领域造诣颇深，对于书法的感悟也超出常人。如在本文便将书法看作一种具有生命力的形体，具备神、气、骨、肉、血，而且如同人一样，五者缺一不可，这才是健康的生命状态。

书必有神、气、骨、肉、血，五者阙一①，不为成书也。

【注释】

①阙：缺少。

【译文】

书法一定要具备精神、气韵、骨骼、肌肉、血脉，五者缺一，不能成为书法。

遇天色明暖①，笔砚和畅，便宜作草书数纸。非独以适吾意，亦使百年之后，与我同病者②，有发之也。

【注释】

①明暖：明亮温暖。

②同病：指有同样的志趣。

【译文】

遇到天色明亮温暖，笔砚顺和流畅，便适合写几张草书。并非只让自己感到畅快，也使百年之后，与我志趣相投的人，有抒发情志之物。

神、气、骨、肉、血五者，能一一辨之否？

【译文】

神、气、骨、肉、血五者，能否一一辨别？

题醉草二则

【题解】

草书是各种书法形式中最为狂放不羁的字体，而酒无疑是最好的催化剂，能够帮助写字时的情感充分释放。所以苏轼说自己酒后所写的草书比平时写得好，无疑是经验之谈。事实上，岂止草书，即便行书也是如此。王羲之的《兰亭集序》便是酒后的神来之笔。

仆醉后，辄作草书十数行，便觉酒气拂拂从十指出去也①。

吾醉后能作大草②，醒后自以为不及。然醉中亦能作小楷③，此乃为奇耳。

【注释】

①拂拂：本意指风轻吹之状。这里指酒气上升的样子。

②大草：又叫狂草，是草书中狂放多变的一种。

③小楷：用毛笔写的楷体小字。

【译文】

我酒醉后，就写上十多行草书，便感觉酒气从十指中拂拂而出。

我酒醉后能作狂草，醒后自认为平时的草书是比不上的。但是我醉中也能写小楷，这真是奇怪之事。

余昔与子魏饮醉中诵文长诗①，有"指尖浩气响成雷"之句。子魏曰："却道此句有底本否②？"坡仙醉草语颇近之，余始悟文长之有妙会也③。子魏往矣，今谁复与语者。悲夫！

【注释】

①文长：指徐渭，初字文清，后改字文长，号青藤老人、天池山人等。是明代著名文人，多才多艺。在诗文、戏剧、书画等各方面都有非凡成就，与解缙、杨慎并称"明代三才子"。

②底本：意为诗句的源头、出处。

③妙会：高妙的领悟。

【译文】

我过去和子魏在酒醉中吟诵徐文长的诗，其中有"指尖浩气响成雷"的诗句。子魏说："却说此句有来源吗？"坡仙关于醉草的语句非常接近它，我才明白文长有高妙的领悟了。子魏已经去世了，现在又有谁能一起说话呢。悲伤啊！

评草书

【题解】

　　周越是北宋书法名家,米芾、黄庭坚、蔡襄等都出自其门下。不过,当这些门生成为书法名家之后,对于周越书法的评价并不高,反多指摘之词,米芾甚至刻薄地说"茶坊酒店可与周越、仲翼草书同挂,不入吾曹议论",被此前的门生如此奚落,可谓唏嘘之至!周越此前由于几乎未有书法作品流传,故后世难以对其书法进行评价。近些年,周越的墨迹《跋王著〈草书千字文〉》被发现,今人对其在书法史上的地位和艺术评价也趋于客观,多认为他是连接唐宋书法的枢纽人物。

　　书初无意于嘉①,乃嘉尔。草书虽是积学乃成②,然要是出于欲速。古人云:"匆匆不及草书。"此语非是。若匆匆不及,乃是平时亦有意于学。此弊之极,遂至于周越、仲翼③,无足怪者。吾书虽不甚佳,然自出新意,不践古人,是一快也。

【注释】

①嘉:善,美。

②积学:积累学习。

③周越:字子发,一字清臣。北宋书法名家。黄庭坚、米芾、蔡襄都出其门下。曾在太学教授书法,后终主客郎中。仲翼:北宋书法名家。宋仁宗时曾官至太府寺丞,工飞白、草书、隶书,著有《墨池编》。

【译文】

写书法最初无意于求好,才会写得好。草书虽然是长时间的积累学习才能成就，但关健在于要写得快。古人说："匆匆不及草书。"这话不对。如果匆匆来不及，那就要平时也有意地学习。这种弊端的极致，就到了周越和仲翼的水平，不足为怪。我的书法虽然不太好，但能自出新意，不遵循古人，这是一件大快之事。

　　周越为主客郎中，以善书名世，然俗甚。米元章所谓"茶坊酒店可与周越、仲翼草书同挂，不入吾曹议论"者也。

【译文】

　　周越曾任主客郎中，以善于书法而闻名于世，但是他的字很俗气。这就是米元章所说"茶坊酒店可以和周越、仲翼的草书同挂，不入我们这些人的议论范围"的原因了。

戏书赫蹄纸①

【题解】

虽然是戏谑文字，但东坡的矜然自得之情跃然纸上。

　　此纸可以镵钱祭鬼②。东坡试笔，偶书其上。后五百年，当成百金之直。物固有遇不遇也。

【注释】

①赫蹄纸：西汉中期以后流行的一种薄纸，后借指纸。
②镵（chán）钱：制作纸钱。镵，刺、凿。

【译文】

　　这种纸可以制成冥钱来祭鬼。东坡试笔时，偶然写在上面。五百年之后，这张纸当价值百金。事物本来就有遇和不遇的差别。

题自作字

【题解】

所谓"骨撑肉，肉没骨"，形象说明了东坡书法刚中有柔、柔中带刚的特点。

东坡平时作字，骨撑肉，肉没骨，未尝作此瘦妙也。宋景文公自名其书铁线①。若东坡此帖，信可谓云尔已矣。元符三年九月二十四日，游三州岩回，舟中书。

【注释】

①宋景文公：宋祁，字子京，谥景文。有文名，诗词语言工丽，与兄长宋庠合称"二宋"。

【译文】

东坡平时写字，讲究骨撑肉，肉没骨，没有写过这样的细瘦文字。宋祁将自己的书法命名为铁线。如东坡此帖，确实真的如此。元符三年九月二十四日，游三州岩回来，舟中书。

自评字

【题解】

苏轼认同欧阳叔弼的观点，认为自己的书法与唐代书法名家李邕较为相似。

昨日见欧阳叔弼①，云："子书大似李北海②。"予亦自觉其如此。世或以谓似徐书者③，非也。

【注释】

①欧阳叔弼：欧阳棐，字叔弼，欧阳修的第三个儿子。

②大似：非常像。李北海：李邕，字泰和。唐代书法家。风格奇伟倜傥。曾任括州刺史、北海太守等。史称"李北海""李括州"。

③徐书：指唐代徐浩的书法。徐浩以词学著称，十五岁明经及第，善为文，尤擅书法。

【译文】

昨日见欧阳叔弼，他说："你的书法很像李邕。"我自己也感觉是这样。有人认为我的书法像徐浩的，不是这样的。

记潘延之评予书

【题解】

从文中来看，苏轼不但认可潘延之对自己书法的评价，而且承认自己的书法与颜真卿的书法之间具有承继关系。

潘延之谓子由曰："寻常于石刻见子瞻书①，今见真迹，乃知为颜鲁公不二②。"尝评鲁公书与杜子美诗相似，一出之后，前人皆废。若予书者，乃似鲁公而不废前人者也。

【注释】

①寻常：平常。

②不二：没有两样。

【译文】

潘延之对子由说："平常在石刻上见到过子瞻的书法，现在看到真迹，才知道与颜真卿的书法没有两样。"我曾评价颜真卿的书法与杜甫的诗一样，一旦出现之后，前人都废弃了。而像我的书法，是像颜真卿但并没有废弃前人的作品。

曲江舟次^①

【题解】

元符三年（1100），苏轼九死一生，终于结束了长期的贬谪生活，渡海北归。同年底，从英州至韶关，路经曲江时写了这则短文。文章描写了船行险滩时的情形，船上的人吓得面无人色，苏轼却镇定如常，甚至还能从容作字，体现了苏轼临危不乱、随遇而安的超然心态。对于苏轼而言，政治上的大风大浪经历太多，人生的起伏荣辱早已看破，这点水面上的颠簸又何足挂齿呢？

　　将至曲江，船上滩敧侧^②，撑篙者百指^③，篙声石声荦然^④。四顾皆涛濑^⑤，士无人色，而吾作字不少衰^⑥。何也？吾更变亦多矣^⑦。置笔而起，终不能作一事，何如且作字乎！

【注释】

①曲江：今广东曲江县。

②敧侧：倾斜。

③百指：十双手。双手十指，十双手故曰百指。

④荦（luò）然：响亮而且分明。

⑤涛濑：浪涛与急流。

⑥衰：减少，减弱。

⑦更变：经历的变故。

【译文】

将到曲江县，船行北江险滩处，船身倾斜了，撑船篙的十双手奋力相拨，篙声石声响亮分明。四下一看都是急流险浪，船上的人吓得面无人色,而我写字的兴致却没有稍稍减弱一些。为什么呢？我经历的生活变故太多了。放下笔站起来,终究不能做一件事,还不如暂且写字呢!

直是明白了当。

【译文】

真是明白了当。

八赋

【题解】

本文所记苏轼写八篇赋文不脱误的轶事在宋代笔记中广为流传,表面看似乎是苏轼以写文占卜吉凶的传奇,但仔细体味,其中折射最多的还是苏轼乐观的心态。尽管处境艰难,历经波折,但他的内心深处,始终保有希望。

东坡在儋耳,谓子过曰:"吾尝告汝,我决不为海外人,近日颇觉有还中州气象①。"乃涤砚,索纸笔②,焚香曰:"果如吾言,写吾平生所作八赋,当不脱误一字②。"既写毕,读之大喜,曰:"吾归无疑矣。"后数日,而廉州之命至③。八赋墨迹始在师成家,或云入禁中矣。

【注释】

①中州:指中原地区。

②脱误:失误、脱漏。

③廉州之命:指元符三年(1100)五月,朝廷诏令苏轼从儋州移廉

州。廉州,地名。位于今广西合浦。

【译文】

东坡在儋州时,对儿子苏过说:"我曾告诉过你,我决不会成为海外流落之人。近来颇觉有要北还中原的气象。"于是洗砚,索要纸笔,焚香祷告说:"如果真的如我所言,写我平生所作的八篇赋文,应当不会脱误一个字。"写完后,读罢大喜,说:"我北归没有问题了。"几天后,内移廉州的诏命到来。八赋的墨迹开始在师成家,有人说后来被宫中收藏。

书以决休咎,乃疑于神矣①。

【注释】

①疑:通"拟",意为比拟,相当于。

【译文】

通过书写来决定祸福,就相当于神明了。

神仙中人

【题解】

文中所举苏轼的几则事例,都极富情趣。苏轼才华横溢又潇洒不羁的形象呼之欲出,称其为"神仙中人"再合适不过了。

东坡居士极不惜书①,然不可乞。有乞书者,正色诘责之②,或终不与一字。元祐中,锁试礼部③,每来见过案上纸,不择精粗,书遍乃已。性好酒,然不能四五龠已烂醉④。不辞谢而就卧,鼻鼾如雷。少焉苏醒,落笔如风雨,虽谑弄皆有义味,真神仙中人也。

【注释】

①惜：爱惜。

②正色：严肃的神色。

③锁试：锁厅试。宋代称现任官或有爵禄者应进士试，因为锁其官厅而参加考试，不能与外界联络，所以得名。

④龠（yuè）：古代容量单位。

【译文】

东坡居士极不爱惜他的书法，但不可以向他求取。有求书法的人，他严肃地责备人家，有时终究不给一个字。元祐年间，锁试礼部，每次来见到桌上有纸，他不管好坏，在上面写完了才停止。生性好酒，但喝不了四五龠便已经烂醉。也不辞谢，就地而卧，鼾声如雷。一会儿苏醒过来，便如同疾风暴雨一样写字，即便是戏谑之文也都富有理趣，真是神仙中人。

山谷此语，不独想像丰采，并老髯胸坎俱可洞视如琉璃①。

【注释】

①老髯：指苏轼。

【译文】

山谷这些话，不但能想象苏轼的丰采，而且其心胸也都可以如琉璃一样洞视无碍。

书子美诗

【题解】

苏轼在文中把杜甫的诗说成自己的诗，虽然明知道他是强词夺理地开玩笑，但居然也头头是道，令人一时之间难以辩驳。

"用拙存吾道,幽居近物情。桑麻深雨露,燕雀半生成。村鼓时时急,渔舟个个轻。杖藜从白首,心迹喜双清。""晚起家何事,无营地转幽。竹光团野色,山影漾江流。废学从儿懒,长贫任妇愁。百年浑得醉,一月不梳头。"子瞻云:"此东坡居士之诗也。"或者曰:"此杜子美《屏迹》诗也①,居士安得窃之?"居士曰:"夫禾麻谷麦,起于神农、后稷②,今家有仓廪③。不予而取辄为盗,被盗者为失主。若必从其初,则农、稷之物也。今考其诗,字字皆居士实录,是则居士诗也,子美安得禁吾有哉!"

【注释】

①《屏迹》:杜甫有《屏迹》诗三首,这里所选为第一首和第二首。

②后稷:周人始祖,姬姓,名弃。生于稷山(今山西稷山),被尊为农耕始祖,五谷之神。

③仓廪:粮仓,储藏米谷的地方。

【译文】

"用拙存吾道,幽居近物情。桑麻深雨露,燕雀半生成。村鼓时时急,渔舟个个轻。杖藜从白首,心迹喜双清。""晚起家何事,无营地转幽。竹光团野色,山野漾江流。废学从儿懒,长贫任妇愁。百年浑得醉,一月不梳头。"苏轼说:"这是东坡居士的诗。"有人说:"这是杜甫的《屏迹》诗,居士怎么能窃为己有呢?"东坡居士说:"禾麻谷麦,出于神农、后稷,而今家家都有粮仓。不给予而获取就是偷盗,被偷盗的人就是失主。如果一定要从最初说起,那么它们都是神农、后稷的东西了。现在探究这首诗,字字都是东坡居士的实录,这样就是东坡居士的诗了,杜甫怎么能禁止我有此诗呢!"

只爱其诗，书之手腕间，遂自出一隽义。

【译文】

只是喜爱杜甫的诗，手腕之间用笔挥洒，便自然写出一篇隽永之文。

评韩柳诗

【题解】

这是苏轼很有名的一篇诗论，对韩愈、柳宗元这两位唐代大诗人的诗歌艺术风格进行了比较。二人之中，苏轼显然更推崇柳宗元的风格，"外枯而中膏，似澹而实美"，不仅是对陶渊明、柳宗元诗风的评价，也是苏轼诗文创作的感悟，这一感悟对后世的诗文评论有很大影响。《苕溪渔隐丛话》中引《诗眼》云："子厚诗尤深远难识，前贤亦未推重，自老坡发明其妙，学者方渐知之。"值得一提的是，苏轼对柳宗元的欣赏在晚年更为突出，在《与程全父》中说："流转海外，如逃深谷，既无与晤语者，又书籍举无有，惟陶渊明一集、柳子厚诗文数册常置左右，目为'二友'。"这显然与其被贬蛮荒之地后，能从陶渊明、柳宗元的笔下找到共鸣有关。

柳子厚诗在陶渊明下[①]，韦苏州上[②]。退之豪放奇险则过之，而温丽靖深不及也[③]。所贵乎枯澹者，谓其外枯而中膏，似澹而实美，渊明、子厚之流是也。若中边皆枯澹，亦何足道。佛云："如人食蜜，中边皆甜[④]。"人食五味，知其甘苦者皆是，能分别其中边者，百无一二也。

【注释】

①柳子厚：即柳宗元，字子厚。唐代著名文学家、诗人。"唐宋八大

家"之一。陶渊明：字元亮，号五柳先生。入刘宋后改名潜，东晋
著名诗人。

②韦苏州：即韦应物，唐代诗人。诗风恬淡高远，以善于写景和描写
隐逸生活著称。因曾做过苏州刺史，故世称"韦苏州"。

③温丽靖深：指格调平和而韵味醇美，节奏舒缓而含义深远。

④中边皆甜：中间和边缘都甘甜，意为全部皆佳。语出《四十二章
经》："学佛道者，佛所言说，中边皆甜，吾经亦尔。"

【译文】

柳宗元的诗在陶渊明之下，韦应物之上。韩愈豪放奇险的气势则超
过了他，但在格调平和韵味深远上却比不上他。重视枯澹风格的人，认
为表面枯槁而内在丰盈，表面平淡而内在醇美，陶渊明、柳宗元之类的人
都是如此。如果表里都枯澹，又有什么可称道的呢？佛说："就像人吃蜂
蜜一样，中心和边缘都很甘甜。"人们食用各种味道的食物，知道味道甘
苦的很多，但能分别其中心和边缘的，一百个里面也找不出一两个。

付过

【题解】

苏轼在文中提出诗人要有"写物之功"，即描述事物的功力，并列举
了若干诗句。所谓写物之功，不只是对于形体的精准描述，更重要的是
要把握事物的典型性和独特性，如此才能达到传神的境界。

诗人有写物之功①。"桑之未落，其叶沃若②。"他木殆
不可以当此。林逋梅花诗云③："疏影横斜水清浅，暗香浮动
月黄昏。"决非桃李诗也。皮日休白莲诗云④："无情有恨何
人见，月晓风清欲堕时。"决非红莲诗。此乃写物之功。若

石曼卿红梅诗云⑤："认桃无绿叶,辨杏有青枝。"此至陋,盖村学中语。

【注释】

①写物:描绘事物。

②桑之未落,其叶沃若:诗出《诗经·卫风·氓》。沃若,繁茂润泽。

③林逋:北宋隐士、诗人。以"梅妻鹤子"闻名。"疏影横斜水清浅,暗香浮动月黄昏"出自他的《山园小梅》。

④皮日休:字袭美,号逸少,号鹿门子,晚唐诗人。按,苏轼这里所引诗句"无情有恨何人见,月晓风清欲堕时",实际出自唐代陆龟蒙的《白莲》诗。

⑤石曼卿:即石延年,字曼卿,一字安仁,北宋文学家、书法家。"认桃无绿叶,辨杏有青枝"引自其《红梅》。

【译文】

诗人要有描绘事物的功力。"桑之未落,其叶沃若。"其他树木大概不可以匹配这一描述。林逋的梅花诗说:"疏影横斜水清浅,暗香浮动月黄昏。"决不是描述桃李的诗。皮日休的白莲诗说:"无情有恨何人见,月晓风清欲堕时。"决不是描述红莲的诗。这是描绘事物的功力。像石曼卿的红梅诗说:"认桃无绿叶,辨杏有青枝。"这是极为鄙陋的,大概是村学中的话吧。

评司空图诗①

【题解】

苏轼对于司空图评价很高,在《书黄子思诗集后》中称其"诗文高雅,犹有承平之遗风"。不过,司空图的诗大多抒发山水隐逸的闲情,内容淡泊,其论诗注重含蓄蕴藉的韵味与清远醇美的意境,追求味外之旨。

苏轼欣赏其诗论，又嫌其过于寒俭，所以与之相比，他更推崇杜甫的诗风，认为其"才力富健，去表圣之流远矣"。

司空图表圣自论其诗，以为得味于味外，"绿树连村暗，黄花入麦稀"，此句最善。又云："棋声花院静，幡影石坛高。"吾尝游五老峰②，入白鹤院，松阴满庭，不见一人，惟闻棋声，然后知此句之工也，但恨其寒俭有僧态。若杜子美云："暗飞萤自照，水宿鸟相呼③。""四更山吐月，残夜水明楼④。"则才力富健⑤，去表圣之流远矣。

【注释】

①司空图：字表圣，自号知非子，又号耐辱居士。唐懿宗时进士，曾任中书舍人等职。其成就主要在诗论，所著《二十四诗品》影响深远。

②五老峰：位于庐山东南，由五座形如老人的相邻山峰组成。

③暗飞萤自照，水宿鸟相呼：出自杜甫《倦夜》。意谓黑暗中飞行的萤火虫只能自己照亮自己，水边栖息的鸟彼此呼唤着同伴。

④四更山吐月，残夜水明楼：出自杜甫《月》。深夜四更月亮从山间升起，夜色将近月光映照的水面使楼阁显得更加明亮。

⑤富健：丰赡而雄健。

【译文】

司空图评论自己的诗，以为得蕴味于味外，"绿树连村暗，黄花入麦稀"，这两句最好。他又说："棋声花院静，幡影石坛高。"我曾经游览五老峰，进了白鹤院，松阴满院，看不见一个人，只听到落棋的声音，此后我才知道这两句诗的工巧，只是遗憾其寒俭有僧家之态。至于像杜甫所说："暗飞萤自照，水宿鸟相呼。""四更山吐月，残夜水明楼。"则显得才力丰赡而雄健，其境界远超司空图之辈了。

造语

【题解】

　　所谓造语就是创造新奇之句,苏轼在这里列举了柳宗元、刘禹锡的两句妙语。其实,苏轼自己也是造语的高手,其诗文中的妙句更是层出不穷。

　　"每风自四山而下,震动大木,掩冉众草,纷红骇绿,蓊葧气①。"柳子厚、刘梦得皆善造语,若此句,殆入妙矣。梦得云:"水禽嬉戏,引吭伸翮,纷惊鸣而决起,拾彩翠于沙砾②。"亦妙语也。

【注释】

　　①"每风自四山而下"几句:此处所引文句出自柳宗元"永州八记"中的《袁家渴记》。掩冉,风吹草靡的样子。蓊葧,香气浓郁。

　　②"水禽嬉戏"几句:出自刘禹锡《楚望赋》。

【译文】

　　"每当风从四面山上吹下来,就会撼动树木,吹倒众草,吓坏红花绿叶,浓郁的芳香弥漫在空中。"柳宗元、刘禹锡都善于造语,像这些句子,几乎可称为高妙了。刘禹锡说:"水禽嬉戏,高声鸣叫着伸开双翅,纷纷惊叫着飞起,美丽的羽毛掉落在沙砾上。"也是妙语。

书黄鲁直诗后

【题解】

　　苏轼与黄庭坚不仅有师生之谊,而且也是相知甚深的好友。苏轼非常欣赏黄庭坚的诗文。据《宋史》记载，苏轼最初见到黄庭坚的诗文时，便认为"超轶绝尘，独立万物之表"，黄庭坚由此声名始震。

读鲁直诗，如见鲁仲连、李太白①，不敢复论鄙事②。虽若不适用，然不为无补于世。

【注释】

①鲁仲连：又名鲁连，曾就学于稷下学官，是战国末期齐国的游说名士。善于出谋划策。常周游各国，为其排难解纷。

②鄙事：卑微琐碎的事。《论语·子罕》："吾少也贱，故多能鄙事。"

【译文】

读黄鲁直的诗，如同见到鲁仲连、李太白，不敢再议论鄙俗之事了。即使好像不适用，但也不是于世无补。

鲁直诗文，如蝤蛑、江瑶柱①，格韵高绝，盘飧尽废②。然不可多食，多食则发风动气。

【注释】

①蝤（yóu）蛑：梭子蟹的别名。

②盘飧（sūn）：盘盛食物。这里泛指食物。

【译文】

黄鲁直的诗文，如同梭子蟹、江瑶柱一样，格调韵致高绝，其他食物都不想吃了。但是不可多吃，多吃的话就会发风动气。

山谷趣味蕴藉①，时出魏晋人语。古律自成一家，先生谓在禅学中比得达磨，所以极其推重。

【注释】

①蕴藉：含蓄不外露。

【译文】

山谷的趣味含蓄而不外露，不时会写出类似魏晋人的语句。在古律上自成一家，东坡先生说他在禅学中比得上达磨，所以极为推重。

欧阳公论琴诗

【题解】

韩愈的《听颖师琴》描绘的是聆听僧人颖师弹琴的感受，欧阳修却说"自是听琵琶诗"，这倒并非真的说颖师弹奏的是琵琶，而是说此诗风格偏于奇丽，似是在描述琵琶之音，与传统上以平和、中正为美的琴音不符。苏轼明白欧阳修之意，于是重新作诗一首，遗憾的是，诗成后还没来得及寄出去，欧阳修已去世。

"昵昵儿女语，恩怨相尔汝。划然变轩昂①，勇士赴敌场。"此退之《听颖师琴》诗也②。欧阳文忠公尝问仆："琴诗何者最佳？"余以此答之。公言此诗固奇丽，然自是听琵琶诗。余退而作《听僧惟贤琴》诗云："大弦春温和且平，小弦廉折亮以清。平生未识宫与角，但闻牛鸣盎中雉登木。门前剥啄谁叩门，山僧未闲君勿嗔。归家已觅千斛水，净洗从前筝笛耳。"诗成欲寄公，而公薨，至今以为恨。

【注释】

①划然：忽然，突然。轩昂：形容琴声高亢雄壮。

②《听颖师琴》：韩愈此诗主要写听颖师弹琴的感受。诗从开始弹

奏起笔,到琴声终止结篇。颖师,当时一位善于弹琴的僧人,据说从印度而来。

【译文】

"昵昵儿女语,恩怨相尔汝。划然变轩昂,勇士赴敌场。"这是韩愈的《听颖师琴》诗。欧阳修曾问我:"琴诗哪一首最好?"我以这首诗回答。欧阳公说这首诗固然奇丽,但自是听着像描述琵琶的诗,而非琴诗。我回去后作《听僧惟贤琴》诗云:"大弦春温和且平,小弦廉折亮以清。平生未识宫与角,但闻牛鸣盎中雉登木。门前剥啄谁叩门,山僧未闲君勿嗔。归家已觉千斛水,净洗从前筝笛耳。"此诗写成后想寄给欧阳公,而欧阳公去世了,我至今还深感遗憾。

戏作切语竹诗

【题解】

这首诗的创作背景不详,有观点认为是苏轼贬谪黄州时所作。这是一首带有文字游戏性质的诗作。所谓"切语诗",也叫同声诗,或一句一个声母,或整首一个声母。做这样的诗,不仅在字句的选择上受到很多束缚,而且还要考虑诗句的意境和主题,殊非易事。

隐约安幽奥①,萧骚雪薮西②。交加工结构③,茂密眇冥迷④。
引叶油云远,攒蕤聚族齐⑤。奔鞭迸壁背,脱箨吐天梯⑥。
绲筱散孙息⑦,高竿拱桷枅⑧。漏阑零露落⑨,庭渡独蜩啼。
扫洗修纤笋,窥看诘曲溪。玲珑绿醽醁⑩,邂逅盍闲携。

【注释】

①幽奥:幽深,深远。

②萧骚：形容景色冷落。雪薮：雪覆盖的沼泽。

③交加：错杂，相交。

④冥迷：幽暗迷濛。

⑤攒蒙：聚集丛生。

⑥脱箨（tuò）：脱落笋壳。箨，竹皮，即笋壳。

⑦孙息：指子孙后代。

⑧桷枅（jī）：犹言屋顶。桷，方形的椽子。枅，指柱上的方木。

⑨零露：降落的露水。

⑩醽醁（líng lǐ）：泛指美酒。

【译文】

幽深的竹林依稀不明，白雪覆盖的沼泽西边景色清冷。错杂相交勾连在一起，枝叶茂密显得幽暗迷濛。

伸出的叶子油亮似乎快到了云端，聚在一起肆意丛生。迅速生长的竹鞭裂开壁背，笋壳脱落露出了"天梯"。

云烟笼罩的细小竹子四散衍生，高高的竹竿拱到了屋顶的椽柱。破旧栏杆上布满了降落的露水，庭院池边的树上一只蜩在鸣叫。

扫洗修长的竹笋，悄悄看着曲折的溪流。清澈透明的美酒，何不趁这闲逸时光携手共饮。

音韵之学不讲久矣。读此诗乃知，寻常游戏亦自有精心。

【译文】

音韵的学问不讲已经很久了。读这首诗才知道，寻常游戏也自有精心之处。

寒食诗

【题解】

白居易《寒食野望吟》的主题本就凄凉，苏轼略改其词，使之适合歌唱，再加上擅唱挽歌的郭生的吟唱，坐中之人即便有不想哭泣者，又如何能够做到？

与郭生游寒溪，主簿吴亮置酒。郭生喜作挽歌[①]，酒酣发声，坐为凄然。郭生言："吾恨无嘉词。"因为略改乐天《寒食诗》[②]，歌之，坐客有泣者。其词曰：

乌啼鹊噪昏乔木，清明寒食谁家哭？风吹旷野纸钱飞，古墓累累春草绿。

棠梨花映白杨路，尽是死生离别处。冥寞重泉哭不闻[③]，萧萧暮雨人归去。

【注释】

①挽歌：哀悼死者的歌。

②《寒食诗》：指白居易的《寒食野望吟》："乌啼鹊噪昏乔木，清明寒食谁家哭。风吹旷野纸钱飞，古墓垒垒春草绿。棠梨花映白杨树，尽是死生别离处。冥冥重泉哭不闻，萧萧暮雨人归去。"

③冥寞：指阴间。

【译文】

与郭生前往寒溪游玩，主簿吴亮置酒。郭生喜欢作挽歌，酒酣后发声吟唱，坐客为之凄然。郭生说："我遗憾没有好的歌词。"我因此稍微改动白居易的《寒食诗》，郭生吟唱，坐客中有人哭泣不止。歌词如下：

乌鸦与喜鹊在林中啼鸣喧噪，清明寒食时节传来的是谁家的哭声？

旷野上纸钱被风卷着飘散,累累的古墓中间春草丛生。

　　棠梨花掩映着白杨路,处处都是生死离别的所在。黄泉下的亲人再听不见生者的悲泣,黄昏的萧萧暮雨中,祭扫的人们黯然踏上归途。

　　　每句杂以散声。

【译文】

　　每句都杂有散声。

渔父词①

【题解】

　　此文作者一般认为是黄庭坚。苏轼确实也曾对张志和的《渔歌子》进行过改编,加了数语,以《浣溪沙》歌之:"西塞山边白鹭飞,散花洲外片帆微。桃花流水鳜鱼肥。自庇一身青箬笠,相随到处绿蓑衣。斜风细雨不须归。"可见,苏轼对《渔歌子》的改动,主要是基于歌唱的角度,为了符合《浣溪沙》的曲子而改。

　　玄真子词清丽②,尝以《浣溪沙》歌之矣。其词云:"西塞山前白鹭飞,桃花流水鳜鱼肥。青箬笠,绿蓑衣,斜风细雨不须归。"表弟李如篪,言《渔父词》以《鹧鸪天》歌之,甚叶音律③,但词少声多。因以宪宗画像访求玄真子文章④,及其兄劝归之意,足前后数句。

【注释】

　　①渔父词:即渔歌子,词牌名。又名"渔父""渔父乐"等。

②玄真子：指张志和，本名龟龄，字子同。自称烟波钓徒。居于江湖
　　之中。著有《玄真子》十二卷，并以"玄真子"自号。

③叶（xié）：和洽，相合。

④宪宗画像：唐文宗时，宰相李德裕所写《玄真子渔歌记》记载：唐
　　宪宗非常喜欢张志和的诗歌，曾派人搜集其所写的五首《渔歌
　　子》，并画了一幅张志和的画像挂在宫中，以表仰慕之情。

【译文】

　　张志和的词风格清丽，曾经以《浣溪沙》歌唱。歌词说："西塞山前白
鹭飞，桃花流水鳜鱼肥。青箬笠，绿蓑衣，斜风细雨不须归。"表弟季如箎，
说《渔父词》用《鹧鸪天》的曲子歌唱，非常契合音律，但是歌词少而曲
子长。于是用宪宗的张志和画像访求张志和的文章，及张志和之兄劝归
之意，补足了前后几句。

　　西塞山前白鹭飞，桃花流水鳜鱼肥①。朝廷尚觅玄真
子，何处于今尚有诗？

　　青箬笠，绿蓑衣，斜风细雨不须归。人间欲避风波险，
一日风波十二时②。

【注释】

①桃花流水：桃花盛开的季节正是春水盛涨的时候，俗称桃花汛或
　　桃花水。

②十二时：古时分一昼夜为十二时。犹言一昼夜，全天。

【译文】

　　西塞山前白鹭飞翔，桃花流水中的鳜鱼非常肥美。朝廷尚且在寻觅
玄真子，什么地方到了现在还流传他的诗呢？

　　青色的箬笠，绿色的蓑衣，斜风夹杂着细雨乐而忘归。在人间想要

躲避风波的险恶，但是全天十二时辰都有风波。

鳜音愧。《尔雅翼》曰①："凡牛羊之属有肚，故能嚼。惟鱼不然。鳜独有肚，能嚼。江南名鮠鱼。"此词一刻，黄山谷语句亦小异。

【注释】

①《尔雅翼》：训诂学著作。南宋罗愿所撰。

【译文】

鳜音愧。《尔雅翼》说："凡是牛羊之类的动物有肚腹，所以能够嚼食。鱼不是这样。只有鳜鱼有肚腹，也能嚼。江南名叫鮠鱼。"这首词一刻，黄山谷的语句也稍有不同。

哨遍①

【题解】

《哨遍·为米折腰》是苏轼将陶渊明的《归去来兮辞》改编而成，改编主要是为了配合音乐而补充了歌词，对于陶渊明原文所表达的主旨并未改动。虽是对前人文章的檃括，但从中亦表现了自己对于隐居田园生活的向往之情。

陶渊明赋《归去来》，有其词而无其声。余治东坡②，筑雪堂于上。人皆笑其陋，独鄱阳董毅夫过而悦之，有卜邻之意③。乃取《归去来》词，稍加檃括④，使就声律，以遗毅夫。使家僮歌之，时相从于东坡，释耒而和之⑤，扣牛角而为之节，不亦乐乎！

【注释】

①哨遍：曲牌名。又名"稍遍"。

②治：整理，修整。

③卜邻：选择邻居，即做邻居的意思。

④檃（yǐn）括：就原有的文章、著作加以剪裁、改写。

⑤耒（lěi）：农具。

【译文】

陶渊明撰《归去来兮辞》，虽然有词句但没有配乐。我修整东坡，在坡上建造了雪堂。人们都嘲笑雪堂简陋，只有鄱阳董毅夫拜访后很喜欢，还有做邻居的想法。于是我取《归去来兮辞》的词句，稍加改写，使它符合声律，并赠送给董毅夫。让家中的僮仆唱着它，不时随我到东坡，放下农具唱和，敲击牛角为他打节拍，不也是一件乐事吗！

为米折腰①，因酒弃家，口体交相累②。归去来，谁不遣君归？觉从前皆非今是。露未晞③，征夫指予归路④，门前笑语喧童稚。嗟旧菊都荒，新松暗老，吾年今已如此。但小窗容膝闭柴扉⑤，策杖看孤云暮鸿飞⑥。云出无心，鸟倦知还，本非有意。

【注释】

①为米折腰：为了微薄的俸禄屈身事人。米，代指俸禄。《晋书·陶潜传》："吾不能为五斗米折腰，拳拳事乡里小人。"

②交相：互相。

③晞（xī）：干。

④征夫：行人。

⑤容膝：容下双膝，意为驻足在家。

⑥策杖：拄杖。

【译文】

　　为了微薄的俸禄屈身事人，因为饮酒而抛弃家庭，口欲和身体互相拖累。回去吧，是谁不让你回家吗？感到从前的想法都是错的而现在才是对的。露水还没有干，行人指给我回家的路，门前孩童笑语喧哗。感叹旧日菊田已经荒芜，新种的松树悄然老去，我的年龄现在已经和它们一样。只有关闭柴门在小窗前，拄着拐杖远看那暮鸟高飞于孤云上。云出本无心，鸟儿疲倦知道归巢，本就不是有意而为。

　　噫，归去来兮！我今忘我兼忘世。亲戚无浪语①，琴书中有真味。步翠麓崎岖②，泛溪窈窕③，涓涓暗谷流春水④。观草木欣荣，幽人自感⑤，吾生行且休矣。念寓形宇内复几时⑥，不自觉皇皇欲何之⑦。委吾心，去留谁计？神仙知在何处？富贵非吾志。但知临水登山啸咏，自引壶觞自醉⑧。此生天命更何疑，且乘流，遇坎还止⑨。

【注释】

①浪语：乱语。

②翠麓：青翠的山麓。

③窈窕（yǎo tiǎo）：幽深。

④涓涓：细水缓流的样子。

⑤幽人：隐居之人。

⑥寓形：寄寓形体。

⑦皇皇：慌张不安的样子。

⑧觞（shāng）：酒器。

⑨坎：坑、穴。指艰险。

【译文】

噫，回去吧！现在的我忘了自己也忘了世界。亲戚之间不乱说话，琴声和书中才有真正的快乐。走在青翠山麓的崎岖小路上，在深溪中戏水，幽深的山谷里缓缓流淌着春水。看着草木繁盛，隐居之人不禁自我感叹，我的生命也快结束了。想到形体寄寓在人世间不知还有多久，不觉惊慌不知道该去哪里。放下我的忧虑，去和留谁会在意？谁知神仙究竟在哪里呢？富贵不是我的志向。只知临水登山长啸吟咏，自己喝酒自己陶醉。此生由天命决定还有什么可怀疑的呢，姑且乘流而行，遇到坎险便停下。

旧好诵陶潜《归去来》，常患其不入音律①，近辄微加增损②，作《般涉调·哨遍》。虽微改其词，而不改其意，请以《文选》及本传考之③，方知字字皆非创入也。与朱康叔。

【注释】

①患：遗憾。

②增损：增加和减少。

③本传：指《晋书·陶潜传》。

【译文】

以前我喜欢诵读陶潜的《归去来兮辞》，常遗憾其不入音律，近来就对它稍作增删，写了《般涉调·哨遍》。虽然略改其词，而不改动其意，请以《文选》和《晋书·陶潜传》考订，才知道每个字都不是新创造的。与朱康叔。

其词盖世所谓"般瞻"之《稍遍》也。"般瞻"，龟兹语也①，华言为五声②，盖羽声也，于五音之次为第五。今世作

"般涉"，误矣。《稍遍》三叠，每叠加促字，当为"稍"，读去声。世作"哨"，或作"涉"，皆非是。

【注释】

①龟兹（qiū cí）：古代西域大国之一。在今新疆库车一带。

②五声：即宫、商、角、徵、羽。

【译文】

其词大概就是世人所说的"般瞻"之《稍遍》。"般瞻"是龟兹语，华语有五声，它属于羽声，在五音的次序中为第五。现在世人写作"般涉"，是错误的。《稍遍》三叠，每叠加促字，应当是"稍"，读去声。世人作"哨"，或作"涉"，都不正确。

醉翁操①并引

【题解】

本文作于元丰六年（1083）秋。据苏轼自序可知，此作是为琴曲《醉翁操》所写的一首词。醉翁，即欧阳修，他在滁州时，经常前往琅琊幽谷聆听自然界的天籁之音。太常博士沈遵后来也前往此地游玩，并谱成了琴曲《醉翁操》。苏轼此词，便是专为这一琴曲而写。词中将自然界的各种无形之声写得真实可感，营造出一个空灵美妙的意境。清代陈廷焯《词则·别调集》称赞其"清绝、高绝，不许俗人问津"。

琅琊幽谷②，山水奇丽，泉鸣空涧，若中音会③。醉翁喜之，把酒临听④，辄欣然忘归。既去十余年，而好奇之士沈遵闻之往游⑤，以琴写其声，曰《醉翁操》，节奏疏宕而音指华畅⑥，知琴者以为绝伦⑦。然有其声而无其辞。翁虽为作歌,而与琴声不合。又依楚辞作《醉翁引》^⑧,好事者亦倚其辞以制曲。虽粗合韵度而琴声为词所绳约^⑨,非天成也。后三十余年,翁既捐馆舍^⑩,而遵亦没久矣。有庐山玉涧道人崔闲^⑪,特妙于琴,恨此曲之无词,乃谱其声,而请于东坡居士以补之云。

【注释】

①醉翁操:琴曲名。此处用为词牌。双调,九十一字。上片十句十平韵,下片十句八平韵。

②琅琊:山名。在今安徽滁州西南。欧阳修《醉翁亭记》:"环滁皆山也。其西南诸峰,林壑尤美,望之蔚然而深秀者,琅琊也。"

③若中(zhòng)音会:好像与音乐的节奏自然吻合。

④把酒:举着酒杯。

⑤沈遵:太常博士,通音乐。欧阳修《赠沈遵》:"太常博士沈遵,好奇之士也,闻而往游焉。爱其山水,归而以琴写之,作《醉翁吟》一调。"

⑥疏宕:疏朗奔放。华畅:优美流畅。

⑦绝伦:无与伦比。

⑧楚辞:本为楚地的歌辞,战国时屈原进行改造,写出《离骚》等作品,使之成为一种新的文学体裁,通称楚辞。

⑨绳约:限制。

⑩捐馆舍:死亡的婉称。欧阳修卒于熙宁五年(1072)。

⑪崔闲:字诚老,自号无著道人。又名玉涧山人、玉荆山人。尝游京师,后结庐于庐山玉涧。

【译文】

琅琊山的幽谷中,山水奇丽,泉水鸣响于空涧,好像与音乐的节奏自然吻合。醉翁非常喜欢这里,举着酒杯在这里聆听水声,每每陶然忘返。十余年后，有好奇之士沈遵听说后前往游玩，模拟泉水声写了一首琴曲，叫《醉翁操》，节奏疏朗奔放，而音韵优美流畅，懂琴的人都认为无与伦比。但只有音乐而没有曲辞。醉翁虽然写了一首歌，但与琴声不合拍。又依照楚辞写《醉翁引》，好事者也根据其辞来制曲。虽然大体符合韵律，但是琴声被词所限制，并非自然生成。三十余年后，醉翁已经去世，沈遵也去世很久了。庐山的玉涧道人崔闲，极为擅长弹琴，遗憾《醉翁操》没有词，于是为其谱曲，而请东坡居士补了这首词。

琅然①，清圆②。谁弹？响空山。无言，惟翁醉中知其天。月明风露娟娟③，人未眠。荷蒉过山前④，曰有心也哉此贤。

醉翁啸咏，声和流泉。醉翁去后，空有朝吟夜怨。山有时而童巅⑤，水有时而回川⑥。思翁无岁年，翁今为飞仙。此意在人间，试听徽外三两弦⑦。

【注释】

①琅然：象声词。声音清亮的样子。

②清圆：清越圆转。

③娟娟：美好的样子。

④荷蒉：背着草筐，比喻懂得音乐的隐士。典出《论语·宪问》："子击磬于卫，有荷蒉而过孔氏之门者，曰：'有心哉，击磬乎！'"

⑤童巅：山顶光秃。童，山岭等无草木。

⑥回川：倒流回转。

⑦徽：古琴上的"琴徽"。此处代指琴。

【译文】

声音清亮，清越圆转。是谁在弹琴？琴声在空山中回荡。无人应答，只有醉翁能理解其天然妙趣。明月风露美不胜收，人还没有入眠。

背负草筐的隐士走过山前,赞叹这个贤人是有心人啊!

醉翁长啸吟咏,与流泉声相应和。醉翁离开后,空留日夜不休的山吟水怨。山终究会裸露光秃秃的顶尖,水也会倒流回转。但对醉翁的思念不会停止,醉翁现在已经幻化成仙。这美妙乐曲的意境仍在人间,不信试着听听这琴曲之外的余韵。

落笔皆超轶绝尘。黄山谷

【译文】

下笔都超轶绝尘。黄山谷

书黄子思诗集后①

【题解】

这是苏轼为黄子思的诗集所写的一篇跋文。本文主要以书法为喻评论诗歌,指出于平淡朴素之中寓深远意境方为好诗,尤其对自然天成、"美在咸酸之外"的诗,更加推崇。尤其令人称道的是,由于苏轼在书法与诗歌方面都造诣精深,因此对这两类艺术形式进行回顾和点评时,妙句迭出,提出了一些重要的诗歌理论,在文学批评领域有着深远影响。

予尝论书,以为锺、王之迹萧散简远②,妙在笔画之外。至唐颜、柳③,始集古今笔法而尽发之,极书之变,天下翕然以为宗师④,而锺、王之法益微。

【注释】

①黄子思:黄孝先,字子思。仁宗年间进士。以善治狱迁大理寺丞,历太常博士、通判石州。著诗二十卷。

②锺：指锺繇，字元常，三国曹魏时著名书法家。因担任过太傅，所以世称"锺太傅"。其书法博采众长，兼善各体，尤精隶、楷。与晋代王羲之并称"锺王"。王：指王羲之，字逸少，东晋著名书法家。博采众长，各体皆精，有"书圣"之称。

③颜：指唐代书法家颜真卿。柳：指柳公权，字诚悬。唐代著名书法家。官至太子少师，世称"柳少师"。柳公权以楷书著称，骨力劲健，与颜真卿齐名，有"颜筋柳骨"的美誉。

④翕然：一致，一致称颂。

【译文】

我曾经评论书法，认为锺繇、王羲之的字迹潇洒超逸、简古深远，妙处在笔画之外。到了唐代颜真卿、柳公权，才集古今笔法并全都表现出来，极尽书法的变化，天下一致推崇他们是宗师，而锺繇、王羲之的笔法更加衰落。

至于诗亦然。苏李之天成①，曹刘之自得②，陶谢之超然③，盖亦至矣。而李太白、杜子美以英玮绝世之姿，凌跨百代，古今诗人尽废，然魏晋以来高风绝尘，亦少衰矣。李、杜之后，诗人继作。虽间有远韵，而才不逮意，独韦应物、柳宗元发纤秾于简古，寄至味于澹泊，非余子所及也。唐末司空图④，崎岖兵乱之间，而诗文高雅，犹有承平之遗风⑤。其论诗曰："梅止于酸，盐止于咸，饮食不可无盐梅，而其美常在咸酸之外⑥。"盖自列其诗之有得于文字之表者二十四韵，恨当时不识其妙，予三复其言而悲之。

【注释】

①苏：指苏武，字子卿，西汉名臣。汉武帝时奉命出使匈奴，被扣留

十九年而持节不屈。《文选》收录有多首苏武与李陵互相赠答的五言诗,具有较高的艺术成就,但现多认为是伪作。李:指李陵,字少卿,西汉名将。后战败投降匈奴,其一生充满争议。

②曹:指曹植,字子建。三国时期诗人,建安文学的代表人物。生前曾为陈王,去世后谥号"思",因此又称陈思王。谢灵运有"天下才有一石,曹子建独占八斗"的评价。刘:指刘桢,字公幹,"建安七子"之一。在五言诗创作上的成就尤为突出。

③陶:指陶渊明。谢:指谢灵运,东晋末年刘宋著名诗人。主要成就在于山水诗,是"山水诗派"的开创者。

④司空图:字表圣,自号知非子,又号耐辱居士。晚唐时期著名诗论家。著有《二十四诗品》等。

⑤承平:太平,持久太平。

⑥"梅止于酸"几句:语出司空图《与李生论诗书》,略有变动。原文为:"古今之喻多矣,而愚以为辨于味而后可以言诗也。江岭之南,凡足资于适口者,若醯非不酸也,止于酸而已;若鹾,非不咸也,止于咸而已。中华之人所以充饥而遽辍者,知其咸酸之外,醇美者有所乏耳。"

【译文】

至于诗也是如此。苏武、李陵的诗浑然天成,曹植、刘桢的诗自抒胸臆,陶渊明、谢灵运的诗超然物外,大概也到了极致了。而李白、杜甫以杰出奇特的绝世风姿,雄踞百代之上,古今诗人都黯然失色,可是魏晋以来高雅脱俗的风格,也稍稍衰减了。李白、杜甫之后,诗人继续兴起。虽然间或有意旨深远的作品,但是才华未能充分表达出旨趣,只有韦应物、柳宗元于古朴中表现出富丽优美,于淡泊中寄寓至深的韵味,不是其他人能够做到的。唐末司空图,生于兵荒马乱之间,而诗文高雅,仍有太平盛世的遗风。他论诗说:"梅子只是酸,盐仅仅是咸,饮食不能没有盐和梅,而其美妙常在于咸酸之外。"他自己列举了有言外之意的诗歌二十四韵，遗憾当时没有认识到它们的玄妙，我反复读了三遍而为他感到惋惜悲伤。

　　闽人黄子思，庆历、皇祐间号能文者①。予尝闻前辈诵其诗，每得佳句妙语，反复数四，乃识其所谓。信乎表圣之言，美在咸酸之外，可以一唱而三叹也②。予既与其子几道、其孙师是游③，得窥其家集。而子思笃行高志，为事有异材，见于墓志详矣，予不复论，独评其诗如此。

【注释】

①庆历、皇祐：均为宋仁宗的年号。

②一唱而三叹：一个人歌唱，三个人跟着唱。原指音乐和歌唱简单而质朴的形式。后转用来形容诗文婉转而余韵悠长。语出《荀子·礼论》："《清庙》之歌，一倡而三叹也。"

③几道：黄好谦，字几道。黄子思之子。嘉祐二年进士。师是：黄寔，字师是。黄子思之孙。熙宁年间进士。

【译文】

　　福建人黄子思，在庆历、皇祐年间是号称擅写文章的人。我曾经听前辈诵读过他的诗，每次听到佳句妙语，反复好几遍，才能了解其想表达的内容。司空图的话可信啊，美在咸酸之外，可以一唱而三叹了。我与他的儿子黄几道、孙子黄师是都有交游，得以看到他家传的文集。而子思行动坚定志向远大，为官做事有非凡的才干，墓志中都已经写得非常详细，我不再谈论，只是对他的诗文进行品评罢了。

　　黄子思之诗，未见得是如何。其评唐人诗如良工善貌，极醒人眼。所因司空图论诗，尤起发人意。李性学①

【注释】

①李性学：宋末元初人。曾执掌明道书院，后征为国子助教。

【译文】

黄子思的诗，不见得有多好。但他评论唐人诗歌如良工美貌，特别令人眼前一亮。引用的司空图的论诗观点，尤其能发人深思。李性学

《南行前集》序

【题解】

嘉祐四年（1059）九月，苏洵奉诏命赴京师，于是父子三人同行，走水路由巫峡出蜀，沿路畅游山川名胜，饱览各地风物，写下了许多诗文，最终由苏轼编为《南行集》。本文便是苏轼为《南行集》所作的自序。文章看似随意，而布局严谨，全篇围绕着"不能不为之为工"的观点展开，结合自己的亲身实践经验加以详证，具有很强的说服力。

夫昔之为文者，非能为之为工，乃不能不为之为工也①。山川之有云，草木之有华实②，充满勃郁③，而见于外。夫虽欲无有，其可得耶！自少闻家君之论文④，以为古之圣人，有所不能自已而作者。故轼与弟辙为文至多，而未尝敢有作文之意。己亥之岁⑤，侍行适楚。舟中无事，博弈饮酒⑥，非所以为闺门之欢⑦。山川之秀美，风俗之朴陋，贤人君子之遗迹，与凡耳目之所接者，杂然有触于中⑧，而发于咏叹。盖家君之作，与弟辙之文皆在，凡一百篇，谓之《南行集》。将以识一时之事，为他日之所寻绎⑨，且以为得于谈笑之间，而非勉强所为之文也。时十二月八日，江陵驿书。

【注释】

①不能不为之：不得不写的、发自内心的文章。

②华实：花和果实。

③勃郁：蕴积。

④家君：旧时对在世父亲的称呼。这里指苏洵。

⑤己亥之岁：即嘉祐四年（1059）。

⑥博弈：下棋。

⑦闺门：指内室门，这里借指家庭。

⑧杂然：一起，共同。

⑨寻绎：追思推断。

【译文】

过去那些写文章的人，不认为刻意写的文章就是高超的作品，而是以不得不写发自天然的文章为高超的作品。山川所以云雾缭绕，草木所以有花朵果实，是因为内里充满蕴积，从而表现于外。即使想让它们不出现，能做得到吗！我从小听家父评论文章，认为古代的圣人，有不能克制自己的感情而写文章的。所以我和弟弟苏辙虽然写的文章很多，可未曾敢有作文的想法。嘉祐四年，侍奉父亲前往楚地，在船中无事，于是下棋饮酒，这些并非家庭内才玩的游戏。山川的秀美，风俗的朴素，贤人君子的遗迹，和所有所闻、所见之事，都一起触动了内心，而化为诗文进行咏叹。家父的作品，和弟弟苏辙的诗文都收录在一起，共有一百篇，取名为《南行集》。将用来记录一时之事，供他日追思回味，而且以为这些诗文都得自于谈笑之间，并不是勉强所作的文章。当时是十二月八日，苏轼书于江陵驿站。

不能不为之为工，此老泉语也。遂关至极。

【译文】

不得不写的才是高超的文章,这是苏老泉的话。可谓十分关键。

论文二则

【题解】

这是苏轼谈论自己创作体会的两篇短文,既是切身感受,又具有理论上的探讨价值。苏轼的文风素来汪洋恣肆,如同行云流水,文气流畅,而且随物赋形,曲折多变,并且能当行则行,当止则止,转换极为自然。对于这种文风,苏轼在《与谢民师推官书》中也有提及:"大略如行云流水,初无定质,但常行于所当行,常止于所不可止。"

吾文如万斛泉源①,不择地皆可出。在平地滔滔汩汩②,虽一日千里无难③。及其与石山曲折,随物赋形④,而不可知也。所可知者,常行于所当行,常止于不可不止,如是而已矣⑤!其他,虽吾亦不能知也。

【注释】

①万斛:形容容量多。斛,古代的量器和容量单位,一斛本为十斗,
　南宋末改成一斛为五斗。

②汩汩:形容水流动的样子。

③一日千里:形容水流迅捷。

④随物赋形:随着事物的形态给予不同的描绘。

⑤如是而已:如此罢了。

【译文】

我的文章如同万斛泉源,不用选择地势都会冒出。在平地上滔滔不绝地汩汩流淌,即使一日流淌千里也不难。等到与山石曲折相遇,就随

着物体本身的形态进行不同的描绘，则不可预料了。我能够知道的，通常是在应当流动时就流动，在不得不停止时就停止，就是这样罢了。至于其他方面，即使我也不能预知了。

　　某平生无快意事①，惟作文章，意之所到，则笔力曲折无不尽意。自谓世间乐事，无逾此者②。

【注释】

①平生：一生。快意：愉快，畅快。

②逾：超越。

【译文】

　　我一生没有什么畅快之事，只有写文章，心中想到的内容，则下笔表达时曲折多变没有不尽意的。自以为世上的乐事，没有超过这一点的了。

　　非自写不出。

【译文】

　　不是本人写不出这样的体会。

书子由《超然台赋》后

【题解】

　　苏轼在密州时，倡议将城墙上的"废台"修葺一新，并且请苏辙命名，苏辙遂取《老子》中"虽有荣观，燕处超然"之意，命名为超然台，并写了《超然台赋》。苏轼此文是为《超然台赋》所写的题跋文，对于这篇文章进行了高度赞扬。

子由之文，词理精确，有不及吾，而体气高妙①，吾所不及。虽各欲以此自勉，而天资所短，终莫能脱②。至于此文，则精确、高妙，殆两得之，尤为可贵也。

【注释】

①体气：指文章的体制格调。

②脱：摆脱，脱离。

【译文】

子由的文章，文词义理的精确，有不如我的地方，但文章格调高妙，我赶不上他。虽然我们各自都想以此自勉，但因为天赋所缺，终究也没能摆脱这种情况。至于这篇《超然台赋》，则词理精确而格调高妙，这两方面几乎都有体现，尤其可贵。

以体气论子由最是。

【译文】

用格调来论子由最合适。

答黄鲁直

【题解】

本文作于元丰元年（1079）七月，为苏轼回复黄庭坚的信件。苏黄二人，亦师亦友，交谊深厚，但从信中来看，此时二人尚处于交往之初，黄庭坚作为晚辈，对苏轼毕恭毕敬，而苏轼则对其文采和为人早就十分欣赏，从他的文章中就判断黄庭坚为人"必轻外物而自重""意其超逸绝尘，独立万物之表，驭风骑气，以与造物者游"，这样的称赞从苏轼这样的文坛巨匠口中说出来，足见其欣赏之情。对于黄庭坚而言，自然是受到无比的激励与鼓舞。

轼始见足下诗文于孙莘老之坐上^①，耸然异之^②，以为非今世之人也。莘老言："此人，人知之者尚少，子可为称扬其名^③。"轼笑曰："此人如精金美玉，不即人而人即之^④，将逃名而不可得，何以我称扬为？然观其文，以求其为人，必轻外物而自重者，今之君子莫能用也^⑤。"其后过李公择于济南^⑥，则见足下之诗文愈多，而得其为人益详，意其超逸绝尘，独立万物之表，驭风骑气^⑦，以与造物者游，非独今世之君子所不能用，虽如轼之放浪自弃^⑧，与世阔疏者^⑨，亦莫得而友也。今者辱书词累幅，执礼恭甚，如见所畏者，何哉？轼方以此求交于足下，而惧其不可得，岂意得此于足下乎？喜愧之怀，殆不可胜。然自入夏以来，家人辈更卧病，匆匆至今，裁答甚缓^⑩，想未深讶也。《古风》二首^⑪，托物引类，真得古诗人之风，而轼非其人也。聊复次韵^⑫，以为一笑。秋暑，不审起居何如？未由会见^⑬，万万以时自重。

【注释】

①孙莘老：孙觉，是黄庭坚的岳父。

②耸然：惊讶的样子。

③称扬：称赞，赏识。

④即：接近。

⑤君子：这里指掌权的人。

⑥过李公择于济南：熙宁十年（1077）正月，苏轼至齐州（今济南），与李公择相见。黄庭坚为李公择外甥。

⑦骑气：乘云气飞行。

⑧放浪：放纵不受拘束。

⑨阔疏：疏远。

⑩裁答：写信，回信。

⑪《古风》：指黄庭坚《古风二首上苏子瞻》诗，分别以梅、松为主
题。其一："江梅有佳实，托根桃李场。桃李终不言，朝露借恩光。
孤芳忌皎洁，冰雪空自香。古来和鼎实，此物升庙廊。岁月坐成
晚，烟雨青已黄。得升桃李盘，以远初见尝。终然不可口，掷置官
道傍。但使本根在，弃捐果何伤。"其二："青松出涧壑，十里闻风
声。上有百尺丝，下有千岁苓。自性得久要，为人制颓龄。小草
有远志，相依在平生。医和不并世，深根且固蒂。人言可医国，何
用太早计。小大材则殊，气味固相似。"

⑫聊复次韵：指苏轼所撰《次韵黄鲁直见赠古风二首》。

⑬由：缘由，机会。

【译文】

我第一次见你的诗文是在孙莘老的坐席上，惊讶地觉得十分特别，
认为不是当代人能作出来的。莘老说："这个写文章的人，了解他的人还
很少，您可以称扬一下他的名声。"我笑道："这人如同精金美玉，不主动
接近人而人们会接近他，想逃脱名声却办不到，又何必要我去称扬他？
然而看他的诗文，推断他的为人，一定是轻外物而自重的人，当今的君子
们不会用他。"后来，在济南拜访李公择，就看到你的更多诗文，对你的
为人也更加了解，推想你超逸绝俗，独立于万物之外，驭风乘气，与造物
者同游，不仅是当世的君子不能用，即便如我这个放纵自弃、与世俗不合
之人，也不够资格和你结交为友。现在承蒙你寄来多篇诗词，非常恭敬
有礼，如见畏惧的人，为什么呢？我正要以此和你结交，还怕不能成功，
哪里料到从你那里得到诗词？喜悦惭愧之情，几乎承受不住。然而自从
入夏以来，家里人相继卧病，匆匆忙忙到了今天，回信太慢，想必不会太惊

讶。《古风》二首,托物引类,真正得到了古代诗人的风韵,而我并不是这样的人。姑且和你的诗韵写了一首,以博一笑。秋热,不知起居如何?没有机会见面,万万顺时保重自己。

与黄鲁直

【题解】

这封信主要对晁载之的文风进行了品评,虽然苏轼对其求奇之风有所批评,却很注意方式方法,请黄庭坚用朋友切磋的方式来委婉转达自己的建议。可见苏轼不仅有远见卓识,而且有宽广的胸怀,对于后辈学人十分体贴和关心。

晁君寄骚①,细看甚奇,信其家多异材耶! 然有少意,欲鲁直以己意微箴之②。凡人文字,务使平和,至足余,溢为奇怪,盖出于不得已尔。晁文奇怪似差早,然不可直云尔。非谓避讳也,恐伤其迈往之气③,当为朋友讲磨之语乃宜④。不知公谓然否?

【注释】

①晁君:指晁载之,字伯宇。举进士,官封丘丞。为“苏门四学士”
　　之一晁补之的堂兄。骚:指晁载之的《闵吾庐赋》。

②箴:劝告。

③迈往之气:勇往直前的气势。

④讲磨:研讨切磋。

【译文】

晁君寄来的赋文,仔细看非常奇丽,晁家果然多出异才啊! 然而我有一点想法,希望鲁直能够以自己的口吻对他稍加劝告。但凡人写文章,务求平易和畅,等到老练成熟,流变为怪奇,乃出于不得已罢了。晁的文章怪奇似乎有点早,但这话不能直接对他说。这并非有什么避讳,是怕伤害他勇往直前的气势,应当从朋友的角度和他切磋才比较合适。不知道您认为这样合适吗?

此老乃不喜人妄意作奇。王圣俞

【译文】

东坡不喜欢人写文章随意求奇。王圣俞

论秦少游张文潜

【题解】

本文一名《书付过》,作于苏轼贬谪海南儋州时期,是写给儿子苏过的书信。苏轼在成长过程中受到过欧阳修等人的提携,而他亦是爱才惜才之人,常有奖掖后进之举。在这封信里,苏轼对秦少游、张文潜的诗文进行了评点,认为他们二人都是当世第一流的人才,但又有不同的特点。苏轼的评点时常被后世评论家所引用。

秦少游、张文潜才识学问为当世第一①,无能优劣二人者②。少游下笔精悍,心所默识而口不传者,能以笔传之。然而气韵雄拔、疏通秀朗,当推文潜。二人皆辱与予游③,同升而并黜④。有自雷州来者,递至少游所惠书诗累幅。近居蛮夷得此,如在齐闻《韶》也⑤。

【注释】

①当世第一：当今世上第一流。

②优劣：这里用如动词，意为判定优劣。

③与予游：秦观和张耒都尝以文章谒于苏轼门下，与黄庭坚、晁补之并称"苏门四学士"。

④并黜：秦观、张耒二人皆因苏轼之故遭贬黜。

⑤在齐闻《韶》：在齐国聆听《韶》乐。典出《论语·述而》："子在齐闻《韶》，三月不知肉味。"此处指秦观的诗文魅力。

【译文】

秦少游、张文潜的才识学问都是当世第一流，没办法判定二人的优劣。少游下笔精悍，心里所想而口头无法表达的内容，能用笔写出来。然而若论诗文的气韵雄拔、疏通秀朗，当数张文潜。二人都游于我门下，一起晋升，又一起被贬黜。有人从雷州来，捎给我多幅少游所赠的诗文。住在靠近蛮夷的地方看到这些诗文，如同孔子在齐国听闻《韶》乐一样。

　　二人同学于苏门，先生以为"秦得吾工，张得吾易"，而世谓工可致，易不可致云。

【译文】

　　二人一同在苏门修学，东坡先生认为"秦少游得到了我的精巧，张文潜得到了我的平易"，而世人认为精巧可以通过努力达到，而平易则不易达到。

与鲜于子骏①

【题解】

这封给友人鲜于子骏的书信作于密州时期。在短札中，苏轼评价鲜于子骏诗文"萧然有远古风味",表达了自己对这种诗风的欣赏和赞叹之情。苏轼在信中还提及自己近来作词的情况,其中提到的在郊外打猎所写的词,便是有名的《江城子·密州出猎》。

　　忝厚眷②,不敢用启状,必不深讶。所惠诗文,皆萧然有远古风味③。然此风之亡也久矣,欲以求合世俗之耳目,则疏矣④。但时独于闲处开看,未尝以示人,盖知爱之者绝少也。所索拙诗,岂敢措手,然不可不作,特未暇耳。近却颇作小词,虽无柳七郎风味⑤,亦自是一家。数日前,猎于郊外,所获颇多。作得一阕,令东州壮士抵掌顿足而歌之,吹笛击鼓以为节,颇壮观也。写呈取笑。

【注释】

①鲜于子骏:即鲜于侁,字子骏。鲜于是复姓。曾担任京东转运使,与苏轼友善。

②忝(tiǎn):有愧于。常用作谦辞。

③萧然:洒脱,悠闲。

④疏:迂阔,不切实际。

⑤柳七郎:即柳永。北宋著名词人,婉约派代表人物。

【译文】

　　承蒙厚爱,不敢用启状,一定不要惊讶。您赠的诗文,都洒脱而有远古的风味。然而这种风味失传已久,如果想用它来迎合世俗的眼光,就不切实际了。只是时常在闲处独自欣赏,不曾让别人看,大概知道喜欢它的人太少了。您想要我的诗,我怎么敢随便写呢,然而又不能不写,只是没有空闲罢了。最近我却写了一些小词,虽说没有柳永的风味,也自成一家。几天前,在郊外打猎,收获颇多。我写了一首词,让东州壮士击掌顿脚而唱,吹笛击鼓以为节拍,颇为壮观。写下来博你一笑。

与米元章

【题解】

此文作于苏轼北归后途经真州时,米芾此时正在真州为官,二人本就友谊深厚,这一时期更是来往密切。在这封书信中,苏轼高度评价了米芾在诗文上的成就,与早期二人书信中苏轼对他的评价相比,显然高出许多,从一个侧面也反映了米芾诗文的造诣随着时间流逝而颇有精进。

两日来,疾有增无减。虽迁闸外①,风气稍清,但虚乏不能食,口殆不能言也。儿子于何处得《宝月观赋》②,琅然诵之③,老夫卧听之未半,蹶然而起。恨二十年相从,知元章不尽,若此赋,当过古人,不论今世也。天下岂常如我辈聩聩耶④!公不久当自有大名,不劳我辈说也。若欲与公谈,则实未能相当,更后数日耶?

【注释】

①闸:指真州闸,宋仁宗天圣年间修建而成。

②《宝月观赋》:米芾所作赋。又称《宝月赋》《宝月庵赋》。现已遗佚。宝月观是米芾所创楼观。

③琅然:形容声音清朗。

④聩聩(kuì):昏聩糊涂。

【译文】

两天来,我的病有增无减。虽然迁到水闸外,空气稍清新,但虚弱疲乏不能进食,话也几乎不能说了。儿子不知从哪里得到《宝月观赋》,朗朗诵读,我躺在床上听了不到一半,便惊讶地坐起来。遗憾和您二十年的交往,对您仍然不够了解,像这样的赋文,应当已超越古人,更不用说当今之世了。天下人难道常常会像我这样昏聩糊涂吗！您不久自然会获得很高的声名，用不着我来多说。想要和您当面叙谈，眼下却实在做不到，恐怕还要再等几天吧？

答李昭玘①

【题解】

苏轼对李廌的诗文极为推崇，除了文中所述之外，他还曾拍着李廌的背说："子之才，万人敌也。"李廌也与秦观、黄庭坚、张耒、晁补之、陈师道一起，被时人称为"苏门六君子"。可惜的是，李廌时运不济，参加科举时主考官是苏轼，却阴差阳错最终落榜。由于李廌的文名在外，所以没有中举的消息传出，许多人都感到很不可思议，宰相吕大防甚至叹息说："有司试艺，乃失此奇才耶！"

无便，久不奉书。王子中来，且出所惠书，益知动止之详②，为慰无量。比日尊体何如？既拜赐雪堂新诗，又获观负日轩诸诗文，耳目眩骇，不能窥其浅深矣。老病废学已久，而此心犹在，观足下新制，及鲁直、无咎、明略等诸人唱和，于拙者便可阁笔，不复措词。近有李廌者③，阳翟人，虽狂气未除，而笔势澜翻④，已有漂砂走石之势，常识之否？子中殊长进，皆左右之赐也。何时一笑？未间，惟万万自重。徐人还，匆匆奉启，不宣。

【注释】

①李昭玘：字成季，号乐静先生。少与晁补之齐名，进士出身。累官太常少卿，曾知沧州。有《乐静集》传世。

②动止：起居作息，谓日常生活。多用作书信中的问候语。

③李廌（zhì）：字方叔，号济南先生、太华逸民。为"苏门六君子"之
　一。中年应举落第后，绝意仕进，定居长社（今河南长葛），直至
　去世。

④澜翻：形容笔力或文章气势奔放跌宕。

【译文】

因为不方便，很久没有去信。王子中前来，并且带来了你的信，更
详细了解了你的起居作息情况，感到无比宽慰。近来贵体如何？既拜读
了您赐我的雪堂新诗，又看到负日轩诸诗文，耳目感到眩晕，已没办法窥
伺其深浅了。我年老多病荒废学业已久，而此心尚在，看了先生的新作，
以及鲁直、无咎、明略等人的唱和，对于才拙之人便可以放下笔，不再写
东西了。近来有位叫李廌的，是阳翟人，虽然还未去掉狂傲之气，但笔力
奔放跌宕，已有飞沙走石的气势，不知是否认得他？子中特别有长进，这
都是你教导的结果。何时能见面笑谈？未见面期间，望千万保重。徐人
还，匆匆写就，不多说了。

元祐初，先生知贡举①，廌适就试，意在必得廌以冠多
士②。及考章援程文③，大喜，以为廌无疑，遂以为魁。既拆
号，怅然出院，以诗送廌归，曰："平时漫识古战场，过眼终迷
《日五色》④。"盖道其本意。廌自是学亦不进，家贫，不甚自
爱，竟不第而死。

【注释】

①知贡举：担任贡试的主考官。

②冠多士：就是在诸多士子中为第一名，冠军。

③章援：章惇之子。程文：科场应试者进呈的文章。

④《日五色》：为唐代李程所作。李程科举试前以《日五色》为题，呈卷于杨於陵，杨於陵称许当作状元。而榜发无名，杨於陵持卷示主司，主司懊恨，便重新将李程擢升状元。苏轼以此典故形容自己在选拔人才时的失误。

【译文】

元祐初年，先生担任贡试的主考官，李廌正好参加考试，以为李廌必定是第一名。等到考试看到章援进呈的文章，大喜，以为必定是李廌所写，于是以其为第一名。拆号之后，怅然离开贡院，苏轼写诗送李廌回去，说："平时漫识古战场，过眼终迷被《日五色》。"大概说出了其内心的想法。李廌自此学业亦无长进，家里贫穷，不很爱惜自己，最终不第而死。

与谢民师推官书①

【题解】

元符三年（1100），苏轼自海南遇赦北还，六月过海，九月至广州。当时谢民师担任广州推官，曾携带诗文谒见苏轼，很受苏轼的赏识。苏轼离开广州后，与谢民师亦有书信往来，本篇是苏轼给谢民师的回信。

这封书信最有价值，也最被后世看重的是中间讨论文艺问题的内容。苏轼借由赞扬谢民师的作品，发表了"如行云流水，初无定质"一段妙论，表达了自己崇尚自然平易文风的一贯主张。苏轼还引用孔子之言，强调文采与达意的统一与协调。为了表达自己的思想，苏轼采用了不少精妙的比喻，如以"行云流水"比喻文风的自然，以"精金美玉"比喻文章佳妙等，都形象生动而非常新奇，时常被后人引用赞叹。

轼启。近奉违，亟辱问讯，具审起居佳胜，感慰深矣！轼受性刚简②，学迂材下，坐废累年③，不敢复齿搢绅④。自还海北⑤，见平生亲旧，惘然如隔世人，况与左右无一日之雅⑥,而敢求交乎?数赐见临,倾盖如故⑦,幸甚过望,不可言也。

【注释】

①谢民师:谢举廉,字民师。元丰八年(1085)进士。颇有诗名,与叔父谢懋、谢岐和弟弟谢世充同榜登第,时称"四谢"。

②受性:秉性。

③坐废:因罪受贬。

④搢绅:称有官职或做过官的人。

⑤海北:指中原大陆。苏轼于元符三年六月二十日渡海北归。

⑥一日之雅:指短暂的交往,交情不深。语出《汉书·谷永传》:"永奏书谢凤曰:'永斗筲之材,质薄学朽,无一日之雅,左右之介。'"

⑦倾盖:指途中偶然相遇,停车交谈,两个车盖相倚而倾斜,有一见如故之意。《史记·邹阳列传》云:"谚曰:'有白头如新,倾盖如故。'"

【译文】

轼启。近来分别后,多次承蒙问候,详知您的日常起居很好,深感安慰!我生性刚直率略,所学迂腐资质低下,因罪受贬多年,不敢再居于搢绅之列。自从回到中原,见到平生的亲戚故交,惘然如隔世之人,况且与您都没有短暂的交情,怎敢希求结交呢?蒙您多次亲临我处,交谈亲切如同老友,幸运地超出期待,不能用言语来形容。

所赐书教及诗赋杂文,观之熟矣。大约如行云流水,初无定质①,但常行于所当行,常止于不可不止,文理自然,姿态横生。孔子曰:"言之不文,行之不远②。"又曰:"辞达而已矣③。"夫言止于达意,宜若不文,是大不然④。求物之妙,如系风捕影⑤；能使是物了然于心者，盖千万人而不一遇也，而况能使了然于口与手者乎？是之谓辞达。辞至于能达，则文不可胜用矣。

【注释】

①定质：固定的形态。

②言之不文，行之不远：语出《左传·襄公二十五年》："仲尼曰：'志有之："言以足志，文以足言。"不言，谁知其志？言之无文，行而不远。'"

③辞达而已矣：出自《论语·卫灵公》："子曰：'辞达而已矣。'"。

④大不然：完全不是这样，非常不正确。

⑤系风捕影：风与影都没有实体，难以捕捉。比喻了解客观事物的奥妙底蕴很不容易。《汉书·郊祀志下》："求之，荡荡如系风捕影，终不可得。"

【译文】

您给我的信函和诗赋杂文，我读得很熟了。大约像行云流水，最初并没有固定的形态，只是常常在应该流动时就流动，在不可不止时就停止，文理自然，姿态变化不定。孔子说："语言没有文采，流传不会太久。"又说："言辞能够表达意思就可以了。"言辞止于表达意思，似乎就应不需要文采了，完全不是这样。探求事物的微妙，像捕风捉影一样艰难；能使所描写的这一事物了然于心的，大概千万人中也碰不上一个，更何况能够了于口和手的人呢？这就是所谓的"辞达"。言辞能够表达意思，那么文采就已经足够用了。

扬雄好为艰深之词①，以文浅易之说；若正言之，则人人知之矣。此正所谓"雕虫篆刻"者②，其《太玄》《法言》

皆是类也③,而独悔于赋④,何哉?终身雕虫而独变其音节,便谓之"经",可乎?屈原作《离骚》经,盖《风》《雅》之再变者,虽与日月争光可也,可以其似赋而谓之"雕虫"乎?使贾谊见孔子,升堂有余矣⑤;而乃以赋鄙之,至与司马相如同科。雄之陋如此,比者甚众。可与知者道,难为俗人言也,因论文偶及之耳。欧阳文忠公言:"文章如精金美玉,市有定价,非人所能以口舌定贵贱也。"纷纷多言,岂能有益于左右,愧悚不已。

【注释】

①扬雄:字子云。西汉著名文学家。

②雕虫篆刻:雕琢虫书,篆写刻符,都是童子所习的小技。语出扬雄《法言·吾子》:"或问:'吾子少而好赋?'曰:'然。童子雕虫篆刻。'"

③《太玄》:扬雄仿《周易》作《太玄》。《法言》:扬雄仿《论语》作《法言》。

④悔于赋:扬雄《法言·吾子》中对于赋有"壮夫不为也"之语,以辞赋为小技。

⑤升堂:古人把学问由浅入深的三种境界喻为入门、升堂、入室。"升堂有余"是说快达到"入室"的境界了。扬雄《法言·吾子》:"如孔氏之门用赋也,则贾谊升堂,相如入室矣。"

【译文】

扬雄喜欢用艰深的言词,来掩饰本来浅易的道理;如果用正常的话陈述,那人人都会懂的。这种作文方法正是他所说的"雕虫篆刻",他的《太玄》《法言》都是这一类,而他只后悔作赋,为什么呢?他一生都在雕虫篆刻,只是改变了音节,便称之为"经",可以这样吗?屈原作《离骚》经,是《诗经》中《风》《雅》的再发展,即使与日月争光辉也是可以的,能因为它像赋就说它是'雕虫'吗？如果贾谊能见到孔子,升堂绰绰有余;而扬雄竟因贾谊作过赋而鄙视他,甚至把他与司马相如等同! 扬雄居然这样浅薄,类似的例子还很多。这些只能和明白事理的人讲,很难给世俗之人讲清楚,因为论文偶尔涉及这个问题。欧阳修说:"好的文章如精金美玉,市面上有定价,不是人凭口舌就能定其贵贱的。"讲了这么多纷杂之言,对您哪能有什么益处,惭愧恐惧不已。

　　所须惠力法雨堂字①,轼本不善作大字,强作终不佳②,又舟中局迫难写③,未能如教。然轼方过临江④,当往游焉。或僧有所欲记录,当作数句留院中,慰左右念亲之意。今日已至峡山寺⑤,少留即去。愈远,惟万万以时自爱。不宣。

【注释】

①惠力:寺名。一作慧力,在江西临江(今清江)县南二里。临江邻近谢氏家乡新淦,谢氏请苏轼为惠力寺法雨堂题额。

②强作:勉强写字。

③局迫:狭隘,狭窄。

④临江:临江军,属江南西路。治今江西清江。

⑤峡山寺:在广东清远县清远峡。苏轼绍圣元年来惠州时曾游其地。

【译文】

　　您要我为惠力寺法雨堂题字,我本不善于写大字,勉强写终究写不好,加之船上地方狭窄不好写,所以没能完成。但我刚过临江,当前往惠力寺游玩。也许僧人想让我记录点什么,我会写几句留在寺院中,以安慰您思亲的心意。今天已到峡山寺,稍作停留就要离开。距离更远了,请千万顺时自己保重。不说了。

此书所论文,却是苏长公文章本色。茅鹿门^①

【注释】

①茅鹿门:指茅坤。字顺甫,号鹿门,人称"鹿门先生"。善古文,以
    编《唐宋八大家文钞》知名。

【译文】

这封书信中所论的文章,却是苏轼文章的本色。茅坤门

答刘沔书^①

【题解】

苏轼文采满天下,其诗文在当时便成为许多人效仿的榜样,其中有一
个年轻人叫刘沔,对苏轼尤为崇拜,搜集了苏轼诗文二十卷,并主动向苏
轼请教。《答刘沔书》便是苏轼写给他的一封回信。

在这封信中,苏轼涉及的内容非常丰富,提出了不少文学创作中的
真知灼见。比如苏轼强调文学本身有如"金玉珠贝",具有很高的价值。
此外,苏轼还针对文学史上的一些作品和作家发表了自己的看法:对编
选《文选》的萧统,苏轼进行了贬斥,认为其"拙于文而陋于识者,莫统
若也";署名李陵的《与苏武书》文句轻浅,应该是后世的托名之作;范晔
《蔡琰传》中收录的两首诗都是伪作;李白、韩愈、白居易等人的诗文也
都被庸俗之辈乱改……这些观点大都令人耳目一新,体现了苏轼独到的
审美与眼光。

轼顿首都曹刘君足下。蒙示书教,及编录拙诗文二十
卷。轼平生以言语文字见知于世,亦以此取疾于人^②,得失
相补,不如不作之安也。以此常欲焚弃笔砚,为喑默人^③,而

习气宿业^④,未能尽去,亦谓随手云散鸟没矣。不知足下默随其后,掇缀拾编^⑤,略无遗者,览之惭汗,可为多言之戒。

【注释】

①刘沔:字沔之,当时担任负责文书工作的都曹之职。曾编录苏轼文章,并向苏轼请教。

②取疾:招致忌恨。

③喑默:犹缄默,闭口不言。

④习气:佛教语。烦恼的一种,佛家将烦恼分现行、种子、习气三种。

宿业:佛教语。指前世的善恶因缘。

⑤掇缀:搜集整理。

【译文】

苏轼向都曹刘君足下顿首。承蒙来信赐教,并编录的我的二十卷诗文作品。我平生凭言语文字被世人了解,也因此而招致别人忌恨,得失互相抵消,还不如不写以求平安呢。因此常常想烧笔弃砚,做一个缄默之人,但这些习气宿业,未能完全丢弃,也以为随手写过后便如同云散鸟飞罢了。不知道阁下默默相随,整理编排,几乎没有遗漏的,我看了惭愧出汗,这真可以作为我多言的警戒啊。

然世之蓄轼诗文者多矣,率真伪相半,又多为俗子所改窜,读之使人不平。然亦不足怪,识真者少,盖从古所病。梁萧统集《文选》^①,世以为工。以轼观之,拙于文而陋于识者,莫统若也。宋玉赋《高唐》《神女》^②,其初略陈所梦之因,如子虚、亡是公相与问答^③,皆赋矣。而统谓之叙,此与儿童之见何异?李陵、苏武赠别长安^④,而诗有江汉之语。及陵与武书,辞句儇浅^⑤,正齐梁间小儿所拟作,决非西汉文,而统不悟,刘子玄独知之⑥。范晔作《蔡琰传》⑦,载其二诗,亦非是。董卓已死⑧,琰乃流落,方卓之乱,伯喈尚无恙也⑨,而其诗乃云以卓乱故,流入于胡。此岂真琰语哉!其笔势乃效建安七子者⑩,非东汉诗也。李太白、韩退之、白乐天诗文,皆为庸俗所乱,可为太息⑪。

【注释】

①萧统:字德施,南朝梁代宗室。谥号昭明,史称"昭明太子"。

②宋玉:楚国辞赋家。曾事楚顷襄王。或称屈原弟子。《史记·屈原贾生列传》:"屈原既死之后,楚有宋玉、唐勒、景差之徒者,皆好辞而以赋见称。"《高唐》《神女》二赋为其代表作。

③子虚、亡是公:司马相如《子虚》《上林》二赋中虚拟的人物。

④李陵:字少卿,西汉名将李广之孙。曾奉汉武帝之命出征匈奴,奋战杀敌数千,因粮尽矢绝,被迫投降,被单于指派劝降苏武。苏武:字子卿。代郡太守苏建之子。奉命出使匈奴,被扣押十九年,持节不屈。

⑤儇(xuān)浅:轻巧浅薄。

⑥刘子玄:即刘知几,字子玄,唐代著名史学家。曾任史官,著有《史通》等。

⑦范晔:字蔚宗,南朝宋史学家。著有《后汉书》。蔡琰:字文姬,又字昭姬。博学多才,通音律,是东汉大文学家蔡邕之女。

⑧董卓:字仲颖。东汉末年权臣,后为吕布所杀。

⑨伯喈:即蔡邕,字伯喈。东汉著名文学家、书法家。

⑩建安七子:指建安年间曹魏七位有名的文学家:孔融、陈琳、王粲、徐幹、阮瑀、应场、刘桢。

⑪太息:叹息。

【译文】

然而世上收集我诗文的人多了，大都真假参半，又多被俗人所窜改，读了叫人心里不平。但这也不足为怪，能认识真品的人太少了，这大概是自古以来的弊病。梁萧统集《文选》，世人以为工巧。在我看来，文字拙劣且见识浅陋的人，没有比得上萧统的。宋玉作《高唐》《神女》赋，开头部分略述作梦的因由，如子虚、亡是公等人的互相问答，这些都是赋的内容。可是萧统却称之为"叙"，这与小孩子的见解有什么差别？李陵、苏武赠别长安，而诗中有江汉之语。但到了李陵写给苏武的书信，辞句轻巧浅薄，正是齐梁间小民的仿作，绝对不是西汉之文，而萧统却不明白，只有刘子玄知道这一点。范晔作《蔡琰传》，记载蔡琰的两首诗，也不是真的。董卓死后，蔡琰才流落异乡，当董卓作乱的时候，蔡琰尚且无恙，而诗中竟然说因为董卓作乱的缘故，流落到胡地。这难道真是蔡琰的话吗！这些诗的笔势只是模仿建安七子，并不是东汉的诗。李白、韩愈、白居易的诗文，也都被世俗之徒乱改，真令人叹息。

今足下所示二十卷，无一篇伪者，又少谬误。及所示书词，清婉雅奥，有作者风气①，知足下致力于斯文久矣。某穷困，本坐文字②，盖愿刳形去皮而不可得者③。然幼子过文益奇，在海外孤寂无聊，过时出一篇见娱，则为数日喜，寝食有味。以此知文章如金玉珠贝，未易鄙弃也。见足下词学如此，又喜吾同年兄龙图公之有后也④，故勉作报书。匆匆。不宣。

【注释】

①作者：这里指刘沔。

②坐文字：受到文章牵连。

③刳（kū）形去皮：指毁削形骸。

④同年兄龙图公：指东坡同榜进士、刘沔之父刘庠。同年，同榜科举考试中举者的互称。龙图公，刘庠曾以龙图阁直学士、知太原府。

【译文】

现在阁下给我看的这二十卷，没有一篇是假的，也很少有错误。至于您书信中的文词，清丽婉转，典雅深奥，展现了作者的风范，由此可知阁下致力于诗文已经很久了。我的困境，本就是因为受到文章牵连，想毁削形骸却办不到。但小儿子苏过的文章更奇丽，在海外孤寂无聊，他不时写一篇文章让我开心，我能高兴好几天，吃饭睡觉都很有滋味。由此知道文章就像金玉珠贝一样，是不能轻易鄙弃的。看到阁下的词学这样好，又喜我的同年龙图公兄后继有人，所以勉力回信。匆匆。不多叙。

　　李陵书及蔡琰二诗，鹿门谓非子瞻不能辨，秃翁则极诋其谬①，何也？

【注释】

①秃翁：指明代思想家李贽。字卓吾，"秃翁"是其号。

【译文】

李陵的信和蔡琰的两首诗，茅坤认为非苏轼不能辨别，李贽则极力诋毁他的谬误，为什么呢？

答张文潜书①

【题解】

这封信写于元祐元年苏轼回京师任中书舍人、知制诰时。苏轼在信中对当时文坛的衰弊现状进行了探讨，一针见血地指出，造成文风衰弊的主要原因是王安石想要"使人同己"。苏轼从多方面论证了"同己"的危害性,进一步说明了"不同"的必要性,并鼓励张文潜等人应为扭转颓衰文风而努力。

　　顿首文潜县丞张君足下。久别思仰[2]。到京公私纷然,未暇奉书。忽辱手教,且审起居佳胜,至慰! 至慰! 惠示文编,三复感叹。甚矣,君之似子由也。子由之文实胜仆,而世俗不知,乃以为不如。其为人深不愿人知之,其文如其为人,故汪洋澹泊[3],有一唱三叹之声,而其秀杰之气,终不可没。作《黄楼赋》[4],乃稍自振厉,若欲以警发愦愦者[5],而或者便谓仆代作,此尤可笑。是殆见吾善者机也。

【注释】

①张文潜:张耒,字文潜。曾任咸平县丞。元祐元年除太学博士。

②思仰:思念仰慕。

③汪洋澹泊:气势宏大而内蕴淡泊。

④《黄楼赋》:苏辙为苏轼在徐州率民防洪后修建黄楼所写的赋。

⑤警发:警醒。愦愦:糊涂。

【译文】

　　向张县丞文潜君阁下顿首。久别思慕。自到京以后,公务私事杂乱众多,没有时间奉上书信。忽然收到你的来信,并且知道你生活起居很好,欣慰之至! 欣慰之至! 你给我看的文稿,读了不禁反复感叹。你真是太像子由了。子由的文章实在比我的好,而世俗人不知道,竟认为他不如我。他为人很不愿被人了解,他的文章就像他的为人一样,所以汪洋澹泊,有一唱三叹之声,而其秀拔杰出的气势,终究不会被埋没。他作《黄楼赋》一文,乃稍稍振奋精神,好像是要用来警醒那些昏愦的人,而有人便说是我替他所写,这尤其可笑。这大概能想见我的文章被认为好是因为机遇啊。

　　文字之衰,未有如今日者也,其源实出于王氏①。王氏之文,未必不善也,而患在于好使人同己②。自孔子不能使人同,颜渊之仁,子路之勇,不能以相移③。而王氏欲以其学同天下！地之美者,同于生物,不同于所生。惟荒瘠斥卤之地④,弥望皆黄茅白苇,此则王氏之同也。近见章子厚,言先帝晚年,甚患文字之陋⑤,欲稍变取士法,特未暇耳。议者欲稍复诗赋,立《春秋》学官,甚美。仆老矣,使后生犹得见古人之大全者,正赖黄鲁直、秦少游、晁无咎、陈履常与君等数人耳。如闻君作太学博士,愿益勉之,"德辖如毛,民鲜克举之。我仪图之,爱莫助之"⑥。此外,千万善爱。偶饮卯酒⑦,醉。来人求书,不能觇缕⑧。

【注释】

①王氏:指王安石。

②好(hào):喜欢。同己:与自己一样。

③相移:互相改变。

④斥卤:不适宜耕种的盐碱地。

⑤文字之陋:文风衰弊。

⑥"德辖(yóu)如毛"几句:出自《诗经·大雅·烝民》:"人亦有言,德辖如毛,民鲜克举之。我仪图之,维仲山甫举之,爱莫助之。"辖,轻。

⑦卯酒:卯时的酒,指清晨饮酒。

⑧觊（luó）缕：详述。

【译文】

文章的衰败，再没有像现在这样糟糕的了，源头实际上出于王安石。王安石的文章，未必不好，问题在于他总想让别人和自己一样。自孔子以来便不能让大家一样，颜渊的仁，子路的勇，不能互相改变。可是王安石却想让他的学说统一天下！土地之所以肥沃，共同之处在于都能生长东西，而不是长出来的东西都一样。只有那些荒芜贫瘠的盐碱地，才满眼都是一样的黄茅白苇，这就是王氏所要求的一致吧。近来见到章子厚，他说先帝晚年的时候，很担忧文风衰弊，打算稍稍改变取士的方法，只是没有时间来做。议论的人想要稍微恢复诗赋，设立《春秋》学官，这样做很好。我老了，要使年轻人还能看到古人的全貌，只有依靠黄鲁直、秦少游、晁无咎、陈履常和你等几个人。听到你作太学博士，希望更加自勉，"道德看似轻得像羽毛，却很少有人能举起它。我揣想忖度它，可惜没人帮助他。"此外，请千万善加保重。偶尔早晨饮酒，有些醉了。来人等着书信，不能详述了。

亦非必好同也。卑者溺于风靡，高者不能八面皆彻耳。

【译文】

也不一定喜欢别人和自己相同。见识浅薄的人沉迷于当下流行的事物，修养高深的人不能各个方面都透彻理解罢了。

答虔倅俞括①

【题解】

苏轼在这封给俞括的书信中，借对于陆贽奏议的推崇，强调文章是要"济世之实用"，而不是供"耳目之观美"，正如同药是用来"治病"，而非用以"适口"。苏轼对诗文社会功用的高度重视是一以贯之的,这反映了其不图虚名和志在济世利民的高尚情怀。

轼顿首,资深使君阁下②,前日辱访,宠示长笺及诗文一编。伏读数日,废卷抚掌③,有"起予"之叹④。孔子曰:"辞达而已矣。"物固有是理,患不知;知之患不能达之于口与手。所谓文者,能达是而已。

【注释】

①虔倅(qián cuì):官名。为虔州副行政长官。倅,充任州郡的副职官员。俞括:字资深,曾任职虔州。

②使君:汉称太守为使君,宋代知州相当于汉太守。

③废卷:放下书卷,谓停下阅读。

④起予:启发我。语出《论语·八佾》,卜商和孔子谈《诗》,孔子说:"起予者,商也。"

【译文】

苏轼顿首再拜,资深使君阁下,前天蒙您来访,赐我一封长信和一编诗文。我拜读了几天,放下书卷击掌叫好,有"启发我"的慨叹。孔子说:"辞达而已矣。"事物本来就有其规律,担心的是人们不了解;了解后又担心无法用口和手表达。所谓"文",就是能达到这样的境界罢了。

文人之盛,莫如近世。然私所敬慕者,独陆宣公一人①。家有公奏议善本,顷侍讲读②,尝缮写进御。区区之忠,自谓庶几于孟轲之敬王③,且欲推此学于天下,使家藏此方④,人挟此药,以待世之病者,岂非仁人君子之至情也哉!

【注释】

①陆宣公：陆贽，字敬舆，唐代政治家。贞元年间曾任宰相。追赠兵部尚书，谥号"宣"，世称"陆宣公"。

②讲读：讲说诵读。

③孟轲之敬王：语出《孟子·公孙丑下》："我非尧舜之道，不敢以陈于王前，故齐人莫如我敬王也。"

④此方：指陆贽的奏议。

【译文】

　　文人之盛，没有超过近代的。但我私下敬慕的，只有陆宣公一人。我家中有他的奏议善本，不久前陪侍圣上讲读时，曾缮写呈送御览。区区忠心，自认为差不多和孟轲敬王相似，并想把这个济世之学推广到全天下，使家家收藏此方，人人都备着良药，用来对治世上的病人，这难道不是仁人君子最想表达的情感吗！

　　今观所示议论，自东汉以下十篇，皆欲酌古以驭今①，有意于济世之用，而不志于耳目之观美②，此正平生所望于朋友与凡学道之君子也。然去岁在都下③，见一医工，颇艺而穷，慨然谓仆曰："人所以服药，端为病耳。若欲以适口，则莫如刍豢④，何以药为？今孙氏、刘氏皆以药显，孙氏期于治病，不择甘苦；而刘氏专务适口，病者宜安所去取。而刘氏富倍孙氏，此何理也？"使君斯文，未必售于世⑤；然售不售，岂吾侪所当挂口哉？聊以发一笑耳。进宣公奏议，有一表⑥，辄录呈，不须示人也。余俟面谢，不宣。

【注释】

①酌古：取法于古。驭今：治理当世。

②观美：外表的美观。《孟子·公孙丑下》："自天子达于庶人,非直
　为观美也,然后尽于人心。"

③去岁：去年。

④刍豢（chú huàn）：家畜的肉,肉类食物。

⑤售于世：推行于世。售,推行,施展,实现。

⑥《表》：即《乞校正陆贽奏议进御札子》。

【译文】

　　现在看你给我的文章,自东汉以下十篇,都是想取法古人而治理当
今之世,意在济世之用,而无意追求耳目的外观之美,这正是我一生对朋
友和所有学道君子的期望。然而去年在京城,见到一个医生,医术精湛,
生活却很困窘,他愤慨地对我说："人们服药的目的,本为治病。如果想
要适口,倒不如去吃肉食,用药作什么呢? 现在孙氏、刘氏都以治病用药
著称于世,孙氏的目标在治好病,不择药味甘苦;而刘氏一味追求适口,
病人该去拿谁的药呢? 可是刘氏比孙氏富裕很多,这是什么道理?"先生
您的这些诗文,不一定被世俗看重推行于世;但是否推行于世,难道值得
我辈放在心上? 聊发一笑罢了。我将宣公的奏议送去,还有一篇表章,
也抄录给您,不要让外人见到。其余等着面谈,不多叙。

　　只进宣公奏议一事,亦足见不负所学。

【译文】

　　只进献陆宣公奏议这一件事,也足以见出他没有辜负学到的东西。

与李方叔书

【题解】

苏轼对于李方叔的才华十分欣赏，在多封书信中都赞誉有加。不过，这封写给李方叔的信中，对他的批评则十分尖锐。主要原因是李方叔责怪苏轼没有推荐他为官，苏轼对此颇不以为然，在信中规劝李方叔要"为礼义君子""信道自守"云云，可谓苦口婆心。事实上，对于李方叔，热心爱才的苏轼并非没有提供帮助，但是仕途功名之事，关涉的因素颇多，李方叔时运不济，也是无可奈何。

屡获来教，因循不一裁答①，悚息不已②。比日履兹秋暑，起居佳胜。录示《子骏行状》及数诗，辞意整暇，有加于前，得之极喜慰。累书见责以不相荐引，读之甚愧，然其说不可不尽。君子之知人，务相勉于道，不务相引于利也。足下之文，过人处不少，如《李氏墓表》及《子骏行状》之类，笔势翩翩③，有可以追古作者之道。至若前所示《兵鉴》，则读之终篇，莫知所谓。意者足下未甚有得于中而张其外者，不然，则老病昏惑，不识其趣也。以此，私意犹冀足下积学不倦，落其华而成其实。深愿足下为礼义君子，不愿足下丰于才而廉于德也④。若进退之际不甚慎静，则于定命不能有毫发增益⑤，而于道德有丘山之损矣。

【注释】

①因循：疏懒，拖延。裁答：作书答复。
②悚（sǒng）息：书信中的套语。犹惶恐。
③翩翩：形容风采、文辞的美好。

④丰于才：才气横溢。廉：少。

⑤定命：注定的命运。

【译文】

屡次接到来信，由于疏懒未能一一回复，惶恐不已。近来赶上秋暑，生活起居都很好。抄录给我的《子骏行状》和几首诗，辞意严整有序，比以前有进步，我看到十分高兴欣慰。你屡次来信责备我不引荐你，读过很惭愧，但有话不可不说。君子知人，一定是用道义互相勉励，而不是用利益相互拉拢。阁下的文章，过人之处不少，如《李氏墓表》和《子骏行状》之类，都文辞优美，有可以追慕古人的地方。至于之前给我看的《兵鉴》，则读完全篇，不知道在说什么。我认为阁下是心中没有领悟很多却追求语言的外在表现，不然的话，就是我老病糊涂，不了解文章的意趣了。因此，我私下还是希望阁下能不倦地积累学识，去掉浮华而追求真正的学问。衷心希望阁下是懂礼义的君子，不愿意阁下才华横溢而道德稍有欠缺啊。如果进退之间不很慎重，那么对于命运不能有丝毫的增益，而对于道德却有山丘般的损失。

　　古之君子，贵贱相因，先后相援①，固多矣。轼非敢废此道，平生相知，心所谓贤者，则于稠人中誉之②，或因其言以考其实，实至则名随之，名不可掩，其自为世用，理势固然，非力致也。陈履常居都下逾年③，未尝一至贵人之门。章子厚欲一见，终不可得。中丞傅钦之、侍郎孙莘老荐之，轼亦挂名其间，会朝廷多知履常者，故得一官。轼孤立言轻，未尝独荐人也。爵禄砥世④，乃人主所专，宰相犹不敢必，而欲责于轼，可乎？东汉处士私相谥⑤，非古也。殆似丘明为素臣⑥，当得罪于孔门矣。孟生贞曜⑦，盖亦蹈袭流弊，不足法，而况近相名字者乎？甚不愿足下此等也。

【注释】

①援：援引，提携。

②稠人：众人。

③都下：京城。

④砥世：劝勉激励世人。

⑤私相谥：私下里互定谥号。

⑥素臣：指左丘明。孔子据鲁史修《春秋》，汉儒称之为素王。左丘明作《左传》，述孔子之道，阐明《春秋》之法，后人尊之为素臣。

⑦孟生：指唐代诗人孟郊，去世后朋友私谥为"贞曜先生"。

【译文】

古时的君子，贵贱互相扶持，先后互相提携，的确是不少。我并不敢不遵守此道，对于平生了解的人，认为是贤人的，就在大庭广众中赞誉他，或者根据他的言论来考察他的真实才学，有真才实学名气自然会跟着来，名声遮掩不住，就自然会被社会重用，道理和情势本来如此，不是强求可以得到的。陈履常在京都住了一年多，没有登过一次权贵的门。章子厚想让他来拜见自己，终究也没有见到。中丞傅钦之、侍郎孙莘老联名荐举他，我也在上面挂了名，正好朝廷中了解履常的人很多，所以他得到一个官职。我人单势孤说话没有份量，没有单独推荐过人。用官爵禄位来激励世人，这是天子专有的权利，宰相还不敢说了算，而想以此来要求我，这能行吗？东汉时处士之间私定谥号，是不合古制的。这就像左丘明担任素臣辅佐孔子那样，就会得罪于孔门了。唐代孟郊被私谥为"贞曜"，大概也是沿袭了世代流传的弊病，不足以效法，更何况是帮助你获得名声呢？很不希望阁下做这样的事。

　　轼于足下非爱之深，期之远，定不及此，犹能察其意否？近秦少游有书来，亦论足下近文益奇。明主求人如不及，岂有终汩没之理①！足下但信道自守，当不求自至。若不深自重,恐丧失所有。言切而尽,临纸悚息。未即会见,千万保爱。近夜眼昏,不一! 不一!

【注释】

①汩没:埋没。

【译文】

我对于阁下如果不是关爱深厚,期望远大,一定不会说这些话,你还能体察我的心意吗? 近日秦少游有信来,也说阁下近来的文章更加奇丽。圣明天子求贤唯恐不及,哪里有永远被埋没的道理! 阁下只要信道自守,声名会不求而自至。如果不好好自重,恐怕会丧失所有的东西。话语恳切而言无不尽,对着信纸惶恐不已。不能马上见面,千万保重。夜晚将至眼睛昏花,不一一详述! 不一一详述!

帖括何等①,乃显名厚实无不于此取之②。苟欲取显名厚实,亦何所不至矣。嗟乎! 当今之世,几睹此正直恺切之论乎③?

【注释】

①帖括:古代科举考试科目之一。唐制,进士、明经科皆以帖经试士,“以所习之经,中间惟开一行,裁纸为帖”,令应试者对答。这里泛指科举文章。

②厚实:丰厚的财富。

③恺切:言辞诚恳真切。

【译文】

科举文章多么重要,乃至显贵的声名和丰厚的财富无不于此取之。如果要取得显贵的声名和丰厚的财富,又什么事干不出来呢! 唉! 当今之世,还看到过如此正直恳切的言论吗?

与王庠①

【题解】

这封给王庠的书信，写于苏轼贬惠州后。除了交流一些生活琐事，重点是对王庠的文章进行点评。王庠是苏轼堂兄苏不欺之婿，才华过人。苏轼对其颇多赞誉，在信中肯定了王庠的才华，认可其文章"皆有古作者风力，大略能道意所欲言者"，这是相当高的评价了。他在多篇文章中都强调写作要追求孔子所谓"辞达而已"的境界，在这封书信中又一次提及，体现了他对于文章风格一以贯之的追求。

轼启。远蒙差人致书问安否，辅以药物，眷意甚厚。自二月二十五日，至七月十三日，凡一百三十余日乃至，水陆盖万余里矣②。罪戾远黜，既为亲友忧，又使此两人者跋涉万里，比其还家，几尽此岁，此君爱我之过而重其罪也。但喜比来侍奉多暇，起居佳胜。轼罪大责薄③，居此固宜，无足言者。瘴厉之邦，僵仆者相属于前④，然亦有以取之，非寒暑失宜，则饥饱过度，苟不犯此者，亦未遽病也⑤。若大期至⑥，固不可逃，又非南北之故矣。以此居之泰然，不烦深念。

【注释】

①王庠：字周彦。尝以所著《经说》投寄苏轼，大受称赏。此王庠非苏辙之婿，而是苏轼堂兄苏不欺之女婿。

②水陆：这里指水陆行程。

③责薄：责罚很轻。

④僵仆：倒下。

⑤遽（jù）：立刻，马上。

⑥大期：婉称。指死期。

【译文】

轼启。承蒙远道差人送信问平安与否，并赠送药物，眷念之情非常深厚。从二月二十五日，到七月十三日，共一百三十多天才到这里，水陆行程大概有一万多里了。我因罪大被流放远方，既被亲友担忧，又辛苦这两个人万里跋涉，等他们回到家，几乎到年底了，这是你爱我过甚而加重我的负罪感了。只是可喜近来多有空闲，生活安好。我罪过大，受罚轻，本就应该谪居此地，没有什么值得多说的。这里是烟瘴毒雾笼罩的地方，眼前病死的接连不断，但也都有致病的原因，不是寒暑失宜，就是饥饱过度，假如不犯这些毛病，也不一定会马上病倒。如果死期将到，本来就不可逃避，那就不是南北地域原因了。因此居于此地也感到安然，不必太挂念。

　　前后所示著述文字，皆有古作者风力①，大略能道意所欲言者。孔子曰："辞达而已矣。"辞至于达，止矣，不可以有加矣。《经说》一篇，诚哉是言也。西汉以来，以文设科②，而文始衰。自贾谊、司马迁，其文已不逮先秦古书，况其下者？文章犹尔，况所谓道德者乎？若所论周勃则恐不然③。平、勃未尝一日忘汉，陆贾为之谋至矣④。彼视禄、产犹几上肉⑤，但将相和调，则大计自定。若如君言，先事经营，则吕后觉悟，诛两人，而汉亡矣。轼少时好议论古人，既老，涉世更变，往往悔其言之过，故乐以此告君也。

【注释】

①风力：风格与笔力。

②以文设科：指自汉武帝始，以文章来设科取士。《汉书·儒林传》：

"自武帝立五经博士,开弟子员,设科射策,劝以官禄。"

③周勃:西汉开国将领。汉文帝即位后,两度担任丞相。

④陆贾:西汉初重要谋臣。曾说服陈平、周勃联手,齐心协力诛杀吕氏,迎立文帝。

⑤禄:指吕禄,吕后的侄子。产:指吕产,也是吕后的侄子。

【译文】

你陆续给我看的著述文章,都有古代作者的风格与笔力,大致都能表达出你想要说的内容。孔子说:"文辞能够准确表达意思就够了。"文辞到了准确表达的程度,就可以了,不需要再增加什么。《经说》这一篇,就是这样的道理啊。西汉以来,以文章设科选拔人才,而文章才开始衰落。从贾谊和司马迁开始,他们的文章已赶不上先秦古书,何况后来的人呢? 文章尚且如此,更何况所谓道德? 至于你对周勃的评论恐怕未必正确。陈平、周勃没有一天忘记汉室,陆贾为他们谋划也周全极了。他们把吕禄、吕产看成几案上的肉,只要将相协调一致,那么大计自然能成。就像你所说,很早就谋划,那么如果吕后醒悟,诛杀二人,汉室也就灭亡了。我年轻时喜好议论古人,老了之后,经历的世事变迁多了,往往追悔以前言论的失误,所以很乐意将这些告诉你。

儒者之病,多空文而少实用①。贾谊、陆贽之学,殆不传于世。老病且死,独欲以此教子弟,岂意姻亲中,乃有王郎乎②! 三复来贶,喜抃不已③。应举者志于得而已。今程试文字④,千人一律,考官亦厌之,未必得也。如君自信不回,必不为时所弃也。又况得失有命,决不可移乎! 勉守所学,以卒远业。相见无期,万万自重而已。人还,谨奉手启,少谢万一。

【注释】

①空文：说空话的文章。

②王郎：指王庠。

③喜抃（biàn）：即高兴得跳舞。形容极度欢乐而手舞足蹈的情状。抃，鼓掌。

④程试：按规定的程式考试。这里指科举考试。

【译文】

文人的毛病，多说空话的文章而少有实用价值的文章。贾谊、陆贽的学说，大概没有流传于世。我又老又病快要死了，只想把这些道理教给子弟，哪想到姻亲当中，竟然有王郎这样的英才！你再三来信，让我高兴得手舞足蹈。应举的人志在考中而已。现在科举考试的文章，千篇一律，考官也看厌了，不一定可以考中。假如你能自信不移，一定不会被时代所抛弃。又何况得失都有命中注定，决不可改变！勉力坚守学业，以完成长远的抱负。不知何时相见，望多多保重自己。来人将返回，奉上我亲手回复的信，以表些许谢意。

读先生奏议十五卷，文章实用，具见于斯矣。

【译文】

读先生十五卷奏议，文章的实用功能，都详细见于其中了。

答王庠

【题解】

在这封给王庠的信中，苏轼对王庠有鼓励，有劝诚，畅谈了读书治学的方法。特别是八面受敌读书法，看似迂钝，但一旦学成，便绝非泛泛涉猎者可比。这种八面受敌的精读方法，对于今天的治学也有很强的借鉴意义。

别纸累幅^①，过当^②。老病废志，岂堪英俊如此责望也？少年应科目时^③，记录名数沿革及题目等，大略与近岁应举者同尔，亦有少节目文字^④。才尘忝后^⑤，便被举主取去^⑥，今日皆无有，然亦无用也，实无捷径必得之术。但如君高材强力，积学数年，自有可得之道，而其实皆命也。但卑意欲少年为学者^⑦，每读书，皆作数过尽之^⑧。书富如入海，百货皆有之，人之精力，不能兼收尽取，但得其所欲求者耳。故愿学者，每次作一意求之。如欲求古人兴亡治乱圣贤作用，但作此意求之，勿生余念。又别作一次求事迹故实、典章文物之类，亦如之。他皆放此。此虽迂钝，而他日学成，八面受敌^⑨，与涉猎者不可同日而语也。甚非速化之术，可笑！可笑！

【注释】

①累幅：篇幅很多。

②过当：失当，过度。

③应科目：指应科举考试。

④节目：木之坚而难攻之处。此处指应科举时艰涩之文。《礼记·学记》："善问者如攻坚木，先其易者，后其节目。"

⑤才尘：谦辞。称自己的才华如同尘土一般。忝后：谦辞。指自己科举榜上有名。

⑥举主：指推荐人才的官员。

⑦卑意：谦辞。我的意思。

⑧数过：数遍。

⑨八面受敌：像被八面敌人围攻一样。比喻从多个角度对同一内容

反复研读,分析。

【译文】

另附的累幅称赞的话,过度了。我年老多病已放弃志向,怎么能承受你这样的英才的期望呢?我年轻时参加科举考试,记录名数沿革及题目等,大体和近几年应试的人相同,也有少许难度较大的文章。才华平庸辱列榜后,文章都被推荐的官员拿走了,现在都没有了,但也没有用处,实在没有必定成功的捷径。但是像您那样才高力强,积累学习几年后,自然会有获得成功的途径,而实际上都是命运。只是我的意思是打算年少就治学的年轻人,每次读书,都应读上好几遍。书籍丰富如同驶入大海,什么东西都有,人的精力有限,不能兼收全取,只能寻找自己想求的东西。所以愿意学习的人,每次选取一个角度来寻求。如果想了解古人兴亡治乱中圣贤的作用,只就这方面的内容去求索,不要生发别的念头。又想另作一次事迹故实、典章文物之类的探求,也应如此。其他的也都照此去做。这样做虽然迂钝笨拙,而将来学成之后,八面受敌的精读,与泛泛涉猎者不可同日而语。这些根本不是速成的办法,可笑! 可笑!

字字针人病痛,万不可易之法。

【译文】

字字都针治人的病痛之处,万万不可更改的方法。

答张嘉父

【题解】

本文主要讨论了有关《春秋》学的问题,苏轼高度评价《春秋》在经学体系中的地位,认为研究《春秋》是学者的本分,"此书自有妙用"。由此可以看出苏轼对《春秋》的确有一定的造诣。事实上,苏轼虽然没有关于《春秋》的专著,但其在嘉祐二年中进士时,便以《春秋对义》居第一,而且在其所作文章中,仅题目与《春秋》相关的便有二十余篇,足见其对《春秋》的重视。

　　久不奉书,过辱不遗,远枉教尺,具审起居佳胜,感慰交集。著述想日益富。示谕治《春秋》学①,此学者本务②,又何疑焉? 此书自有妙用,学者罕能领会。若求之绳约中③,乃近法家者流,苛细缴绕④,竟亦何用? 惟丘明识其妙用,然不肯尽谈,微见端兆⑤,欲使学者自见之,故仆以为难。盖尝悔少作矣,未敢轻论也。凡人为文,至老多有所悔。仆尝悔其少矣,然著成一家之言,则不容有所悔。当且博观而约取⑥,如富人之筑大第,储其材用,既足而后成之,然后为得也。愚意如此,不知是否? 夜寒,笔冻眼昏,不罪! 不罪!

【注释】

①示谕:告知,晓谕。

②本务:本分。

③绳约:绳索。亦比喻拘制,约束。

④苛细:苛刻烦杂。缴绕:迂回缠绕。

⑤端兆:端倪。

⑥约取:取其要领,选取精要。

【译文】

　　很久没给你去信了,承蒙你没有忘了我,这么远给我送信来,知道你生活起居安好,感激宽慰之情交集。想必你的著述日益增多了。来信告诉我你要研究《春秋》学,这是儒生的本分,又有什么怀疑的呢? 此书自有妙用,学者很少能够领会。如果从法度律条角度探究,就近于法家一流了，严苛琐碎纠缠迂回，最终有什么用呢？只有左丘明懂得《春秋》的妙用，但他又不肯全都说出来，只从细微之处察觉事情的端倪，想让学者自己探求，所以我认为它难学。曾后悔年轻时写的东西，不敢轻易议论。大凡人写文章，到老了多会有所后悔。我曾经后悔写得少，但如果能成就一家之言，就不容再后悔了。应当广博地阅览而选取精要，就像富人盖大宅院，储备材料，备足以后再动工，然后才能成功。这是我愚昧的想法，不知是否正确？夜间寒冷，笔冻眼昏，不要怪罪！不要怪罪！

"微见端兆"，善说《春秋》。

【译文】

"细微之处能见出端倪"，善于解说《春秋》。

与朱振

【题解】

　　此信作于惠州，因为向朱振借阅书籍，所以苏轼特意写了这封信表示感谢。从信中可以看出，苏轼借的书籍为训诂之书，这与他当时正在撰写经学著作有关。另外，从苏轼对当时"新说方炽，古学崩坏"的评价来看，他之所以研究经学，或许也有提倡古学，以期改变学风的考虑。

　　前日蒙示所藏诸书，使末学得窥家传之秘①，幸甚！幸甚！恕先所训为近古②，某方治此书，得之颇有所开益。拜赐之重，如获珠贝。又重烦令子运笔，益深愧感。老拙不揆③，辄立训传，当以奉览也。新说方炽，古学崩坏，言之伤心。区区所欲陈④，未易究也。临纸慨然，不一，不一。

【注释】

①末学：肤浅无本之学。用作自谦之词。

②恕先所训：指郭忠恕所作《周易》训解之作。恕先，郭忠恕，字恕先。曾任《周易》博士，有解《周易》之书。今不存。训，训诂，训解。

③不揆：不自量。自谦语。

④区区：表示自谦。指微薄、微不足道。古文中可代指"我"或"自己"。

【译文】

前些天承蒙向我展示所藏诸书，使末学如我能够窥探到您的家传秘藏，十分幸运！十分幸运！恕先对《周易》的训解接近古人本义，我正研究《周易》，得到它很受启发。您的赠予太厚重，我如同获得了珠玉。又劳烦令公子动笔，更是深感愧疚。老拙之人不自量力，要为此书作训传，完成后当呈您一览。如今新说正盛，而古学崩坏，说来令人伤心。我想表达的，不易深究。临纸慨叹，不再一一细说了。

与千之侄

【题解】

本文作于元祐二年（1087）任翰林学士、知制诰时。苏轼接到侄子苏千之的来信，咨询关于党争的一些疑惑。苏轼给侄子写了这封回信，表达了自己的立场和不畏前途艰险的决心，同时也劝诫侄子要多读一些史书，会有很大的益处。

独立不惧者，惟司马君实与叔兄弟耳①。万事委命②，直道而行③，纵以此窜逐④，所获多矣。因风寄书。此外勤学自爱。近来史学凋废⑤，去岁作试官，问史传中事，无一两人详者。可读史书，为益不小也。

【注释】

①司马君实与叔兄弟：指司马光和苏轼、苏辙兄弟。

②委命：听任命运支配。

③直道而行：遵循正直之道行事。

④窜逐：指遭贬谪。

⑤凋废：衰落。

【译文】

新法实施时独立不惧发表反对言词的，只有司马光和你叔叔兄弟二人而已。万事交付给天命，遵循正直之道行事，纵然因此被贬谪，得到的收获也很多。顺便寄这封信。此外你要勤学自爱。近年来史学衰落，去年我作主考官，问史传中的事情，没有一两个人知道详情。可以多读史书，会有不小的益处。

与元老侄孙①

【题解】

本文作于元符二年（1099）谪居海南儋州时，是与侄孙的通信，少了很多客套之语，多了许多期许、劝勉之言。其中对于读书的建议以及所开列的书单，可谓是苏轼的经验总结，值得重视。

侄孙近来为学何如？恐不免趋时。然须多读书史，务令文字华实相副②，期于适用乃佳③。勿令得一第后④，所学便为弃物也。海外亦粗有书籍，六郎亦不废学⑤，虽不解对义⑥，然作文极俊壮，有家法。二郎、五郎⑦，见说亦长进，曾见他文字否？侄孙宜熟看前后《汉史》及韩柳文⑧。有便，寄近文一两首来，慰海外老人意也。

【注释】

①元老：苏元老，字在廷，为苏轼侄孙。幼孤力学，善属文，深得苏轼兄弟喜爱。后致力于《春秋》学，举进士，累官太常少卿。

②华实相副：比喻词采和内容相称。

③适用：文章通达，适用于世。

④得一第：指举进士。

⑤六郎：苏轼、苏辙各有三子。以齿序之，则六郎为苏过。

⑥对义：旧时科举考试科目之一。主要从儒家经典中摘引经文为题，让考生根据经义解题作文。

⑦二郎、五郎：指东坡长子苏迈及次子苏迨。

⑧前后《汉史》：指《汉书》和《后汉书》。韩柳：指韩愈和柳宗元。

【译文】

侄孙近来治学如何？恐怕不免追求时髦吧。但必须多读史书，务必使文章词采和内容相称，以求适用才好。不要中举之后，所学知识便成了废弃无用之物。海外也稍有些书籍，六郎也没有放弃学习，虽然不太熟悉科举对答经义，但是所写文章极为俊壮，颇有家法。二郎、五郎，听说学识也有长进，你曾见过他们的文章吗？侄孙应该熟读《汉书》《后汉书》和韩愈、柳宗元的文章。方便的话，请寄最近的一两篇文章，以慰藉海外老人的精神。

与程秀才

【题解】

此文作于元符元年（1098）谪居海南儋州时。除了感谢亲朋的厚意之外，苏轼特别提到了儿子苏过抄书之事，认为抄书益处非常大，至有"穷儿暴富"之喻。这应该也是苏轼的经验之谈。苏轼少年时便有经常抄书的习惯，天纵英才，又如此刻苦用功，不成名简直不可能。

儿子到此^①，抄得《唐书》一部，又借得《前汉》欲抄。若了此二书，便是穷儿暴富也。呵呵。老拙亦欲为此^②，而目昏心疲，不能自苦，故乐以此告壮者尔。纸茗佳惠，感忭^③！感忭！丈丈惠药、米、酱、姜、糖^④，皆已拜赐矣。江君先辱书，深欲裁谢，连写数书，倦甚，且为多谢不敏也。

【注释】

①儿子：指苏过。当时陪苏轼到了海南贬所。

②老拙：苏轼自称。

③感忭（biàn）：感激欢喜。忭，高兴。

④丈丈：对尊长的称呼。

【译文】

苏过到了这里，已抄完一部旧《唐书》，又借了《汉书》要抄写。如果完成这两部书，就如同穷小子暴富了。呵呵。老拙如我也想这样做，但是眼昏心累，不能承受这样的苦，所以乐意把这事儿告诉年轻人。蒙赠纸张、茶叶，感激欢喜！感激欢喜！您惠赠的药、米、酱、姜、糖等，都已收下了。江君先来了一封信，很想回信答谢，因已连写了几封信，十分疲累，未能写成，请暂代我向他表示歉意。

苏公少时，手抄经史皆一通。每一书成，辄变一体，卒之学成而后已。晁无咎

【译文】

苏公年少时，将经史书籍都手抄一遍。每一书完成，就换一种字体，直到学有所成才停止。晁无咎

与滕达道

【题解】

本文作于苏轼谪居黄州任团练副使时。苏轼经学方面的著作不多,但都经过了长期的研究与修订:比如《东坡易传》在贬官黄州时便开始撰写,到人生最后的岁月才完成;《论语说》在元丰年间便已草就规模,直到苏轼贬居海南时才完成。可参见下一篇《题所作〈书〉〈易传〉〈论语说〉》。

某闲废无所用心①,专治经书。一二年间,欲了却《论语》《书》《易》②,舍弟亦了却《春秋》《诗》。虽拙学,然自谓颇正古今之误③,粗有益于世④,瞑目无憾也。又往往自笑不会取快活,真是措大余业⑤。闻令子手笔甚高,见其写字,想见其人超然者也。

【注释】

①无所用心:没有什么用心的地方。语出《论语·阳货》:"饱食终日,无所用心,难矣哉。"

②了却:完成。

③正:纠正。

④粗:略微。

⑤措大:对贫寒失意的读书人的贬称。

【译文】

我闲居颓废没有什么可用心的,便专门研究经书。一两年间,想完成对《论语》《尚书》《周易》的训注,我弟弟也完成了对《春秋》《诗经》的训注。虽然学问浅薄,但自认为颇能纠正古今的讹误,略微有益于世,可以瞑目无憾了。又往往笑自己不会寻快活,真是贫寒读书人的遗留习气。听闻令郎书法很好,看到他写的字,可以想见他的为人一定很超然。

题所作《书》《易传》《论语说》

【题解】

本文约作于元符三年(1100)谪居海南儋州时。苏轼以文采出名,但其在经学方面亦有很高的造诣,他对于自己所作《书传》《易传》《论语说》三书的期许颇高,在与友人的书信中多次提及。如《答李端叔十首》之一云:"所喜者,在海南了得《易》《书》《论语传》数十卷,似有益于骨朽后人耳目也。"又于《答苏伯固》中称:"某凡百如昨,但抚视《易》《书》《论语》三书,即觉此生不虚过。"在本文中他又提及"吾作《易》《书传》《论语说》,亦粗备矣",其自得欣慰之情一望可知。

孔壁、汲冢竹简科斗①,皆漆书也②,终于蠹坏③。景钟、石鼓益坚④,古人为不朽之计亦至矣。然其妙意所以不坠者,特以人传人耳。大哉人乎!《易》曰:"神而明之,存乎其人。"吾作《易》《书传》《论语说》,亦粗备矣。呜呼!又何以多为。

【注释】

①孔壁:指孔壁古文经书。据传古文经出于孔子故宅墙壁中。《汉书·鲁恭王馀传》:"恭王初好治宫室,坏孔子旧宅以广其宫,闻钟磬琴瑟之声,遂不敢复坏,于其壁中得古文经传。"汲冢竹简:即汲冢书。西晋汲郡古冢出土的先秦古书。科斗:即科斗文。篆书的一种变体,属六国古文系统。是以竹木蘸墨或漆作书,起笔处粗,收笔处细,状如科斗(蝌蚪),所以得名。

②漆书：指用生漆书写的竹简。

③蠹坏：被虫蛀蚀。

④景钟：春秋时晋景公所铸的大钟，上刻有彰显功勋的文字。传说为黄帝时五钟之一。石鼓：东周秦国刻石，如鼓形状，上面镌刻籀文。

【译文】

孔壁古文经书、汲冢中的竹简科斗文，都是用生漆书写，最终都被虫蛀坏了。景钟、石鼓更坚固，古人为不朽所做的谋划也可谓到极点了。然而其妙意之所以流传了下来，只是因为人们口耳相传的缘故。人真伟大啊！《周易》记载："神妙而明白运用它的，在于每个具体的人。"我写《易传》《书传》《论语说》，也大致完成了。呜呼！又何必再多写呢？

自任不小。

【译文】

自觉承担的责任不小。

书《篆髓》后

【题解】

在这篇文章中，苏轼提出了一个观点——"学术之邪正，视其为人"，也就是说学术与作者的为人有密切关系。此语有理，与"文如其人""字如其人"等都是一样的道理。

荥阳郑惇方①，字希道，作《篆髓》六卷，《字义》一篇。凡古今字说，班扬、贾许、二徐、二李之学②，其精者皆在。间有未尽，传以新意，然皆有所考本，不用意断曲说，其疑者盖阙焉。凡学术之邪正，视其为人。郑君信厚君子也，其言宜可信。余尝论学者之有《说文》，如医之有《本草》，虽草木金石各有本性，而医者用之，所配不同，则寒温补泻之效，随用各别。而自汉以来，学者多以一字考经，字同义异，皆欲一之。雕刻采绘^③，必成其说。是以六经不胜异说，而学者疑焉。余爱郑君之学简而通，故私附于其后。

【注释】

①郑惇方：文献中未见记载。根据本文可推断其为文字学家。字希道。

②班扬：班固和扬雄。贾许：贾逵和许慎。二徐：徐铉和徐锴。二李：李斯和李阳冰。这八人皆在文字学方面有一定的成就。

③雕刻采绘：指极力修饰，曲为之说。

【译文】

荥阳人郑惇方，字希道，著有《篆髓》六卷，《字义》一篇。凡是古今文字之说，班固、扬雄、贾逵、许慎、徐铉、徐锴、李斯、李阳冰等人的学说，他们的精要都收录其中。偶然有表达不尽的地方，则传以新意，但都有所考据，不用意断曲解的说法，如果不能确定的则存疑。学术的正邪，要看学者的为人。郑君确实是忠厚君子，他的话应是可信的。我曾说过学者有《说文》，就像医家有《本草》一样，虽然草木金石各有本性，但医者使用时，配方不同，那么寒温补泻的功效，也随着应用而各自不同。而自汉代以来，学者多根据一个字来考释经书，字同而义异，都想要让它们一致。极力修饰曲解，也一定要让学说成立。因此六经异说不可胜数，而学者们很疑惑。我喜欢郑君的学说简明而通达，所以私附于后。

　　学本于为人，确然之论。

【译文】

学术源于为人,是确定无误的观点。

答史讽书

【题解】

此文现在一般认为是王安石所作,主要以讨论《易学》为切入点,围绕教与学、天命等发表了自己的看法,对于了解王安石的哲学思想、教育思想等都很有助益。

前日蒙访及以《易说》一通,且欲责某之一言以信之天下,大非某智力之所能任也。某于《易》学,尝学之矣,而未之有得。故虽悦足下志意之高,辞说之明,而不敢断其义之是非,则何能推其意以信之天下?虽然,足下属我良重①,不可以无说。盖学者,君子之务本;而教者,圣人之余事。故学则求之,教则应之。有余则应,不足则求。盖有余而求之者有矣,未有不足而能应者也。盖见求而不应者有矣,未有不求而应之者也。为足下计,亦志于学而已。学足乎已,则不有知于上,必有知于下;不有传于今,必有传于后。不幸而不见知于上下,而不传于今,又不传于后,古之人盖犹不憾也。"知我者其天乎②!"此乃《易》所谓知命也。命者,非独贵贱死生尔,万物之废兴,皆命也。孟子曰:"君子行法,以俟命而已矣③。"且足下求以诲人者也,道无求而诲之者,求人而诲之则丧道。丧道以求传道,则孰取以为道?足下其试思之。

【注释】

①属：通"嘱"。叮嘱，嘱托。

②知我者其天乎：语出《论语·宪问》："不怨天，不尤人，下学而上达，知我者其天乎！"

③君子行法，以俟命而已矣：语出《孟子·尽心下》，意为君子依法度而行，然后等待命运的安排罢了。

【译文】

　　前日承蒙过访，并赠我《易说》，而且还想让我说一句话来让天下人都相信，这远非我的智识所能胜任。我对于《易》学，曾经学过，但并没有多少心得。所以虽然很欣赏阁下志意高远，辞说明达，但不敢判断释义的对错，那么怎么能推断其意来让天下人相信呢？虽然这样，阁下的嘱托实在很殷切，我也不能什么也不说。学习，是君子的根本；而教育，是圣人的余事。所以学习就要求教老师，教育就要应答学生。有余力就要应答，不足时就应当求教。所以有学有余力而求教的，却没有学问不足能应答别人的。有被求教而不应答的，没有不求教而应答的。为阁下考虑，阁下也是有志于学的人。学习的东西足够多，则不能被在上位的人了解，也一定会被在下位者了解；不能流传于当世，也一定会流传于后代。如果不幸而没有被上下的人所了解，没有流传于当世，又没有流传于后代，古代的人也不会感到遗憾。"了解我的大概只有天吧！"这就是《周易》所说的知命。命，不只是贵贱和生死，万物的废兴，都是命中注定。孟子说："君子只是遵行法度，等候命运的降临罢了。"况且阁下是求教导人的人，道没有求着进行教导的，求人而教导就丧失了道。用丧失的道来求传道，那么谁会将它作为道呢？请阁下试着思考这个问题。

　　此必俗学而欲妄自夸肆者，故先生拒之如此。

【译文】

　　这必定是世俗学人想要妄自夸耀的，所以先生如此拒绝。